Kris Carr

Kämpfen Leben Lieben

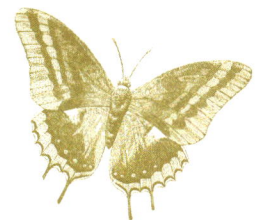

WIE ICH MICH GEGEN DEN KREBS WEHRE

MIT EINEM VORWORT VON

Sheryl Crow

Aus dem amerikanischen Englisch
von Madeleine Lampe

SCHWARZKOPF & SCHWARZKOPF

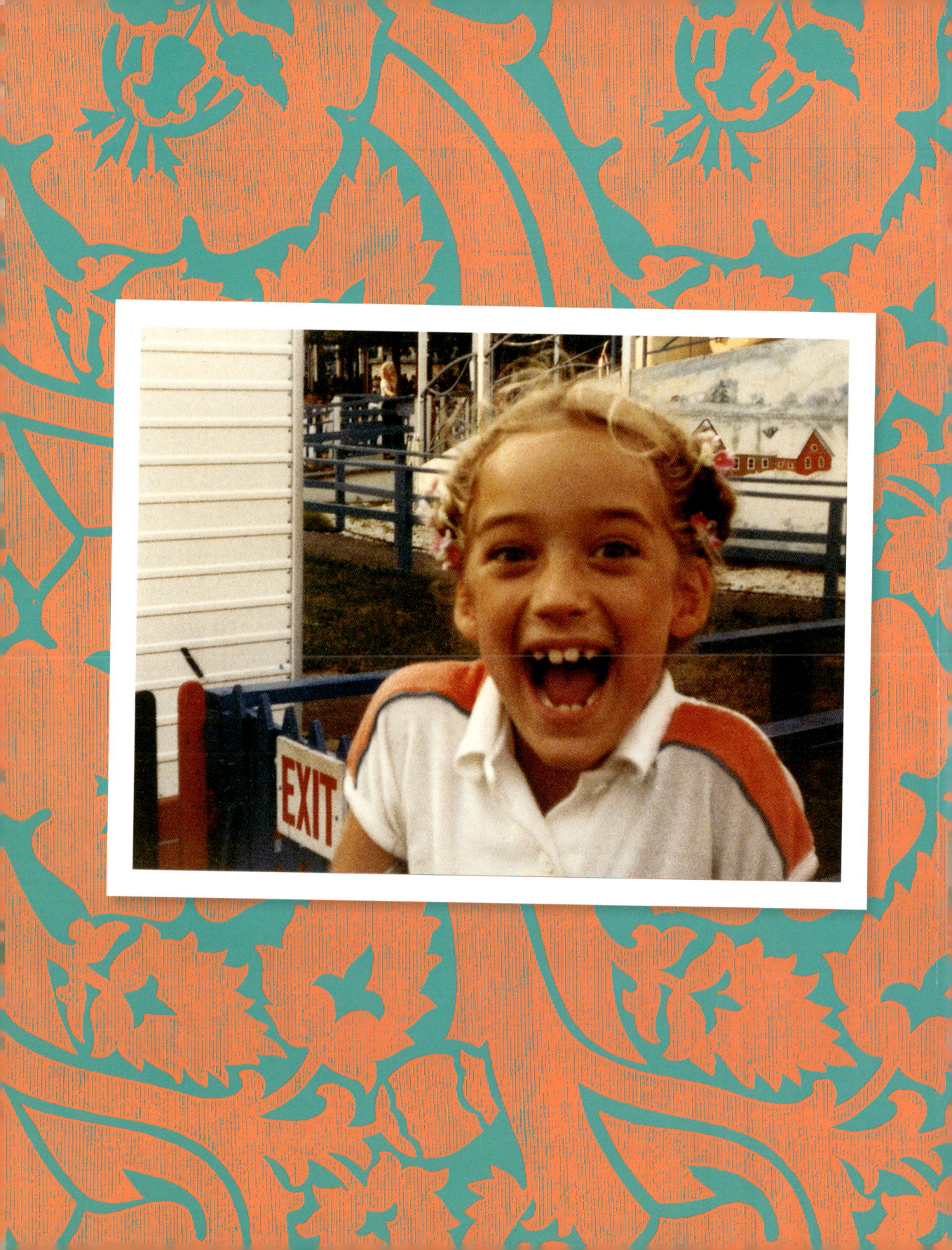

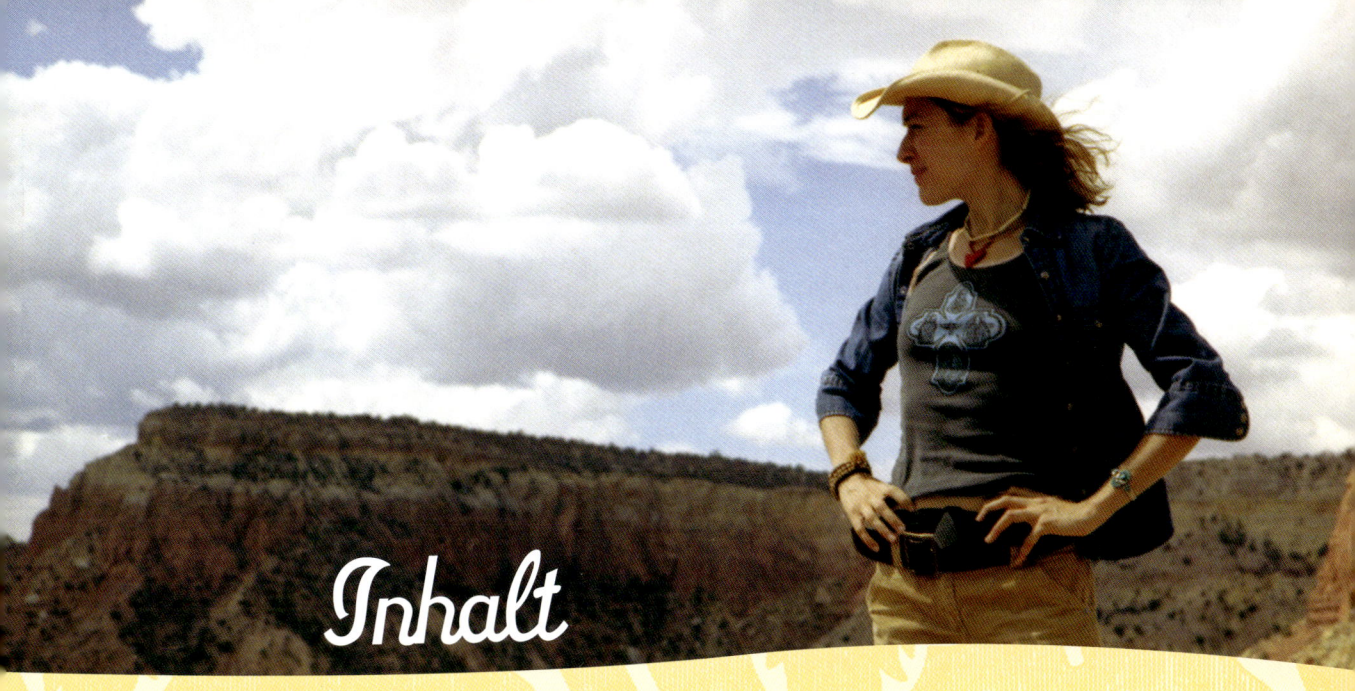

Inhalt

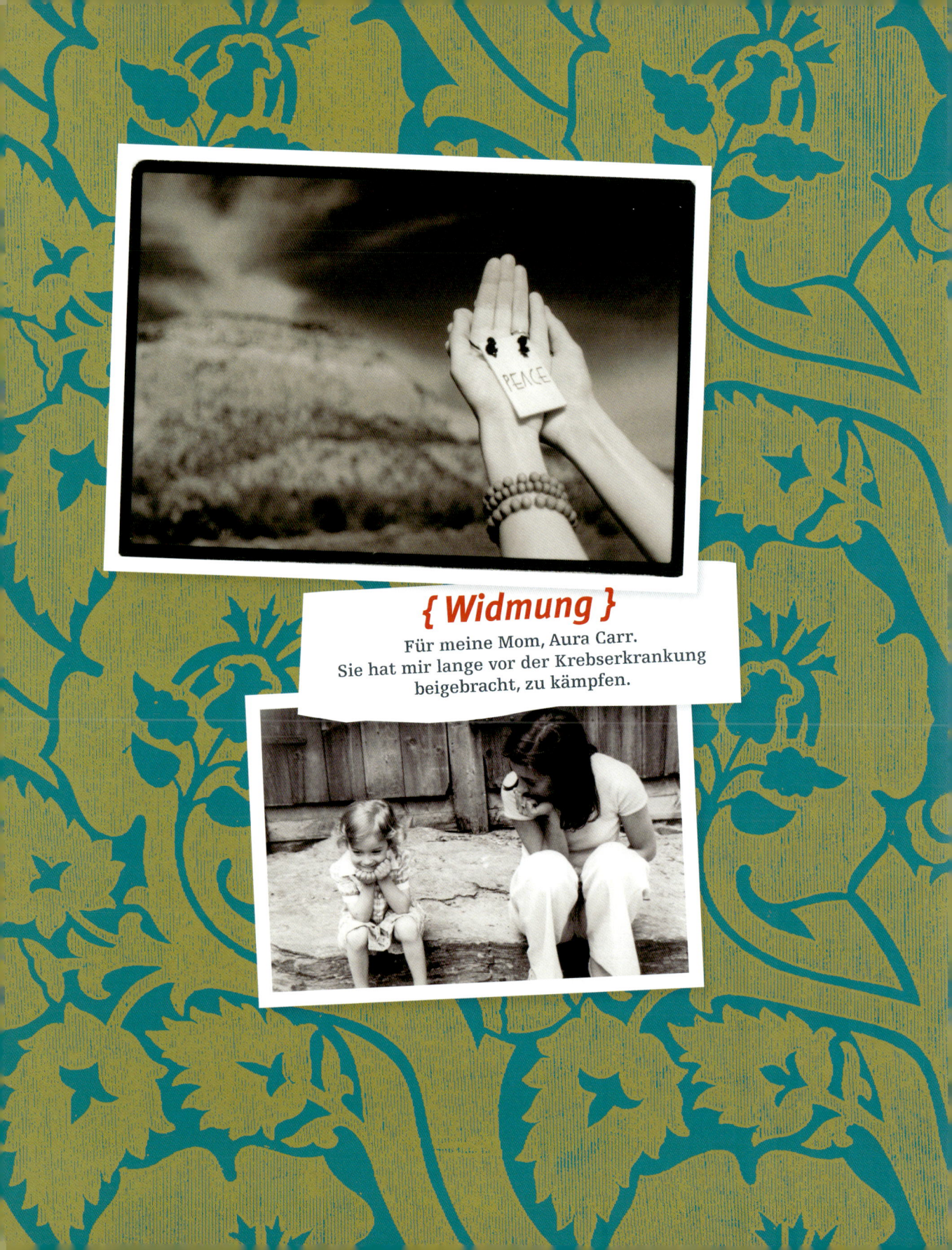

{ Widmung }

Für meine Mom, Aura Carr.
Sie hat mir lange vor der Krebserkrankung
beigebracht, zu kämpfen.

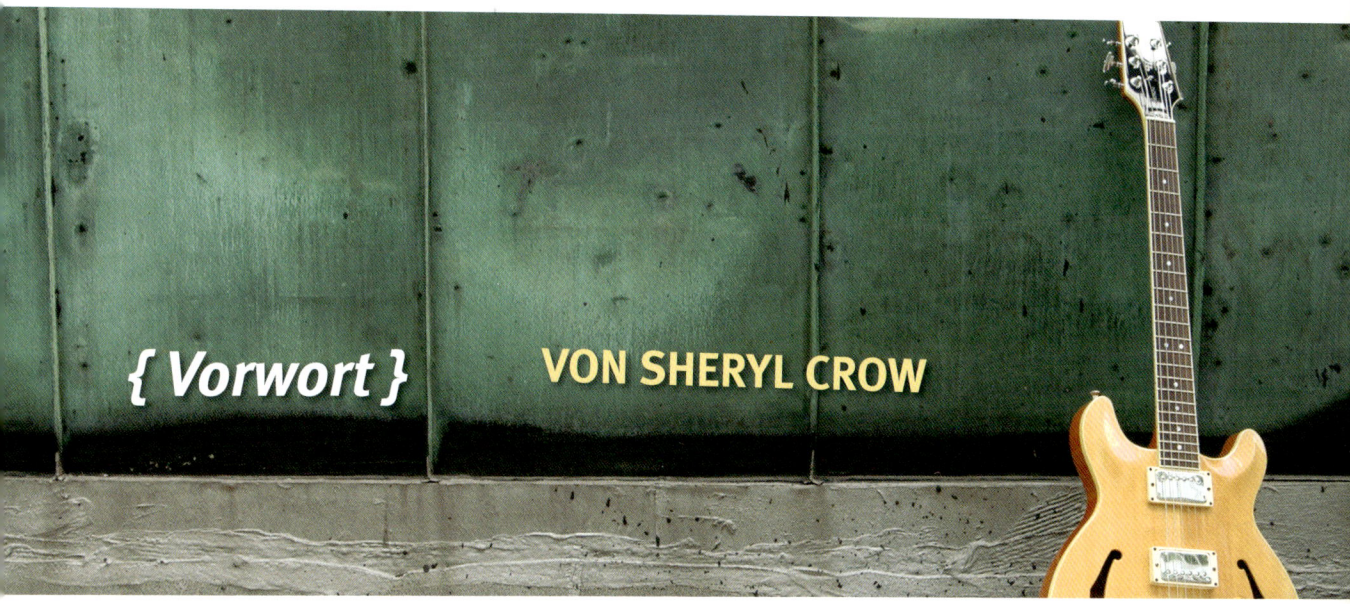

{ Vorwort } VON SHERYL CROW

»HI, DOUG. WIE GEHT'S DIR? Mir? Nicht so gut. Ich rufe dich doch immer an und bitte dich um Empfehlungen für Freunde, bei denen Krebs diagnostiziert wurde. Also … dieses Mal geht es um mich.«

Den Nachmittag, an dem ich erfuhr, dass ich Krebs habe, werde ich nie vergessen. Ich rief zuerst meine Eltern an, meinen Ex (der zufällig den Krebs besiegt hat und dadurch sehr bekannt wurde) und Doug Ulman, Präsident der Lance Armstrong Foundation und gleichzeitig ein guter Freund.

Die Mammografie bei einer Routineuntersuchung zeigte Mikrokalk, was nicht ungewöhnlich ist für jemanden in meinem Alter. Meine Frauenärztin rief mich an und sagte, dass es nicht sinnvoll sei, sechs Monate mit einer genaueren Untersuchung zu warten, und dass eine Biopsie beider Brüste ratsam wäre. Möglicherweise hat sie mich vor drastischeren Behandlungen bewahrt, weil ich nicht gewartet habe und die Diagnose sehr früh bekam.

Jeder, bei dem schon einmal eine schwere Krankheit festgestellt wurde, wird wohl sagen, dass die Zeit in diesem Moment stillsteht. Eigentlich läuft sie rückwärts, über einen hinweg. Ich kann mich kaum daran erinnern, die Worte »Sie haben Krebs« gehört zu haben, aber die Tränen in den Augen meiner Ärztin haben sich mir für immer ins Gedächtnis gebrannt.

Ich habe meine Eltern auf dem Heimweg angerufen. Meine Eltern sind meine besten Freunde und waren immer für mich da. Sie blieben wie immer ganz ruhig, sagten meinen Geschwistern Bescheid und flogen sofort nach Los Angeles, um bei mir zu sein. Meine Schwestern und mein langjähriger Manager folgten ihnen. Später kamen auch mein Bruder und seine Familie.

Unsere Aufnahme in die »Krebs-Uni« fand in einer Art Sitzungssaal statt. Meine Familie, mein Manager, mein Onkologe und ich saßen an einem sehr langen Tisch und wir sahen uns Bilder von Milchgängen, Zeichnungen von verrückt gewordenen Zellen und jede Menge medizinische Statistiken an. (Ich kann wirklich sagen, dass mein Dad jetzt ein Experte in Sachen Brüste ist, und das nicht freiwillig.) Wir haben in zwei Stunden mehr über Krebs gelernt, als ich in vier Jahren College über irgendetwas anderes gelernt habe. Der Arzt erklärte uns, dass es viele verschiedene Krebsarten gäbe und dass ich relativ glimpflich davonkommen würde, weil mein Lymphsystem nicht betroffen sei. Im Endeffekt verschwindet der Krebs vielleicht, aber das Wissen, dass man

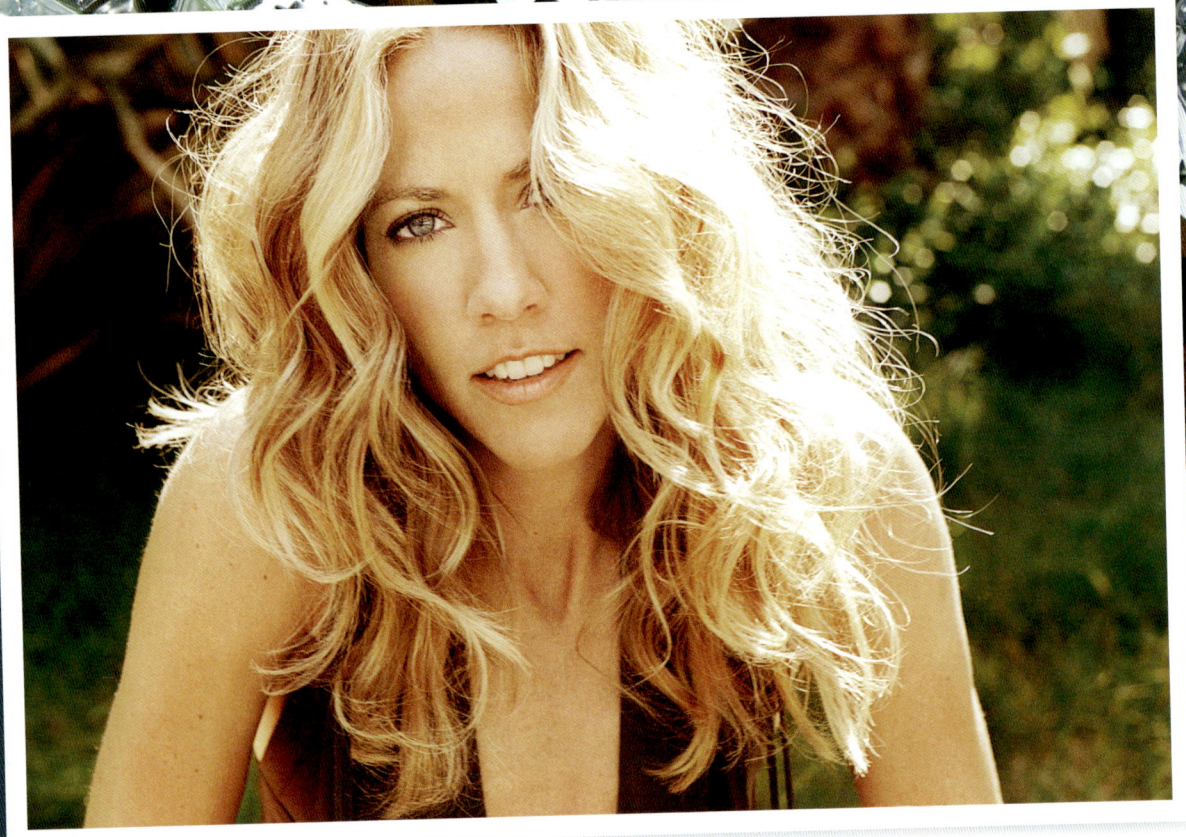

Krebs hatte, bleibt. Und die Angst, dass er wiederkommt, auch.

Es war insgesamt eine faszinierende Erfahrung für mich. Ich war von wunderbaren Frauen umgeben, die selbst betroffen waren. Sie hatten den Krebs besiegt oder geliebte Menschen verloren. Frauen, die großzügig ihre persönlichen Erfahrungen mit anderen teilen. Mutige Frauen, die auch unter den widrigsten Umständen noch einen Sinn für Humor haben. Aber was ich, glaube ich, am häufigsten gehört habe, war, dass es einen Zusammenhang zwischen Brustkrebs und Ernährung gibt. Mein ganzes Leben habe ich mich unabhängig gefühlt, wie eine Frau, die ihr Leben selbst in die Hand nimmt. Absolut fit, gesunde Ernährung, jahrelange Meditation, das bin ich. Als bei mir Krebs diagnostiziert wurde, hat mir das die Augen geöffnet und gezeigt, dass es jeden treffen kann, und obwohl wir denken, dass wir die volle Kontrolle über unser Leben haben, ist das nicht so.

Ich musste wie so viele andere Frauen, mit denen ich gesprochen habe, lernen, mich selbst an die erste Stelle zu setzen. Nein zu Dingen zu sagen, die ich nicht tun möchte. Das war eine ganz neue Erfahrung für mich. Ich habe immer versucht, es allen recht zu machen. Ich teile die Vorstellung, dass die Brust ein Symbol für Versorgung und Pflege ist, weil ich wie so viele andere Frauen die Bedürfnisse aller anderen über meine eigenen gestellt habe.

Für mich war es eine richtige Herausforderung zuzulassen, dass sich andere Leute um mich kümmern. Es hat sich fremd angefühlt. In der ersten Woche meiner Bestrahlung hat meine Mutter acht verschiedene Bio-Suppen ausprobiert. Mein

Dad ist in aller Herrgottsfrühe aufgestanden, um meine Hunde zu füttern, Kaffee zu kochen und die Zeitung zu holen. Die Mitglieder meiner Familie haben sich abwechselnd wochenweise um mich gekümmert – oder sie waren einfach für mich da. Plötzlich keine Aktivitäten mehr zu planen, keine Mahlzeiten zuzubereiten, sondern ein Nickerchen zu machen oder mich einfach auszuruhen, erforderte große Beherrschung.

Seither habe ich mich jeden Tag daran erinnert, was ich aus dieser Erfahrung gelernt habe. Dinge, die ich niemals vergessen möchte. Ich sehe mir meine Brustkrebs-»Tattoos« an, sie erinnern mich daran, wie das, was ich durchmachen musste, und wer ich geworden bin, mein Leben verändert haben, und ich bin dankbar.

Es gibt keine Bücher darüber, was man als Erstes tun sollte, wenn man die Diagnose bekommt. Niemand kann einem sagen, welche Erfahrungen man machen wird. In meinem Fall wusste ich, dass ich nicht sterben würde, aber ich wusste auch sehr bald, dass mein Leben nie wieder so sein würde wie vorher. Ich erinnere mich, wie mein Radiologe zu mir sagte: »Ihre Aufgabe ist es jetzt, sich jeden Tag zu fragen: ›Tue ich das, was ich tun möchte?‹« Und das frage ich mich jeden Tag. Ich versuche, die Frage mit Ja zu beantworten, auch wenn ich dann öfter Nein sagen und jemanden enttäuschen muss.

Ich habe gelernt loszulassen. Es ging darum, sich mit dem auseinanderzusetzen, was auf der tiefsten emotionalen Ebene passiert, denn dort finden die großen Lebensveränderungen statt. Dort lernt man sich selbst kennen. Dort erinnert man sich daran, wer man ist und sein

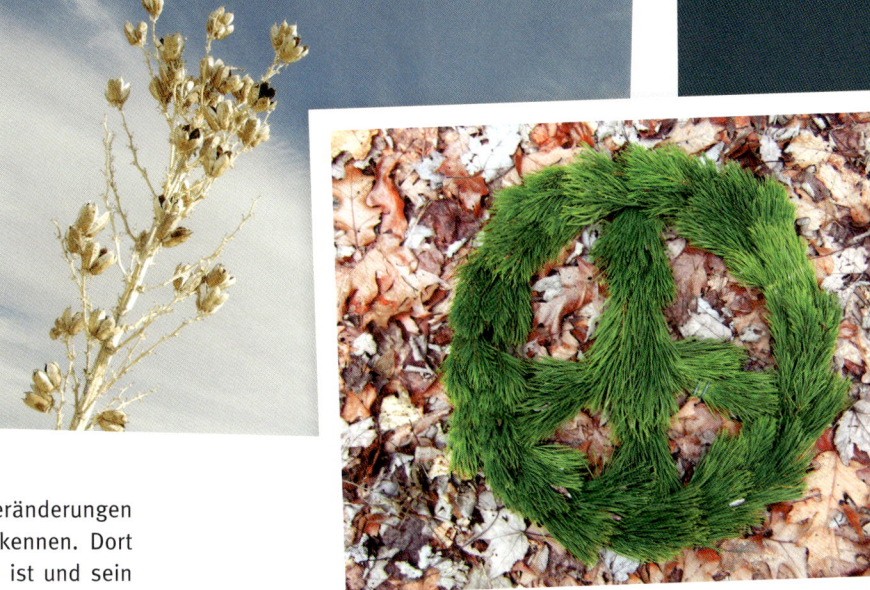

sollte. Ich denke, man muss keine Krebsdiagnose bekommen, um das zu erfahren, aber manchmal bringt einen eine Katastrophe dazu, sich auf das Wesentliche zu konzentrieren.

Ich mag das Buch von Kris so sehr, weil es so viele Dinge in mir wachgerufen hat. Vertraute Dinge. Es hat mich zum Lachen und zum Nachdenken gebracht. Und Gott sei Dank gehört Kris zu den Frauen, die den Mut und die Großzügigkeit besitzen, andere an ihren Erfahrungen teilhaben zu lassen. Seien wir ehrlich, das Leben ist eine ständige Herausforderung. Es wimmelt nur so von unerwarteten Umwegen, mit denen niemand anders außer man selbst fertig werden kann. Dieses Buch wird so vielen ein Trost sein, die diese Erfahrung auch machen oder zu Kämpferinnen geworden sind.

Sheryl Crow

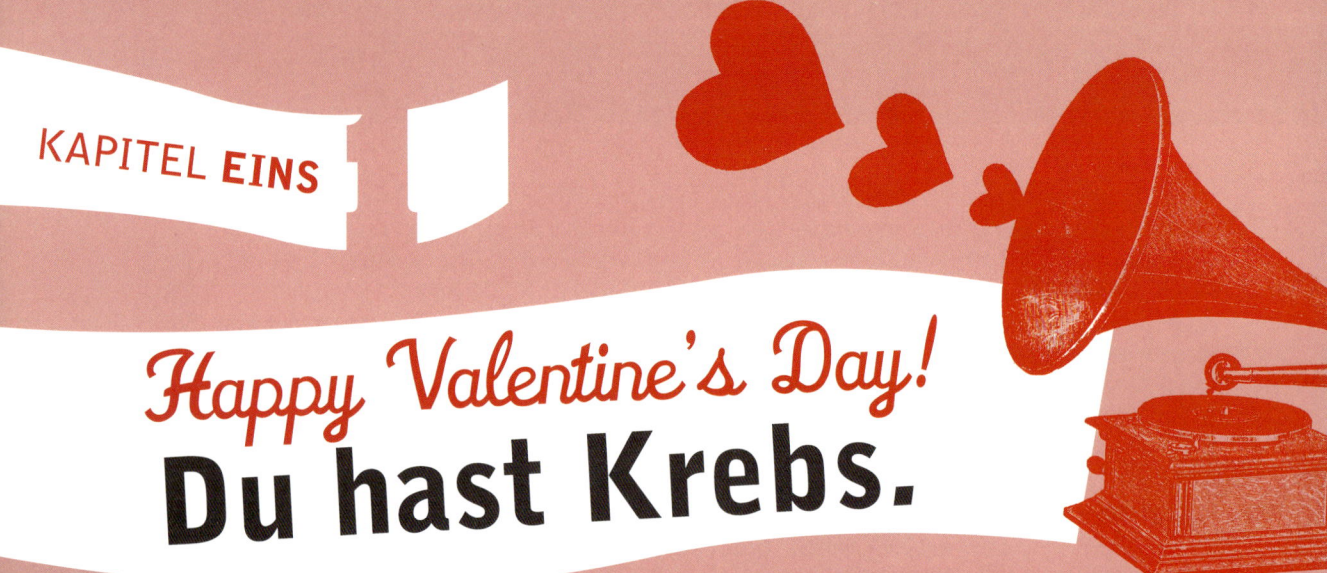

KAPITEL EINS

Happy Valentine's Day!
Du hast Krebs.

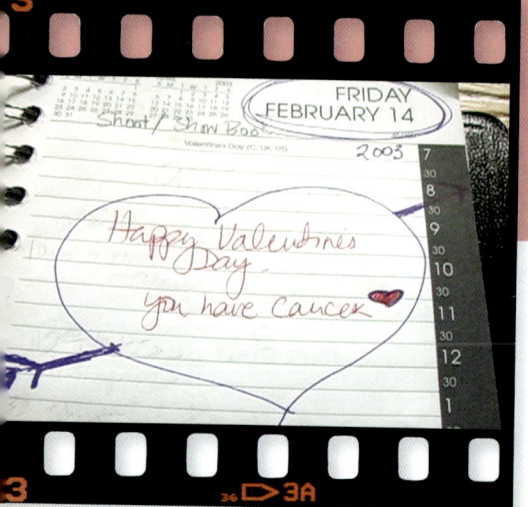

NADEL VOM PLATTENSPIELER. DIE PARTY IST VORBEI. ZURÜCKSPULEN. **STOP.** PLAY.

FEBRUAR 2003. Nachdem ich beim Sarasota Film Festival in Florida, wo ein Film, in dem ich mitspielte, Premiere hatte, eine Woche lang wie ein Rockstar gefeiert hatte, kehrte ich zurück nach New York. Ich war bereit, einen neuen Entgiftungs- und Gesundheitsplan in Angriff zu nehmen. Einen Monat lang keinen Alkohol trinken – wirklich. Ich hatte mit meiner Gesundheit Raubbau betrieben. Mein Körper schrie nach einer Pause. Ich wollte glücklicher und gesünder leben, ein bisschen abnehmen und mich mal richtig ausschlafen. Im Grunde war ich ausgelaugt und hatte es satt, mich immer darüber zu beschweren. Wie oft war ich schon auf einem Gesundheitstrip gewesen, nur um ihn ein paar Tage später selbst wieder zu sabotieren? Es war viel einfacher, mich um meine Karriere, das Geschäft, die Kunden, meine Freunde, die Familie, um alle anderen zu kümmern … als um mich. Aber dieses Mal sagte etwas in mir: **GENUG IST GENUG.**

Am nächsten Tag fing ich an, mein Vorhaben in die Tat umzusetzen, und besuchte einen Yogakurs. Aber es war nicht irgendeiner, es war ein Jivamukti-Yoga-Kurs – das trendige, metrospirituelle Training, das dynamische

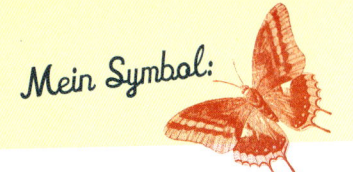
Mein Symbol:

Steckbrief
KRIS CARR

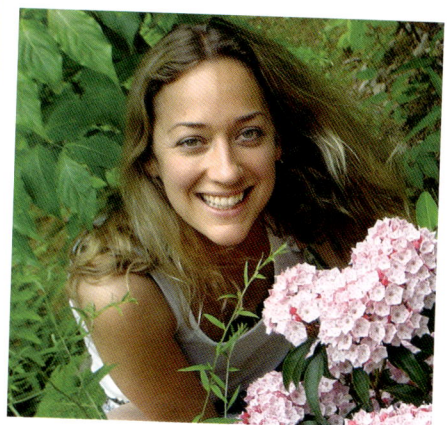

ALTER: beruflich 25; rechtlich in den Dreißigern
HAARFARBE: blond
AUGEN: grün
GRÖSSE: 1,72 Meter
GEWICHT: um die 55 Kilo (okay, über 59)
HEIMAT: Pawling, New York
BERUF: preisgekrönte Schauspielerin, Fotografin und Filmemacherin
LIEBLINGSSPRUCH: »Du möchtest Gott zum Lachen bringen? Erzähl ihr von deinen Plänen!«
BESTER TIPP: Lest dieses Buch! Streicht Dinge an, schreibt an den Rand, kritzelt hinein, schreibt eure Tipps auf und teilt sie mit anderen betroffenen Frauen, die auch lachen, weinen, tanzen und nachdenken müssen.

Asanas mit Singen und toller Musik verbindet. Von einem gereinigten und überglücklichen Yoga-Körper träumend, meldete ich mich optimistisch zu einem einmonatigen Kurs an.

Beim Yoga sollte man sein Handy und sein Ego vor der Tür lassen. An jenem Tag tat ich weder noch. Es war Monate her, seit ich anstrengendes Yoga gemacht hatte, aber direkt vor mir war so ein toller Typ ... also verhielt ich mich wie ein echter Volldepp. Unsere Blicke trafen sich immer wieder, ich im Unterarmstand, er riskierte einen Blick, während er in der Stellung des Kindes verharrte. Ich prahlte und flirtete die ganze Stunde über – bis mein Telefon klingelte und alle anderen ungläubig nach Luft schnappten. Für diejenigen unter euch, die noch nie den Fehler gemacht haben, das Zen mit ihrem Handy zu erschüttern: Es ist absolut peinlich.

Am nächsten Morgen fühlte ich mich, als hätte mich ein Lkw überfahren. Es war offensichtlich, dass ich mit der Einschätzung meiner Fitness ziemlich falsch gelegen hatte. Ich nahm den Schmerz gelassen hin und ging meinen Geschäften nach.

Ich bestätigte Fototermine und buchte Vorsprechen, dann trug ich wie immer Make-up auf, zwängte mich in eine enge Jeans und einen Push-up-BH und drehte mir ein paar reizende Locken in mein blondes Haar.

Ich war professionelle Fotografin und Schauspielerin. Jeden Tag motzte ich entweder das Produkt vor oder hinter der Kamera auf. Seit meinem Super-Bowl-Triumph kürzlich, bei dem ich nicht nur in einem, sondern gleich in zwei Werbespots für Bud Light aufgetreten war, galt ich (meinem Agenten zufolge) als »die Julia Roberts der Werbung« und war vorübergehend mächtig gefragt. In manchen Kreisen galt ich sogar schon als Ikone. Tausende betrunkene Kerle aus Studentenverbindungen ließen kurz von ihren Peperonipizzas ab, um zu diskutieren, ob sie es mit mir »tun« würden.

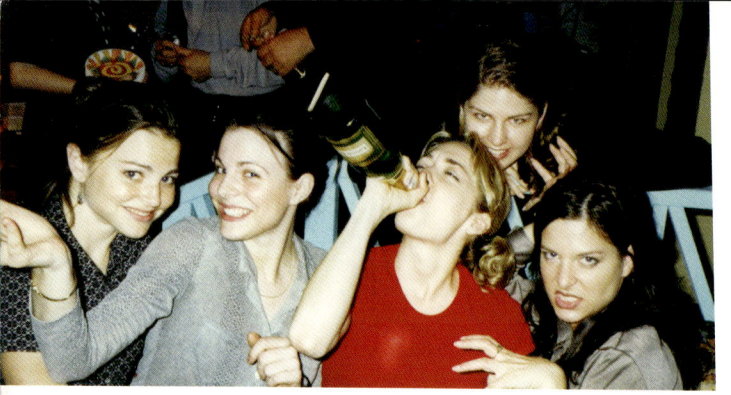
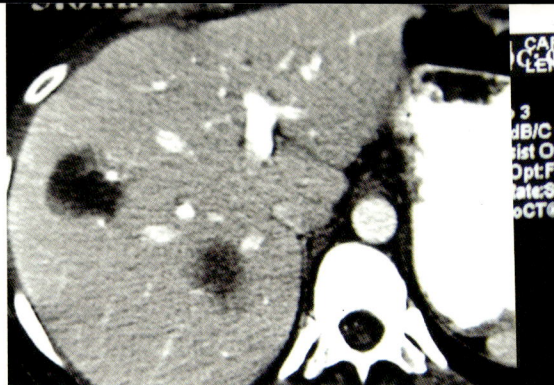

Das Vorsprechen des Tages: ein Werbespot für einen berühmten Diätdrink, dessen Namen ich nicht erwähnen werde. Es ist auch egal, denn ich war zu dick für den Spot und habe den Job nicht bekommen. Wie schnell mein Stern doch wieder gesunken war. PS: Denkt noch einmal darüber nach, bevor ihr euch das nächste Mal mit jemandem aus der Glotze oder den Modezeitschriften vergleicht. Wenn ich für jedes Mal, das man meine Bilder in der Werbung retuschiert hat, einen Dollar bekommen hätte, würde ich jetzt in Saus und Braus leben!

Spulen wir vor zum Abend. Mein Muskelkater hatte sich noch verschlimmert. Außerdem litt ich unter Atemnot und hatte starke Unterleibsschmerzen. Irgendetwas stimmte nicht. Mist! Wie unangenehm. Ich hatte meinen Plan doch noch kaum in die Tat umgesetzt. Am nächsten Morgen rief ich meinen Arzt an.

Dr. Fabelhaft war ein äußerst beliebter Arzt, man bekam nur einen Termin, wenn man jemanden kannte. Zum Glück war er ein großer Theaterfan und erinnerte sich an meine Darbietung im Evaskostüm in dem Stück *Mr. Peters Verbindungen* von Arthur Miller, in dem ich zusammen mit Peter Falk aufgetreten war. Ich ging ein oder zweimal im Jahr zu Dr. Fabelhaft und er vergaß nie, mir mit enttäuschter Miene zu sagen, dass ich auf der Bühne ganz anders aussähe. Er hätte mich nicht erkannt, wenn er nicht gewusst hätte, dass ich es war. Im Ernst? Man sieht ganz anders aus, wenn man für die Bühne aufgedonnert den Geist von Marilyn Monroe spielen soll, als wenn man eine rote Nase und trübe Augen hat und Antibiotika braucht?

Dr. F.s Assistentin Danielle, ein richtiges Vollweib – tough, temperamentvoll und liebens-würdig –, kam in den Untersuchungsraum und blaffte: »Warum zur Hölle sind Sie hier?« Ich sagte ihr, dass ich mir wahrscheinlich eine Rippe gebrochen hatte, als ich an meinem ersten Entgiftungstag beim Yoga vor einem tollen Typen angegeben hatte. Sie schnaufte und vergrub ihre Hände in meinem Unterleib. Ich krümmte mich vor Schmerzen. »Ich denke, es ist Ihre Gallenblase«, sagte sie zu mir. »Mal gucken, was der Doc sagt.«

Dr. F. machte seine üblichen Untersuchungen und war auch der Meinung, dass die Schmerzen wahrscheinlich das Resultat einer kranken Gallenblase waren, die behandelt werden musste. Aber nicht von ihm, denn er wollte in den Urlaub fahren. Verdammt! Er gab mir ein Rezept für ein paar leckere Schmerzmittel und ordnete eine Ultraschalluntersuchung an – schnellstens.

Eine halbe Stunde später lag ich auf einer anderen Untersuchungsliege, während eine namenlose Schwester eine Sonde über meinen gegelten Bauch schob. Sie hatte einen geheimnisvollen Blick aufgesetzt – halb besorgt, halb bemüht sorglos. Ich fragte sie immer wieder, was sie sehen würde, aber sie wich mir aus. »Ich bin mir nicht sicher. Es ist schwierig. Sie haben ziemlich viel Gas da drin.« Ich lachte. Sie konnte meine Gallenblase nicht sehen, weil ich viel Gas im Bauch hatte? Sie verließ den Raum, kam mit einem anderen Instrument wieder und untersuchte mich noch einmal. Dieses Mal verriet ihr wirklich besorgter Blick, dass sie etwas sah.

»Was?«, fragte ich sie.

»Sie müssen mit dem Arzt sprechen«, antwortete sie.

Irgendetwas stimmte ganz und gar nicht.

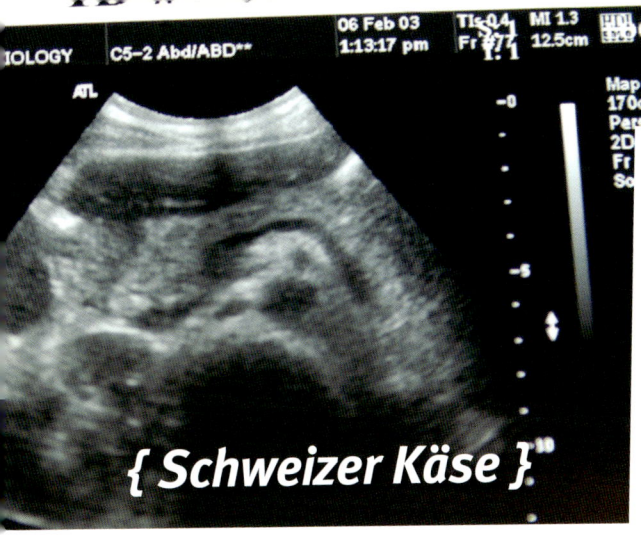

{ *Schweizer Käse* }

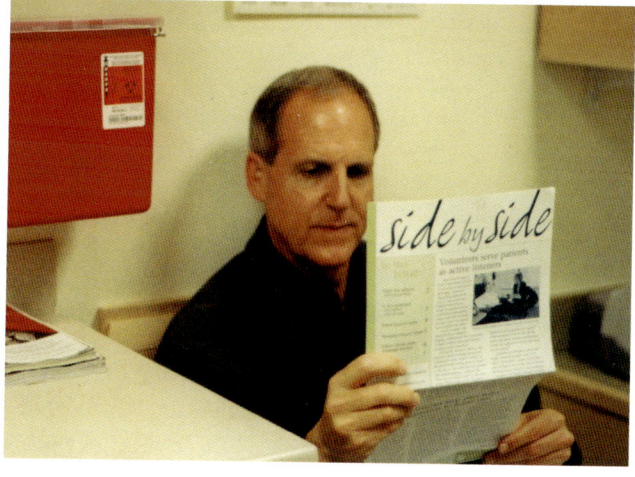

ZUERST RIEF ICH MEINEN FREUND David an und bat ihn, mit mir auf die Ergebnisse zu warten. Dann rief ich meinen Dad, Ken, an. Er machte sich sofort auf den Weg in die Stadt. Meine Mom blieb zu Hause, weil sie sich um meine 92-jährige kranke Großmutter kümmern musste. Stunden später teilte mir der Arzt ein paar Neuigkeiten mit. Die Oberfläche meiner Leber war von kleinen Tumoren übersät. Eigentlich sah meine Leber auf den Bildern aus wie Schweizer Käse. Mein Herz hörte auf zu schlagen. Was zum Teufel? Dann sagte der Arzt mir, ich solle am nächsten Morgen für weitere Untersuchungen und Bluttests wiederkommen. Und er gab mir einen Termin bei einem Gastroenterologen.

David begleitete mich nach Hause. Ich weinte die ganze Zeit. Als wir an meiner Wohnung ankamen, war mein Dad bereits da und ging in meinem Zimmer auf und ab. Dad war immer derjenige, an den man sich wandte, wenn man in Schwierigkeiten steckte. Er ist viel rationaler und praktischer veranlagt als meine Mom, Aura. Wie damals, als mich Mom beim Klauen erwischt hat. Sie wollte mich zur Polizei bringen, damit ich meine Lektion lerne. Dad nahm mich an der Hand und ging mit mir und der geklauten Haarspange zurück in den Laden. Ich sollte mich bei der Managerin entschuldigen und ihr sagen, dass ich es nie wieder tun würde. Das war total peinlich und heilte mich von meinen langen Fingern. »Ich bin wirklich stolz auf dich. Gehen wir eine heiße Schokolade trinken«, sagte er.

Mein Vater hat mir immer geholfen, Lösungen für meine Probleme zu finden, und mich ermutigt, sie direkt anzugehen. Meine Mom ist dagegen temperamentvoll und aufbrausend (sie ist Kolumbianerin). Wenn ich etwas falsch gemacht hatte, flippte sie aus und versuchte, mich mit ihrem Du-bist-geliefert-Blick kleinzukriegen.

»Was ist los?«, fragte mich Dad. Er packte und schüttelte mich.

Ich brach erneut in Tränen aus. »Meine Leber. Sie sagen, meine Leber ist mit Tumoren übersät.«

Er wurde bleich und drückte mich fest, als wolle er mich vor meinem inneren Feind beschützen, als ob er die unbekannte Krankheit aus mir herausquetschen könnte. »Oh Gott!« Dann: »Es ist okay, Liebes, wir werden das schaffen und ich werde stark für dich sein.« Ein Fels in der Brandung, wie er es immer war.

Mein Vater ging ins Schlafzimmer, um Mom anzurufen, während David mich im Arm hielt. Zehn Minuten später kam er mit roten Augen auf mich zu und gab mir das Telefon.

Mom war am Boden zerstört. Wie konnte das nur passieren? In jener Nacht überließ ich Dad mein Schlafzimmer und schlief auf der Couch. Er hatte noch nie in meiner Wohnung übernachtet und weil ich das Gefühl hatte, möglicherweise unsere Leben zu ruinieren, überließ ich ihm das gemütliche Bett.

Ich war 14, als er mich adoptierte. Ken Carr und meine Mom waren seit fünf Jahren ein Paar und eines sonnigen Tages stellte er mir die Frage, die mein Leben für immer verändern sollte: »Möchtest du mich Dad nennen?« Obwohl ich mich zuerst zierte, betete ich insgeheim, dass er mich als sein richtiges Kind annehmen würde. Meine Mom kaufte mir für den großen Tag sogar ein besonderes Outfit: einen gelben Faltenrock, der mit Golfbällen bedruckt war. Golf ist der Lieblingssport meines Dads und obwohl ich es todlangweilig finde, dachte ich, der Rock würde ihm zeigen, wie dankbar ich ihm war.

Den Rest der Nacht verbrachte ich allein mit meinen Gedanken und starrte an die Decke. Meine Fantasie ging mit mir durch. Bei Sonnenaufgang zog ich mich langsam an. Der Schmerz des Vortages hatte mich völlig betäubt, aber das war mir egal. Meine Gedanken kreisten um die vielen Tests, die vor mir lagen.

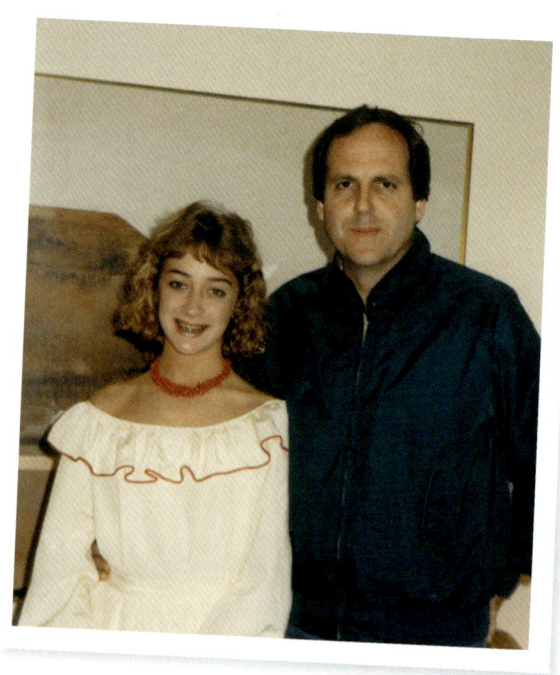

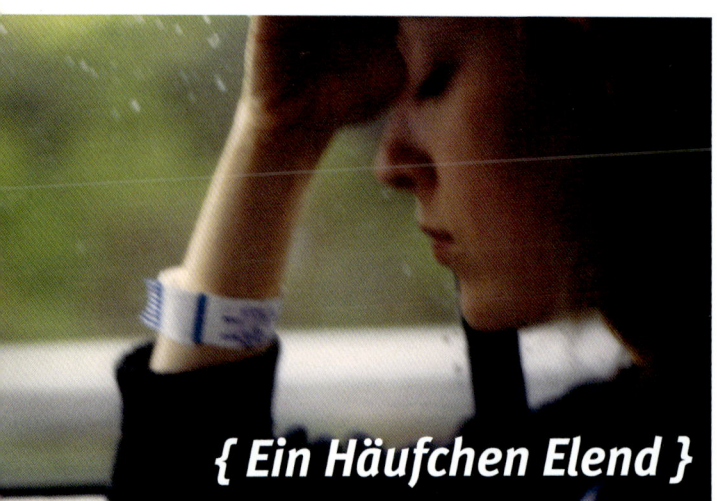

{ Ein Häufchen Elend }

DR. HALB-FABELHAFT übernahm meinen Fall, weil Dr. Fabelhaft das machte, was auch immer Ärzte im Urlaub machen. Dr. H. sprach in einem so unverbindlichen Ton mit mir, dass ich mir wie im Endstadium vorkam. Ich suchte in seinem Gesicht nach Hinweisen, fand aber nichts. Er zählte ein paar Möglichkeiten auf: fokale noduläre Hyperplasie, multiple Adenome. »Wir wissen es nicht.« Eine Nadelbiopsie des Brustkorbes würde Gewissheit bringen. Wie sich herausstellte, hatten Dr. H. und mein Dad dasselbe College besucht, die Syracuse University (»Go Orangemen«). Nach dem üblichen Small Talk und Gelaber, das sich stundenlang hinzieht, wenn man das eigentliche Thema vermeiden will, wollte mein Dad mit dem Arzt unter vier Augen sprechen. Oh Gott! Ich entschuldigte mich und suchte die Toilette auf, unterwegs begegnete mir die temperamentvolle Assistentin Danielle. Wir umarmten uns und sie fragte mich, wie es mir ginge. Sie sah mich mit dem gleichen Gesichtsausdruck an wie die Schwester, die den Ultraschall gemacht hatte.

»Was, denken Sie, ist es? Was ist Ihre Vermutung?«, fragte ich, obwohl ich noch nicht bereit war, das zu hören, was ich tief in meinem Inneren befürchtete, und das wusste sie. Also formulierte sie ihre Antwort als Frage: »Was fällt Ihnen ein, wenn Sie an Tumore denken, an viele Tumore?«

»Das K-Wort«, antwortete ich.

»Genau.«

Panik. Der Raum fing an, sich zu drehen. Was

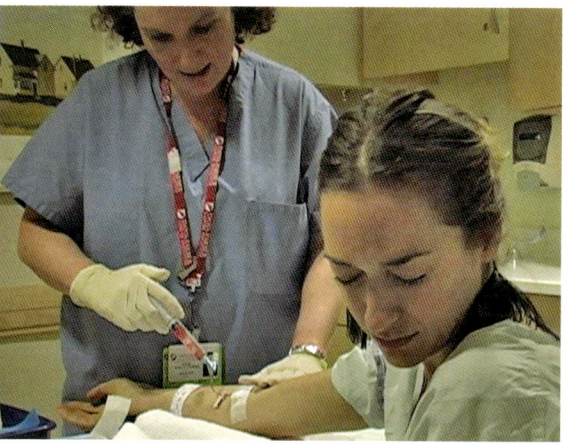

ging in meinem Körper vor? »Krebs« ist solch ein beängstigendes Wort. Ich stellte mir vor, wie ich mich glatzköpfig ans Leben klammerte. Wie konnte mir das nur passieren? Andere Leute bekommen Krebs. Leute, über die man liest, nicht Leute, die man kennt und liebt, und ganz sicher nicht ich. Ich war erst 31, jung und dynamisch. Ich war verdammt noch mal ein Bud Girl! Ich fühlte mich, als ob ich in den Lauf einer Pistole gucken und versuchen würde, herauszufinden, wie viele Kugeln drin waren.

In den folgenden Tagen musste ich immer wieder ins Krankenhaus, um diverse Tests über mich ergehen zu lassen, auch die bereits erwähnte Biopsie. Auf keinen Fall konnte ich allein in meiner Wohnung auf die Ergebnisse warten. Ich wäre ausgerastet. Also schnappte ich mir Crystal, meine Katze, und übernachtete bei meinen Eltern in Connecticut. Als wir um 5:45 Uhr aufstanden, tobte ein Schneesturm, aber Dad bestand darauf, dass wir uns trotzdem alle ins Auto setzten. Ich

hatte meinen Termin erst um neun, aber Dad zufolge würde in New York »ein verdammtes Chaos« herrschen. Wie immer hatte er recht. Wir stiegen ins Auto und machten uns auf den Weg in die Stadt.

Mein ganzer Körper, sogar mein Gehirn, musste gescannt werden. Toll. Es dauerte nicht lange, bis ich eine Expertin für CTs, MRTs und die Radiologie war. In kurzer Zeit kam ich dahinter, welches Schließfach ich für meine Klamotten benutzen sollte, wie ich meinen Bademantel tragen und wie ich ihn zuknoten musste, um meine Würde zu behalten. An jenem verschneiten Tag brachte mich Schwester Mildred zu dem Gerät. Mildred hasste mich. Ich stand für all die Unzufriedenheit und die Frustration in ihrem Leben. Mildred war gelangweilt und deprimiert und sie versuchte nicht, die Tatsache zu verbergen, dass sie es hasste, in einem Krebskrankenhaus zu arbeiten.

Mildred ging fünf Schritte vor mir. Ich folgte ihr in meinem Bademantel und den schokoladenbraunen Cowboystiefeln. Das gefiel ihr nicht.

»Wollen Sie Krankenhauslatschen?«, fragte sie mit ausdrucksloser Miene.

»Die Stiefel sind okay«, antwortete ich.

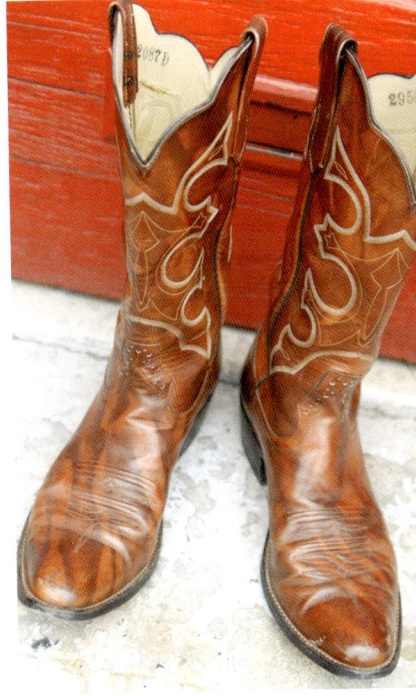

Ich trug meine Cowboystiefel jeden Tag und ich würde sie ganz sicher nicht in der Stunde der Not zurücklassen. Sie standen für meinen Traum von einem friedlichen Leben auf dem Land mit einer Schaukel auf der Veranda und einem gutaussehenden und intelligenten Cowboy an meiner Seite. Ich würde es nicht zulassen, dass Mildred mir meine Stiefel oder meinen Traum wegnahm.

WENN MAN ZWEI STUNDEN LANG in einem blinkenden und leuchtenden MRT-Sarg eingeschlossen ist, schweifen die Gedanken in der Regel eher in die dunkleren Ecken der Fantasie ab. Ich fing an, über das menschliche Gehirn nachzudenken, und erinnerte mich, in Biologie gelernt zu haben, dass wir nur zehn Prozent seiner Leistungsfähigkeit bewusst nutzen. Wenn das stimmt, wie funktioniert dann der Rest? Gibt es einen Teil des Gehirns, der Botschaften durch

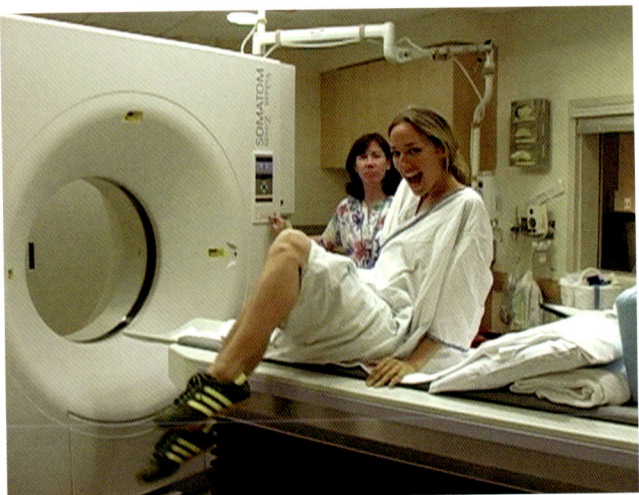

den Körper schickt, um ihn zu heilen? Ist es nicht ein Wunder, dass der Körper weiß, wie er einen Knochen wieder zusammenfügen kann, wenn wir ihn uns gebrochen haben? Gibt es vielleicht die Möglichkeit, dort irgendwo eine Nachricht einzuschmuggeln? Ich hatte das Gefühl, irgendetwas auf der Spur zu sein.

Es musste einen Weg geben, eine Botschaft zu codieren, die ich in das Gefüge meines Gehirns weben konnte. Die Tumore rückgängig machen. Die Tumore rückgängig machen. Die Tumore rückgängig machen. Ich fing an, über diesen Befehl nachzudenken. Ich meditierte. Ich stellte es mir bildlich vor, betete, flehte. Warum hatte ich nicht an einer besseren Beziehung zu Gott, zur Göttin

oder wer zum Kuckuck noch mal dort oben war, gearbeitet? War es zu spät? Ich fühlte mich irgendwie schuldig, weil meine anderen Wünsche so oberflächlich gewesen waren: der Schauspieljob – ich würde sterben, wenn ich ihn nicht bekäme – oder die Zerstörung der übergenauen Waage im Fitnessstudio. Jetzt betete ich für mein Leben und die höheren Mächte lachten. Ha ha.

In diesem Moment bewegte sich die Liege, auf der ich lag, in Richtung Licht. Ich hätte nicht gedacht, dass es so enden würde – dass Mildred auf der anderen Seite auf mich warten würde.

Nach der Reise in den Tunnel ging ich zu meiner Mom, meinem Dad und meiner kleinen Schwester Leslie. Sie saßen alle im Wartezimmer. Der Raum war voller Leute, die viel älter waren als ich, Frauen und Männer, mit und ohne Familie, und alle warteten auf die Ankunft von Dr. Guru Spezialist. Jede Tür, die geöffnet wurde, jeder Laborkittel, der vorbeiglitt, nährte die Hoffnung auf den Guru. Ich setzte mich neben Leslie und fing an, meine Stiefel zu bearbeiten, nervös wie eine Katze. Atmete ich? Schlug mein Herz? Ja, ich spürte es pochen, rasen und gegen meinen Brustkorb hämmern. Schließlich teilte sich das Meer und der Guru erschien. Ich versuchte sofort, seinen Gesichtsausdruck zu lesen. War er gut, schlecht, sonstwie? Lächelte er? Wie schnell lief er? Würde er am Stuhl innehalten, bevor er sich setzte? *Würde ich sterben?* Er hielt inne! Scheiße!

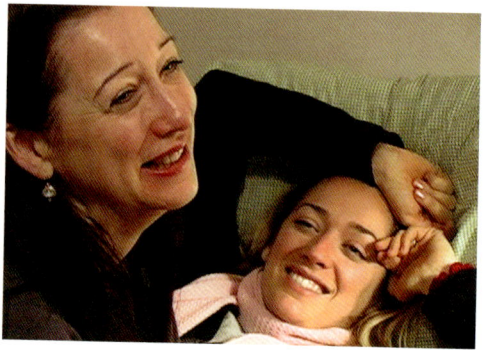

Mom und ich

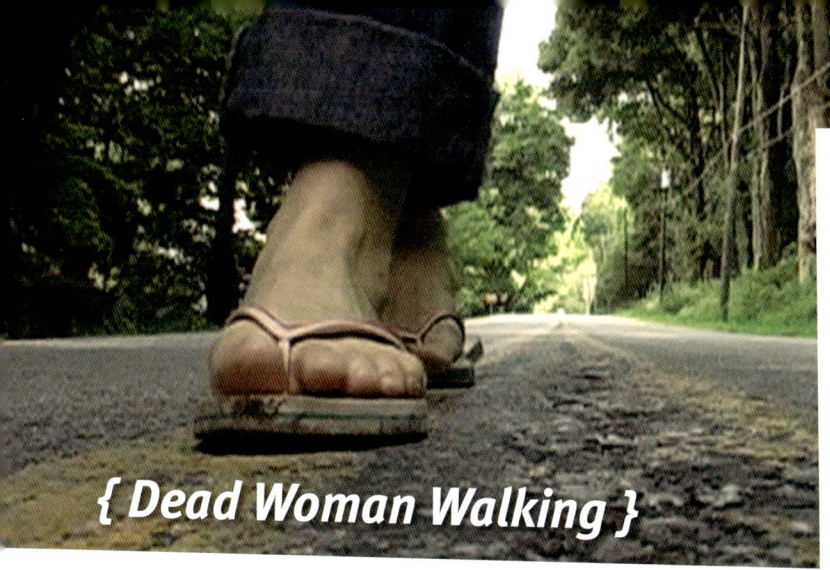

{ Dead Woman Walking }

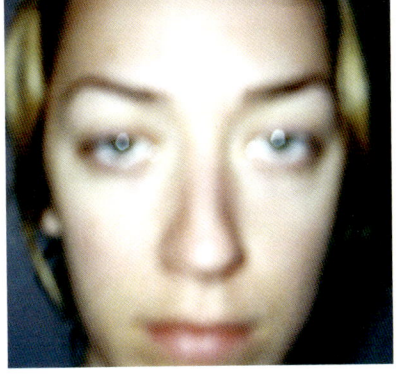

Selbstporträt, eine Stunde nach der Diagnose

DER ARZT FING SEINE ERKLÄRUNG mit dem Wort *»also«* an – ein äußerst gewichtiges Wort. Es wird oft in Situationen wie Trennungen, Entlassungen und bei schlimmen Diagnosen gebraucht. Bitte anschnallen, wenn der Leiter des Transplantationsteams an der medizinischen Fakultät seinen Satz mit dem Wort *»also«* beginnt. »Also, wir haben keine Tumore in Ihren Knochen oder der Milz gefunden, aber anscheinend gibt es in beiden Lungenflügeln zehn weitere Tumore.« Stille. Übelkeit überkam mich. Mein neuester emotionaler Schlafdrang hatte sich zu einer emotionalen Lähmung entwickelt.

Ich entschuldigte mich und ging in die Toilette. Als ich von meinem Stuhl aufstand, kamen mir drei Worte in den Sinn: *Dead Woman Walking*. Ich schloss mich ein und starrte im Schockzustand in den Spiegel, kämpfte, kämpfte, kämpfte gegen die Tränen. Wie sollte ich mich nur zusammenreißen und wieder da raus gehen? Kaltes Wasser. Ich ließ das Waschbecken voll kaltes Wasser laufen. Ich machte meine Hände nass, dann mein Gesicht, und als ich ins Wasser tauchte, sagte eine freundliche Stimme tief in meinem Inneren *Nein*. Der Überlieferung zufolge war mein erstes Wort nicht *Mama* oder *Papa*, sondern *Nein*. Ich holte tief Luft und ging für eine zweite Portion Horror wieder raus.

Mein Clan saß zusammengedrängt um den Guru herum. Und das Urteil lautete: epitheloides Hämangioendotheliom. Übersetzung: *Heilige*

Scheiße! Versucht das mal schnell dreimal hintereinander zu sagen. Klappt nicht, dann lasst es uns kurz als EHE bezeichnen. Es handelt sich dabei um eine äußerst seltene Art von vaskulärem Krebs, der die Blutgefäße meiner Leber und Lunge angriff. Stufe IV. Landesweit gibt es in den USA jährlich circa drei- bis vierhundert Neudiagnosen von EHE. Es tritt typischerweise an mehreren Stellen auf und niemand weiß, wie es dazu kommt. Großartig! Reicht mal den Chardonnay weiter.

Das nächste Thema: eine Lebertransplantation. Ich wurde nicht nur vom Zug überrollt, jetzt raste er auch noch davon und zog mich hinter sich her. Weil es auch an einer anderen Stelle in meinem Körper Tumore gab, stand ich nicht ganz oben auf der Warteliste für Transplantationen – warum sollte man eine Leber an mich verschwenden, wo sich der Krebs doch schon auf beide Lungenflügel ausgebreitet hatte? Auch gut. Ich wollte sowieso all meine Bestandteile behalten, danke schön. Ich möchte alles wieder mitnehmen, was ich bei meiner Ankunft bei mir hatte.

Mein Dad, optimistisch wie eh und je, fragte sofort, ob nicht ein Familienmitglied eine halbe Leber spenden konnte, falls jemand geeignet wäre. Es hatte große Erfolge mit Teiltransplantationen gegeben und meine Familie wollte unbedingt helfen. Nein. In meinem Fall würden die Tumore die neue Hälfte wahrscheinlich befallen und wir stünden wieder am Anfang.

Das Wort mit »K«, ich … wie ist das möglich?

Ich bin jung, gesund und aktiv. Ich war ein gutes

Mädchen, ich habe mich an die Regeln gehalten,

mich vernünftig ernährt, Sport getrieben und wenig

getrunken, ich sage Bitte und Danke, gebe Trinkgeld,

ich bin aus ethischen Gründen Vegetarier,

Herrgott noch mal, ich bin Demokratin!

Ich habe alles richtig gemacht.

Warum ich? Wie konnte das nur passieren?

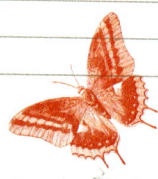

Als Nächstes stellte meine Mutter eine Reihe von Fragen und ich wusste genau, worauf sie hinauswollte.

»Wie alt kann eine Leber sein, die man benutzt?«, fragte sie.

»Es gab gute Ergebnisse mit Lebern von Menschen bis zu 92 Jahren«, antwortete der Guru.

»Oh«, sagte meine Mutter. »Wie lange kann man sie kühlen?« Sie dachte an die Leber meiner Großmutter! Meine Oma: damals noch sehr lebendig und die Nerven meiner Mutter ziemlich beanspruchend.

»Mom! Sie ist noch nicht einmal tot!« Ich stellte mir vor, wie Mom ein Kissen neben Omas Bett schwenkte, eine Kühltasche neben sich, und brach in Gelächter aus. Der Guru fand das gar nicht witzig. Wenn ich er gewesen wäre, hätte ich die Behörden verständigt.

Da ich asymptomatisch war, empfahl der Guru einen Abwarten-und-Tee-trinken-Ansatz: »Lassen wir die Tumore ihre Absichten offenlegen, bevor wir sie angreifen.« Mindestens für die nächsten zwei Monate. Er wollte beurteilen, wie der Krebs sich entwickelte: gleichmäßig, langsam oder

schnell. Warum konnte ich keinen weit verbreiteten Krebs haben? Nein, ich musste eine seltene Art bekommen, die nur 0,1 Prozent der Bevölkerung befällt. Für mich wird es keine Selbsthilfegruppen geben, keine Benefizmarathons, keine Schleifen, keine Schwesternschaftsscheiße, nichts. Obwohl geforscht wird, gibt es keine Heilung und keine bestimmte Behandlungsmethode für EHE. Was? Warum? Ich schätze, die Antwort liegt auf der Hand. Warum sollte man Zeit und Geld in die Erforschung einer Krankheit investieren, von der nur ein paar Leute betroffen sind? Ich fand meine Einzigartigkeit immer toll, jetzt schien sie ein echter Nachteil für mein Überleben zu sein.

Geduld hatte noch nie zu meinen Stärken gehört. Die Vorstellung, untätig auf einer Zeitbombe zu sitzen, war so verlockend für mich wie ein Zahnarztbesuch. Und doch war ein Teil von mir dankbar, dass meine Krankheit sich möglicherweise langsam entwickelte. Ich meine, das, was sich alle Krebspatienten wünschen, ist Zeit, und für den Moment sah es so aus, als hätte ich sie. Außerdem hatte ich nicht das Verlangen, sofort irgendeine verrückte Behandlung anzufangen. Eine Laborratte zu werden war definitiv nicht mein Ding.

Ich kämpfte gegen die Tränen und fragte, ob ich irgendetwas tun könnte. »Nein, versuchen Sie einfach, ein normales Leben zu führen«, sagte Dr. Guru. Erde an Dr. Guru, bitte melden, Dr. Guru. War er high? Wie zur Hölle sollte ich das machen? Wie konnte ich mit dem Wissen, Krebs zu haben, leben, ohne jeden Tag ans Sterben zu denken? Das war einfach seltsam. Ich sah nicht krank aus, ich fühlte mich nicht krank und doch hatte ich Krebs. »Wenn Sie wollen, können Sie Ihr Immunsystem stärken, indem Sie auf Ihre Ernährung und Ihre Lebensweise achten«, fügte er hinzu.

Ich horchte sofort auf. Er hatte mir einen Krümel Kontrolle hingeworfen. Ich konnte etwas tun! Ich konnte mich beteiligen! Ich konnte mich informieren und meinem Körper helfen! Scheiße, vielleicht konnte ich allein herausfinden, wie ich dieses Ding loswerden konnte (ich hatte schon immer ein sehr gesundes Selbstbewusstsein). Dr. Guru wusste es nicht, aber er hatte in diesem Moment den Grundstein für eine persönliche Revolution gelegt.

Ich schwor mir auf der Stelle, dass ich diesen Krümel nehmen und daraus einen Kuchen machen würde. Ich würde mich nicht zurücklehnen und auf das Unbekannte warten. Ich würde mich hineinstürzen und ein absoluter Heilungsjunkie werden!

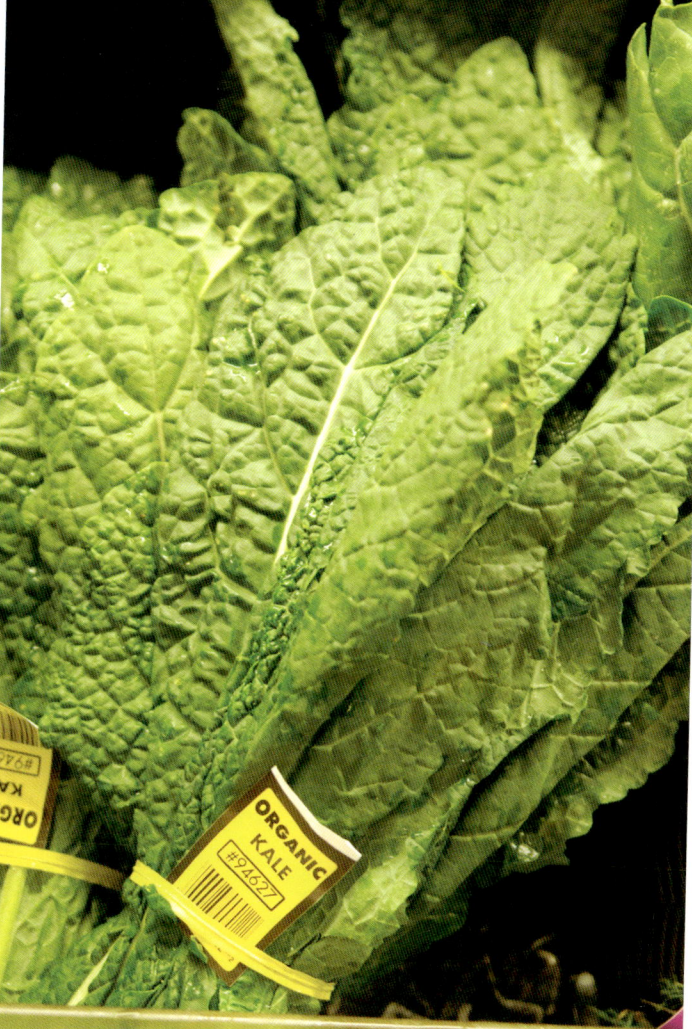

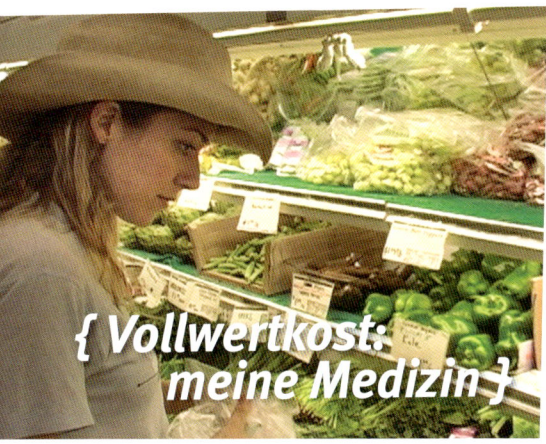

{ Vollwertkost: meine Medizin }

NÄCHSTER HALT: der Bioladen. Wir vier stiegen in Dads Auto und rasten die Seventh Avenue hinunter. Meine Familie stand unter Schock. Obwohl ich mich schon etwas stärker fühlte, war ich immer noch ziemlich benommen. Ich öffnete das Fenster und die Winterluft wehte mir ins Gesicht. Tränen rollten mir über die Wangen wie Wasser aus einer überlaufenden Wanne, ruhig und beständig. Mein Gesichtsausdruck veränderte sich nie.

Meine Mutter rannte wie verrückt durch den Laden und füllte zwei Einkaufswagen mit allen Bio-Produkten, die sie nur finden konnte. Wenn es Blätter hatte und grün war, fand es seinen Weg in unseren Wagen. Ich war so in Gedanken, dass ich nicht einmal protestieren konnte, als ich sah, dass meine Mom verzweifelt einen riesigen Palmkohl in den Händen hielt. Was sollten wir mit diesem furchteinflößenden Gemüse anfangen? Wenn mich der Krebs nicht umbringen würde, würde diese Pflanze es auf jeden Fall tun. Meine

Schwester und ich schnappten uns Bücher, Vitamine, Kräutergetränke und Kerzen. (Ich sollte mich schließlich ausruhen. Stress ist schlecht! AUSRUHEN!) Ich gebe zu, ich packte auch ein paar Sachen dazu, die nichts mit Krebs zu tun hatten und mir sonst eigentlich zu teuer waren. Meine Eltern würden endlos Schecks ausschreiben, um mich zu heilen, sie würden also sicher nichts gegen eine 30-Dollar-Gesichtscreme sagen.

Ich verspätete mich zwar an der Krebs-Uni, aber wenigstens war ich eingeschrieben – und entschlossen, in all meinen Prüfungen eine Eins zu bekommen!

In jener Nacht fühlte ich mich einsamer als jemals zuvor in meinem Leben. Am nächsten

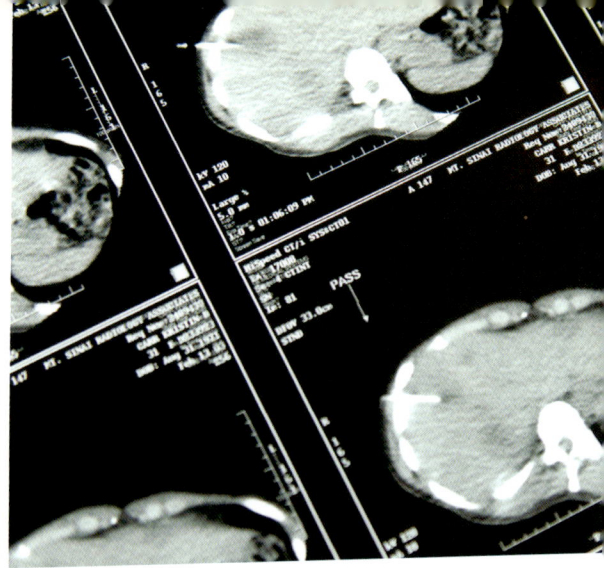

Morgen stand ich auf und begann, an meinem Überlebensplan zu arbeiten. Nachdem man meinem Krebs einen Namen gegeben hatte, holte ich mir zuerst eine zweite Meinung ein, und eine dritte und eine vierte. Ich lernte einige der besten Krebsärzte des Landes kennen. Obwohl jeder eine andere Theorie und Herangehensweise vertrat, waren sie sich alle einig, dass es in meinem Fall das Beste war, »abzuwarten und Tee zu trinken«. Wenn man nach einer Behandlungsmethode suchte, die einen so richtig frustriert, war diese genau die richtige.

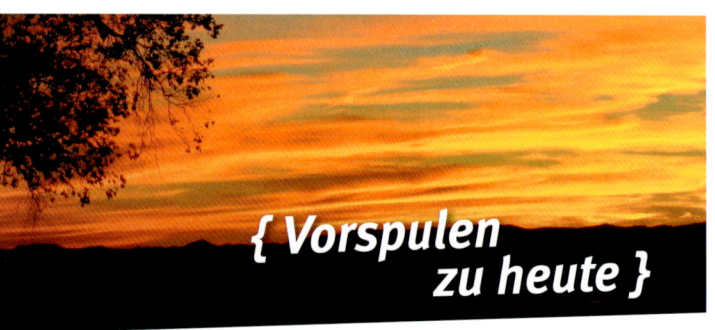

{ *Vorspulen zu heute* }

SO VIEL HAT SICH VERÄNDERT seit dem 14. Februar 2003. Ich habe mein Leben völlig auf den Kopf gestellt und meine Lebensgewohnheiten von Grund auf verändert. Ich habe immer noch Krebs. Die Ärzte benutzen jetzt das Wort »*indolent*«, wenn sie meine Tumore beschreiben. Definition: »lethargisch; keine Anzeichen von Entwicklung zeigend« (wie ich mit 15). Ob es mir nun gefällt oder nicht, sie sind ein Teil von mir. Aber ich freue mich (für den Augenblick) sagen zu können, dass der Krebs stabil ist – das heißt, er breitet sich nicht aus. Er ist wie ein Lichtschalter, der ausgeschaltet ist und die Chancen stehen gut, dass das so bleiben wird. Krebs als chronische Krankheit? Herpes und Diabetes sind chronische Krankheiten, nicht das große K. Es war einfach schwer zu begreifen. Wie die meisten Leute (Ärzte inbegriffen) glaubte ich immer noch an die militaristische »Wir müssen den Krieg gewinnen«-Methode.

Aber der Krebs hat sich verändert und ich mich auch. Das Leben geht weiter, normalisiert sich sogar wieder. Ich habe es nicht zugelassen, dass der Krebs meine Party ruiniert. Es gibt einfach zu viele coole Dinge, die man machen und planen kann und für die es sich zu leben lohnt.

Ich hasse es, dieses Wort zu benutzen – ihr wisst schon, Krebs ist ein »Geschenk«. Igitt. Das ist er nicht! Man kann ihn nicht zurückgeben und er ist ganz sicher kein Geschenk, das ich verschenken würde. »Frohes Fest! Oh, genau das habe ich mir gewünscht, *Krebs*, das wäre doch nicht nötig gewesen.« Krebs ist kein Welpe, kein Pony, keine neue Puppe und kein glänzender Truck. Krebs ist nichts, wofür man sich bedankt, aber er kann ein Katalysator sein. Ich erlaubte mir endlich, Risiken einzugehen, mich an die erste Stelle zu setzen und Ballast abzuwerfen. Ja, der Ballast war vielleicht von Louis Vuitton, musste aber trotzdem gehen! Warum hatte ich mich so lange selbst vernachlässigt? Ich hatte eine innere Stimme, die es besser wusste, warum hatte ich sie ignoriert?

{ Krebs bekommt einen Imagewechsel }

ALLES IST EIN PROZESS. Und Veränderungen brauchen Zeit. Manchmal verstehe ich das Bedürfnis nach Freundlichkeit und Selbstmitleid. An anderen Tagen schwimme ich wie eine Verrückte gegen den Strom oder ich breche einfach zusammen und heule. Wenn Yoga (eine erwachsenere Version, ohne Flirts und Störungen) mir eines beigebracht hat, dann dass man flexibel sein muss. Krebs ist ein starker Wind, der einen komplett entwurzeln kann, wenn man sich nicht mit ihm wiegt.

Krebs hat mich dazu gebracht, zu sagen: »Scheiß drauf, los gehts« (leider ziemlich klischeehaft, aber wahr) – worauf wartete ich eigentlich noch? Weg mit der alten Weltordnung, her mit der neuen. Ich habe einige radikale Veränderungen vorgenommen (von denen ich euch im Laufe des Buches berichten werde). Kurz gesagt, ich habe gekündigt, bin umgezogen, lebe richtig gesund, habe einen tollen Mann kennengelernt, und wisst ihr was? Krebs hin oder her, ich habe geheiratet!

Außerdem wagte ich einen großen künstlerischen Schritt. Als ich meine Diagnose erhielt, gab es keine Bücher oder Filme über die Situation und die Probleme krebskranker junger Frauen. Alles war entweder auf Kinder oder auf Menschen ausgerichtet, die viel älter waren als ich. Und das meiste davon war entweder ziemlich rührselig oder wirklich deprimierend.

Ich hatte noch keine Kinder aufgezogen, Karriere gemacht, das zweite Mal geheiratet oder meine Eltern begraben. Mein Leben fing doch gerade erst an!

Das ist Mist. Ich beschloss, dass Krebs einen Imagewechsel brauchte, und ich war genau die Richtige, um das in die Hand zu nehmen! Um eine Art kreatives Ventil zu haben, fing ich an, über meine Erfahrungen zu schreiben und sie zu filmen. Ich dokumentierte alles und jeden – die Ärzte, Lehrer, Gurus, Alternativmediziner und alternativen Quacksalber. Die Kamera war mein Freund. Ich redete, sie hörte zu, ohne zu urteilen. Vor der Linse konnte ich Dampf ablassen und die gruseligen Dinge sagen, die ich vor niemandem äußern wollte. Manchmal bekam ich dadurch etwas Abstand von meinem Drama, da ich Künstlerin statt Patientin sein konnte.

Nach einer Weile wollte ich unbedingt inspirierende Geschichten von anderen Frauen hören. Das Problem war nur, dass ich Selbsthilfegruppen hasste (für manche sind sie toll, für mich nicht). Ich stellte sie mir wie eine seltsame, weinerliche Version der Anonymen Alkoholiker für Krebspatienten vor. »Hi, mein Name ist Kris und ich habe Krebs.« Worauf alle im Chor antworten: »Hi, Kris!« Nein, danke. In Wirklichkeit war ich für so was zu feige. Ja, ich brauchte Unterstützung, aber zu meinen Bedingungen. Wenn man gesund ist, denkt man, dass Krebs so weit weg ist. Aber wenn man krank ist, merkt man, dass er überall ist; man muss nur die Augen aufmachen. Also rief ich alle an, die in meinem Elvis-Presley-Adressbuch standen (ein Souvenir aus Graceland). »Kennst du irgendwelche jungen Frauen, die Krebs haben?« Ich bekam immer mehr E-Mail-Adressen und Telefonnummern und meine ersten Treffen mit anderen betroffenen jungen Frauen waren geritzt!

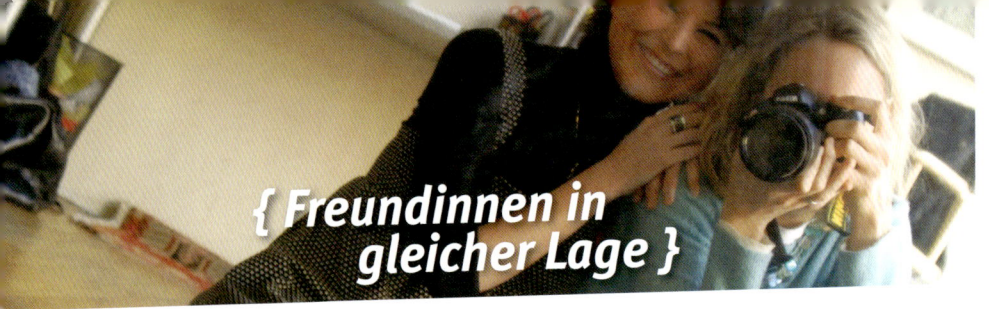

{ Freundinnen in gleicher Lage }

DER KREBS VERBAND MICH mit Frauen, die ich sonst niemals kennengelernt hätte: Frauen, die mich in einer Weise verstanden, wie es kein anderer konnte. Einige von ihnen haben es mir sogar erlaubt, ihre Geschichte für meine Dokumentation zu filmen, der ich den Titel *Crazy Sexy Cancer* gab. Der Name machte einigen Leuten anfangs Sorgen. War ich schnippisch, respektlos, unsachgemäß? Nein. Ich hatte mir nur meinen Sinn für Humor bewahrt, den ich nicht amputieren wollte, nur weil es in meinem Leben plötzlich diese ernste Sache gab. Ich wollte mich nicht selbst verlieren. Ich war immer noch verrückt, (manchmal) sexy, neugierig, albern und mühte mich ab. Mich über den Krebs lustig zu machen, half mir, damit fertig zu werden.

Zumindest fühlte ich mich wieder normal! Normal und erfolgreich: Anscheinend fragte sich der Learning Channel auch, wo sich die Geschichten über junge Frauen mit Krebs versteckten. Im Herbst 2006 (einen Monat, nachdem ich geheiratet hatte) kauften sie meinen Film. 2007 hatte *Crazy Sexy Cancer* seine Premiere auf dem South by Southwest Film Festival in Austin, Texas. Sie war ein voller Erfolg! Wer hätte gedacht, dass Krebs ein solcher Kassenschlager sein könnte?

Die Idee zu diesem Buch hatte ich kurz danach. *Kämpfen, leben, lieben* ist mehr als eine bloße Autobiographie; es ist eine Sammlung von Fakten und Tipps, Anleitungen und Ermutigungen für all die großartigen Frauen da draußen, die Krebs haben.

Es gibt grundlegende praktische, alberne, effektive, spaßige, verrückte, sexy Arten, sein Leben zu leben – mit Krebs. Denn man kann es schaffen. Du kannst es schaffen. Kopf hoch, Mädchen, du bist nicht allein.

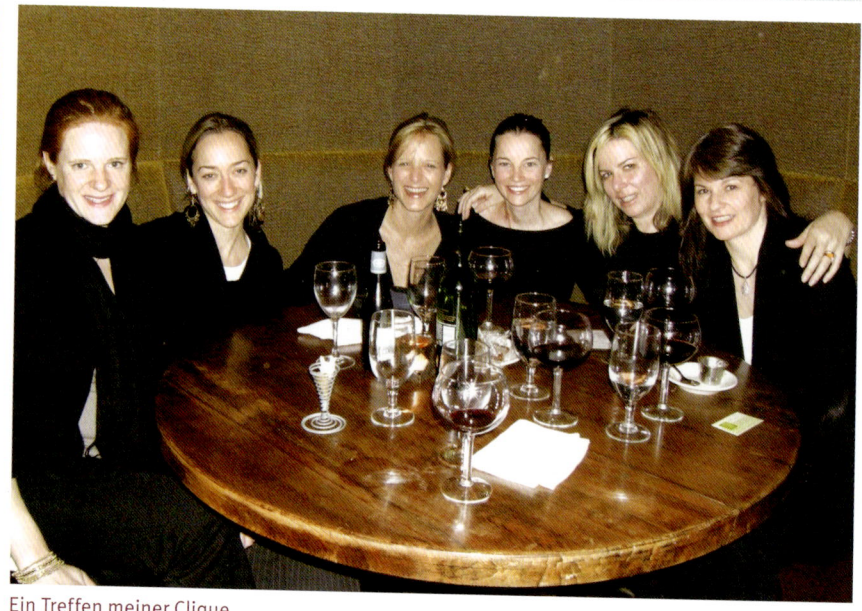

Ein Treffen meiner Clique

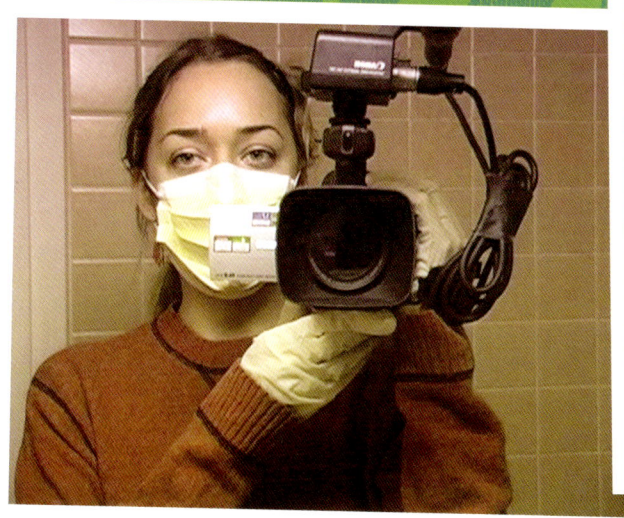

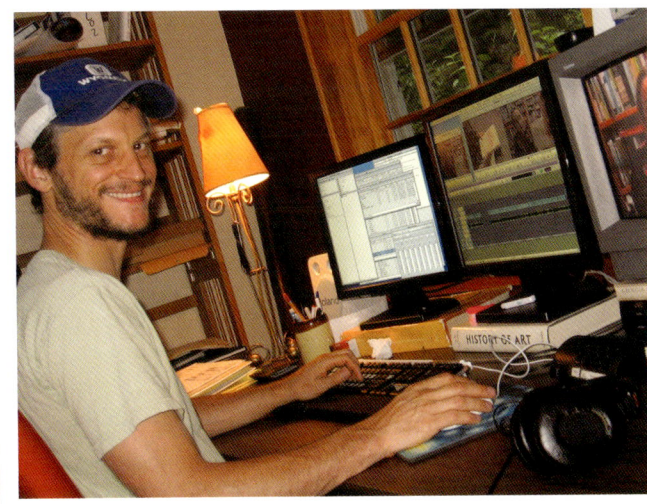

CRAZY SEXY CANCER – EINE REZENSION

Kris Carr hat eine brillante, sagenhafte und atemberaubende Dokumentation über ihre Erfahrungen mit dem Krebs gedreht. Sie ist entschlossen, zu beweisen, dass ihr Leben nicht vorbei ist, nur weil ihr Krebs "unheilbar" ist, und alles dafür zu tun. Als frischgebackener Heilungsjunkie vertieft sie sich in die Welt von New-Age-Gesundheitsseminaren und alternativen Therapien. Ihr immer noch gesunder Sinn für Humor dreht der Vorstellung, sie könnte nie geheilt werden, eine Nase.

Carr reagiert, indem sie ein Netzwerk von betroffenen Mädels aufbaut, um eine Nicht-mit-mir-Einstellung zu fördern und so mit dieser weithin stigmatisierten Krankheit umzugehen. Sie freundet sich mit den hippen Krebs-Helden Jackie "Fuck Cancer" Farry und den Zammett-Schwestern an, was ihr hilft, mit der Einsamkeit fertig zu werden, die einsetzt, wenn man ein so seltenes Leiden hat. Diese Frauen zeigen dem Krebs, wer der Boss ist, manchmal durch einfache Widerspenstigkeit. Crazy Sexy Cancer ist im Grunde ein Crashkurs mit dem Titel "Willkommen im Krebsland, Einwohner: Du".

Tammy Lynn Bolton

Tipp Nr. 1

GRÜNDE MIT ANDEREN BETROFFENEN
eine Clique

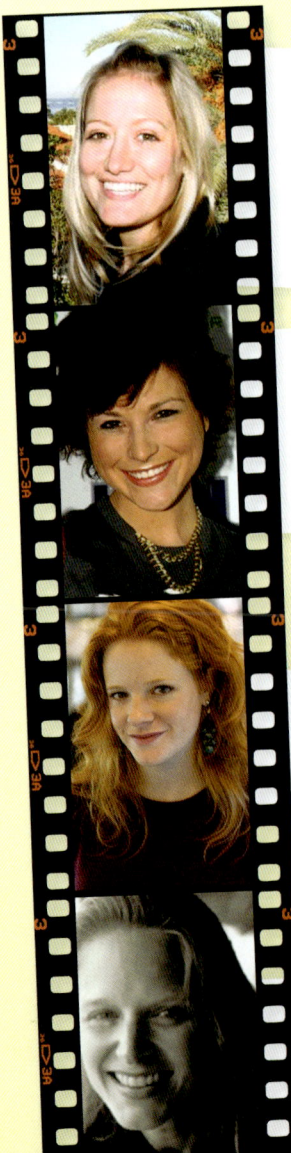

ALLISON BRIGGS
Hat den Brustkrebs besiegt. Gründerin von »The Rack Pack«, einer Organisation, die junge krebskranke Frauen unterstützt

DIEM BROWN
Star aus *MTVs Real World/ Road Rules Challenge* und Gründerin von »Live for the Challenge«

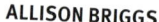

ERIN ZAMMETT RUDDY
Autorin, Kolumnistin und Krebsaktivistin

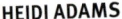

HEIDI ADAMS
Gründerin von »Planet Cancer«, einer Gemeinschaft junger Erwachsener mit Krebs

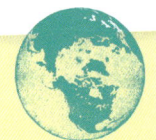

GRÜNDE DEINE EIGENE schicke Selbsthilfegruppe/Krebs-Strickgruppe. Meine Truppe bringt mich zum Brüllen! Unsere Gespräche drehen sich um ganz alltägliche Sachen wie Diäten, Partner, Jobs und Zukunftspläne, aber auch um lustige Krebs-Eskapaden und tiefsinnige »Was wäre wenns«, die nur eine Frau in einer ähnlichen Lage verstehen kann. Meine Clique zeigt mir, dass es okay ist, immer noch normale Probleme und Schwierigkeiten zu haben. Denn trotz allem sind wir immer noch Frauen.

Baue dir so schnell wie möglich eine eigene Clique auf und vergrößere sie mit der Zeit. Es gibt so viel Mist, mit dem du dich beschäftigen musst, und deine Clique kann dir dabei helfen. Außerdem könnt ihr wertvolle Tipps austauschen.

Frag deinen Arzt oder deine Ärztin, ob er oder sie dich mit anderen jungen Frauen in deinem Alter zusammenbringen kann. Vernetze dich mit jedem, der dir einfällt. Wenn du erst einmal angefangen hast zu suchen, wirst du andere Frauen finden, vielleicht auch in deiner Nachbarschaft. Einige der Frauen aus meiner Clique haben viele Geschichten und Tipps zu diesem Buch beigesteuert. Guck dir an, wer sie sind, denn ich werde sie immer wieder loben. Jede von ihnen hat ein Symbol – immer wenn du eines dieser Symbole neben einem Tipp siehst, weißt du, von wem er stammt. Danke, Mädels!

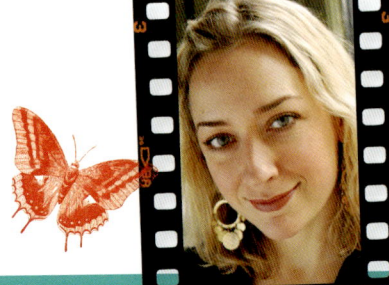

JACKIE FARRY

Rock'n'Roll-Tourmanagerin, Organisatorin von »Fuck Cancer«

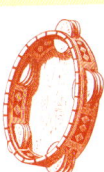

JODI SAX

Gründerin von »LifeLab«, einer New Yorker Hilfsgemeinschaft für junge Menschen in den Zwanzigern und Dreißigern, die den Krebs besiegt haben

LINDSAY BECK

Junge Mutter und Gründerin von »Fertile Hope«, einer Informationsstelle für Frauen mit Krebs

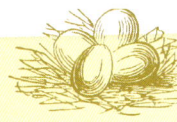

MARISA ACOCELLA MARCHETTO

Gefeierte Comiczeichnerin und Autorin von *Cancer Vixen*

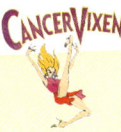

MELISSA GONZALEZ

Schwester von Erin Zammett Ruddy, junge Mutter, Kämpferin

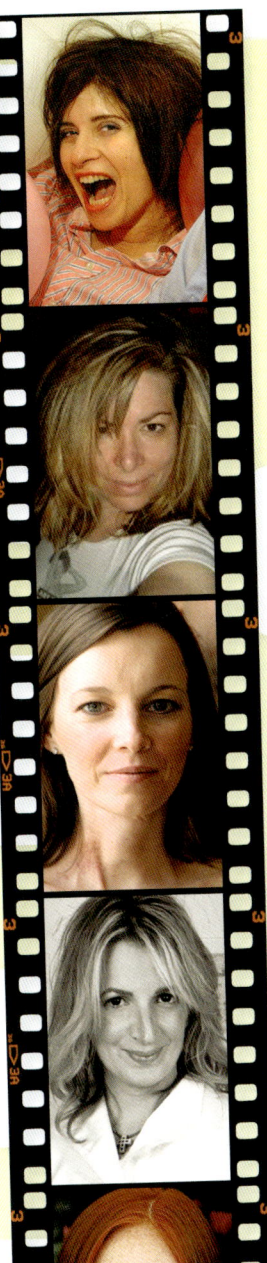

ONI FAIDA LAMPLEY

Dramatikerin, Schauspielerin

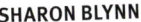

SHARON BLYNN

Model, Krebsaktivistin, Gründerin von »Bald Is Beautiful«

SUZANNE DONALDSON

Bildredakteurin bei der Zeitschrift *Glamour*, meine wunderschöne Cousine

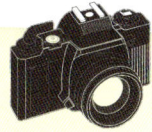

TERRI COLE

Psychotherapeutin, TV-Schauspiellehrerin an der New York University, Talkshow-Moderatorin

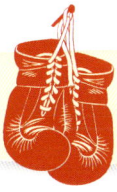

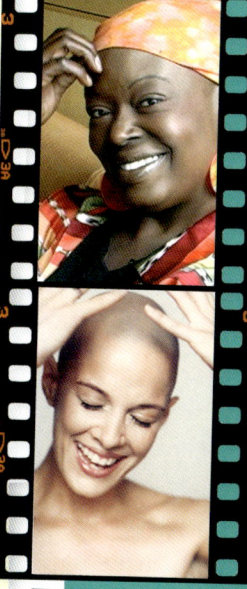
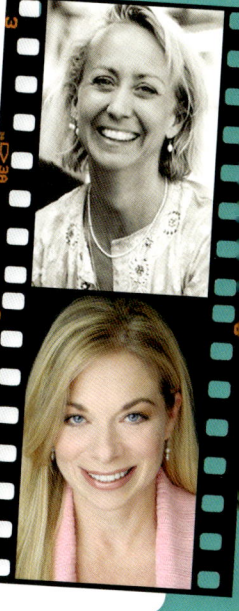

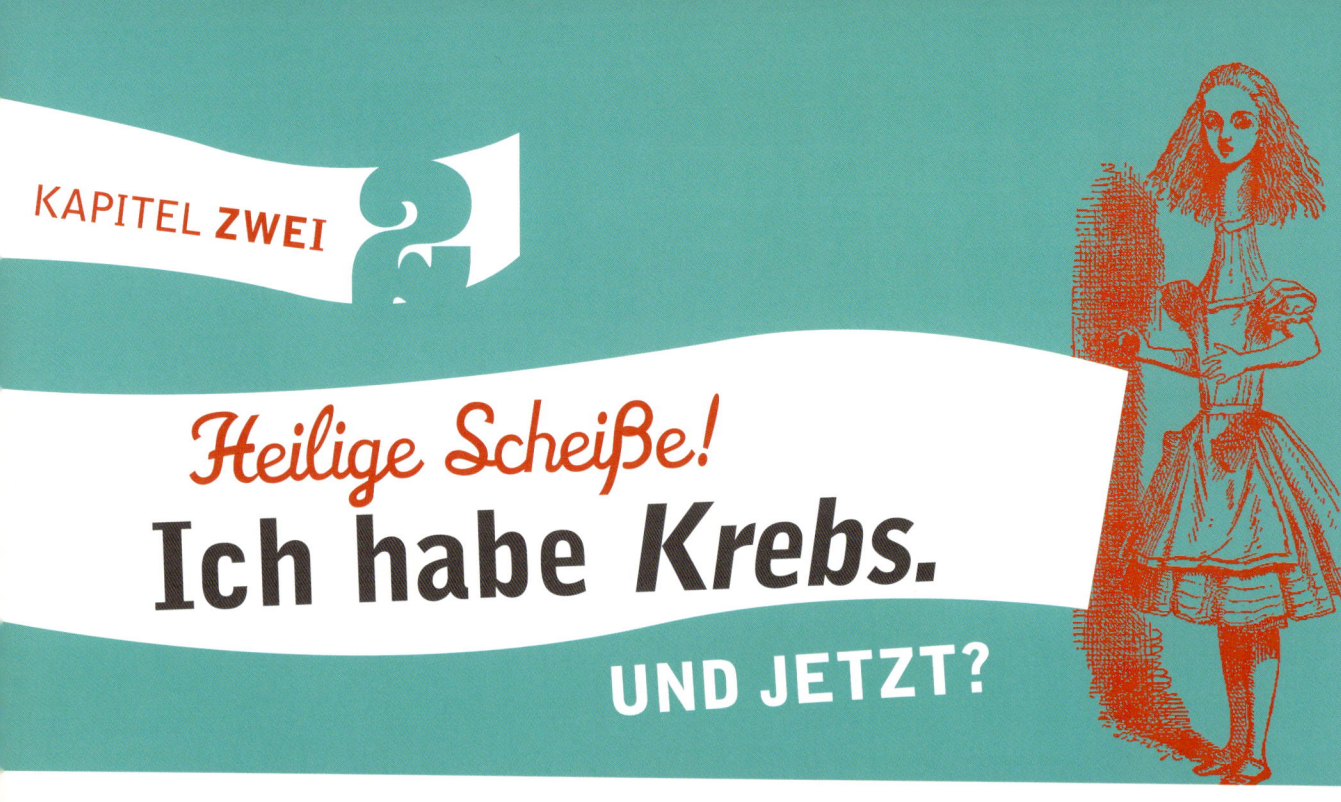

Heilige Scheiße!
Ich habe *Krebs.*
UND JETZT?

{ Atmen }

OKAY, DIE KACKE IST ALSO AM DAMPFEN. ATME TIEF DURCH, bleib ruhig und sammle dich. Wie Alice im Krebsland fällst du in ein dunkles, unheimliches Kaninchenloch. Die Ärzte überschütten dich mit Informationen, die wahrscheinlich zum einen Ohr rein und zum anderen wieder raus gehen. Warum? Wenn man gerade eine Krebsdiagnose bekommen hat, hört man nur: »Bla, bla, KREBS, bla, bla, DU WIRST STERBEN, bla, bla, KREBS.«

So sieht es aus. Gestern warst du noch eine normale Zivilistin und heute bist du eine Krebspatientin und Kämpferin. Die Diagnose bringt deine ganze Welt aus dem Gleichgewicht. Da gibt es nichts zu beschönigen: Krebs ist ein niederschmetternder Schlag, man braucht Zeit, um ihn zu verarbeiten. Meine Psychiaterin hat mir erklärt, dass

Krebspatienten unter der gleichen Posttraumatischen Belastungsstörung (PTBS) leiden wie Soldaten oder Vergewaltigungsopfer.

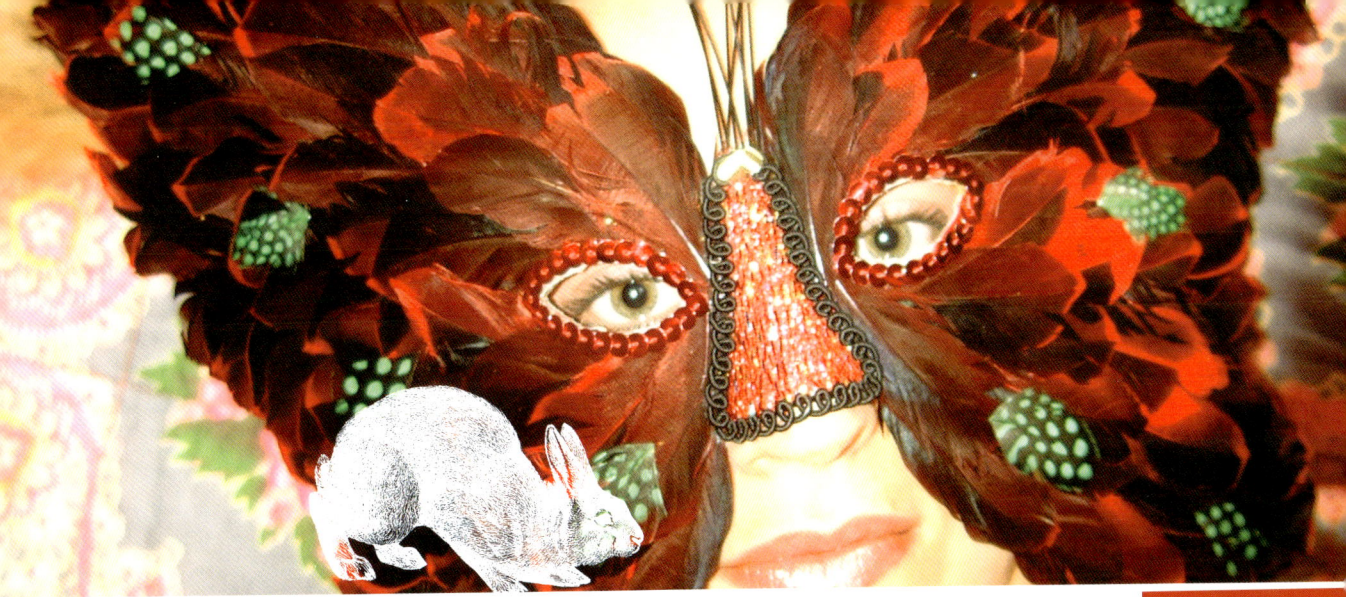

Zuerst dachte ich, dass sie total übertreiben würde (was ich aber zu schätzen wusste), aber dann ergab es doch einen Sinn. Ich stand nach meiner Diagnose unter Schock. Um ehrlich zu sein, hat der Schockzustand mehrere Jahre angehalten. Und obwohl ich nie in Behandlung war und allein mit dem Krebs zurechtkomme, überwältigt er mich von Zeit zu Zeit immer noch.

Ein Blick in einschlägige Lexika gibt Auskunft: PTBS steht normalerweise in Verbindung mit Traumata nach Gewaltakten, Vergewaltigungen und Kriegserfahrungen. Allerdings gibt es zunehmend Berichte über PTBS bei Krebspatienten und ihren Verwandten. Krebs als Trauma ist vielseitig, es gibt meist mehrere Ereignisse, die Verzweiflung auslösen, und wie bei Kampfhandlungen dauern sie länger an und können wiederholt auftreten, auch geht es dabei um eine unmittelbare Bedrohung des Lebens. Darüber hinaus kann man auch an PTBS leiden, wenn man von einem Hund, einem Hai oder einem Löwen angegriffen wurde. Das war's – nie wieder Wasserski fahren am Great Barrier Reef oder in Patagonien wandern.

Alle, die die drei betäubenden Wörter »Du hast Krebs« gehört haben, versuchen verzweifelt herauszufinden, wie und warum das passiert ist. Was habe ich falsch gemacht? Wir suchen händeringend nach Antworten. Manchmal wollen wir sogar jemandem oder etwas die Schuld daran geben, dass wir auf die eigene Sterblichkeit ge-

stoßen und gezwungen wurden, uns damit auseinanderzusetzen. Es ist zum Verrücktwerden!

Ich sage nicht, dass es einfach ist, aber jetzt ist nicht die Zeit, um den Kopf zu verlieren und sich zu verkriechen oder Amok zu laufen. Du musst deine fünf Sinne zusammennehmen, Mädchen. Es müssen viele Entscheidungen getroffen werden und je mehr du weißt, desto vernünftiger werden deine Entscheidungen ausfallen. Wenn ich auf einen der ersten Ärzte, mit denen ich gesprochen habe, gehört hätte, hätten sie mich aufgeschnitten und ich würde jetzt nicht ein Organ, sondern drei mit mir rumschleppen, die nicht meine eigenen wären! Es ist wohl unnötig zu erwähnen, dass ich denke, ich wäre dann nicht hier und würde nicht dieses Buch schreiben und meine Erfahrungen mit euch teilen.

Es gibt kein Patentrezept, wie man mit einer Diagnose umgehen soll. Ich wünschte, ich könnte dir einen Leitfaden an die Hand geben, aber das kann ich nicht. Krebs ist immer anders und das sind auch die Erfahrungen, die jeder damit macht. Denk daran, dass alle, die dich lieben, ausrasten werden, wenn sie von deiner Diagnose erfahren, nicht nur du. Freundschaften werden sich verändern. Die Rollen und Verhältnisse in der Familie werden sich verändern, vielleicht für immer.

Was macht man also? Alles, was einem Spaß macht. Nur weil man Krebs hat, heißt das nicht, dass man nicht mehr ausgehen, das Leben genießen und man selbst sein kann. Außer man ist in Behandlung und fühlt sich wie von einem Lkw überfahren. In diesem Fall ist man eine Königin und bekommt vorläufig das größte Stück des emotionalen Geburtstagskuchens. Ob es dir gut geht oder nicht, sieh dich nicht als kranken Menschen. Wir warten so oft darauf, dass wir erst mal alles erledigt und reinen Tisch gemacht haben, bevor wir es uns endlich erlauben, Spaß zu haben. Wir glauben, dass wir erst all unsere »Sachen« in Ordnung gebracht haben müssen, bevor wir durchatmen und anfangen können, zu leben.

Krebs wartet aber nicht, bis Ordnung geschaffen ist. Eigentlich erblüht er eher im Chaos. Atme durch. Verbrenn deine ganzen Listen und lass die Wollmäuse rumhuschen. Konzentriere dich auf das, was wirklich wichtig ist: auf dich. Krebs ist unbekanntes Land. Wird das Leben je wieder so sein wie zuvor? Ich lasse eure Seifenblase nur ungern zerplatzen, aber: nein. Kann man immer noch Wein trinken? Vielleicht. Auf Tischen tanzen? Ja. In den Urlaub fahren? Absolut. »Normal« sein? Warum sollte man das wollen?!?

Tipp Nr. 2

SUCHE UND FINDE
deinen persönlichen Zufluchtsort

WO BIST DU GLÜCKLICH? Finde es heraus und verbringe an diesem Ort etwas Zeit. Wenn dir kein Platz einfällt, an dem du glücklich bist, solltest du ein wenig in dich gehen. Gibt es eine Ecke in deinem Zuhause oder in deiner Gegend, einen Waldweg, einen Park, eine schöne Strecke für eine Spazierfahrt, einen bestimmten Aussichtspunkt, etwas, das dich entspannen lässt? Was oder wo es auch sein mag – geh dorthin. Für mich ist dieser Ort der Wald.

Wann immer ich eine Auszeit von meinen Gedanken brauchte, bin ich in einen Bus gestiegen und nach »Hippieville« gefahren (besser bekannt als Woodstock, New York), um eine Bergtour zu machen, frische Luft zu schnappen und zu laufen, bis all die Angst weg war. Dann bin ich wieder nach Hause gefahren. Manchmal habe ich mir auch ein Zimmer in einem Bed and Breakfast genommen und bin über Nacht geblieben. Wenn ich mich dann nach einem Restaurant umsah, konnte ich so tun, als wäre ich jemand anderes. Da mich niemand kannte, konnte ich so tun, als wäre ich gesund. Ich konnte mir eine neue Geschichte ausdenken und mir so eine Pause von der Wirk-

lichkeit gönnen. Vielleicht war das Verdrängung, aber es hat mir geholfen. Auch wenn es nur für ein paar Stunden ist, finde einen Weg, um eine mentale Pause vom Krebs zu machen.

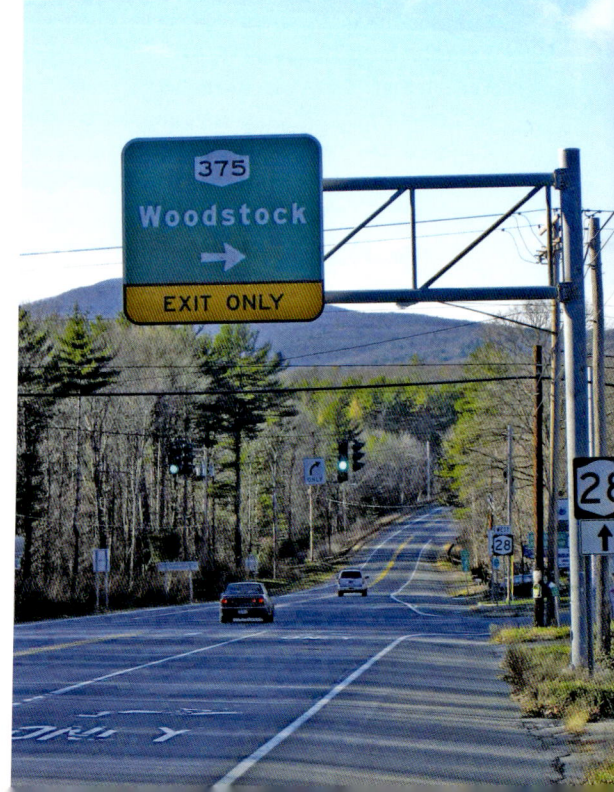

SCHAFFE DIR EINEN
heiligen Platz

ES MAG KLINGEN, als wäre es der totale New-Age-Mist eines unverbesserlichen Hippies, aber es hilft, wenn man in seinem Zuhause eine Ecke hat, die »heilig« ist. Es kann auch einfach nur eine Kerze auf deinem Nachttisch sein oder frische Blumen auf dem Küchentisch.

Ich habe aus einem Bett-Tablett (das niemals seinen eigentlichen Zweck erfüllt hat) einen kleinen Altar gemacht. Ich habe Bilder von Menschen, die ich mag, aufgestellt und Kerzen, Weihrauch, den Rosenkranz meiner Oma, einige Muscheln von dem Strand, den ich wieder besuchen wollte, und einen Stein aus dem Garten meiner Mutter darauf platziert. Ich habe es in einer Ecke meiner Wohnung aufgebaut, an der zwei rote Wände aneinanderstoßen (wegen des dramatischen Effekts) und ein lustiges Satinkissen davorgelegt.

Im ersten Jahr nach meiner Diagnose habe ich jeden Tag ungefähr zehn Minuten dort verbracht: Ich habe auf dem Kissen gesessen, tief durchgeatmet und Selbstgespräche geführt. Aufmunternde Worte, Gebete, Bekenntnisse – die Fliegen an der Wand hielten mich wahrscheinlich für total durchgeknallt. Aber ich lernte mich, meine innere Stimme, gerade kennen. Anfangs war es ein leises Wimmern, jetzt ist es ein donnerndes Gebrüll.

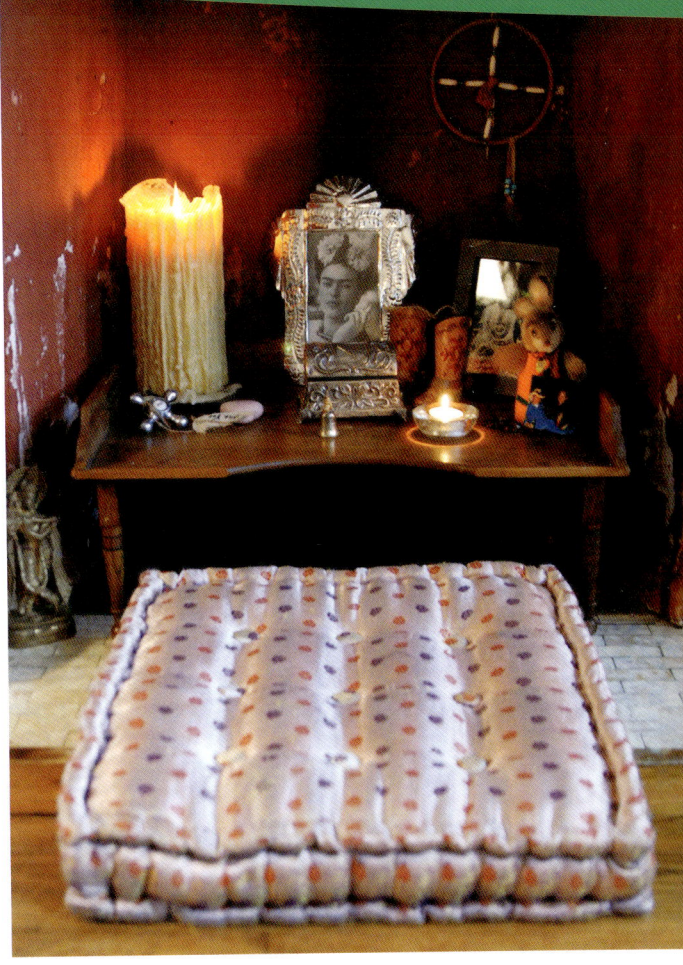

STREICHE FOLGENDE WORTE
AUS DEINEM WORTSCHATZ:

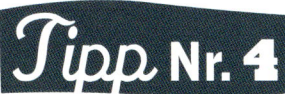

vielleicht   *bestimmt*

Ich weiß nicht.

und – das ist das Beste:
Entscheide du.

VOR DEM KREBS hatte ich irgendwie kein Mitspracherecht bei vielen wichtigen Dingen in meinem Leben. Auf Fragen und bei Entscheidungen sagte ich üblicherweise: »Was immer du sagst, ist okay für mich.« Jetzt habe ich eine ziemlich große Klappe, weil ich mich nicht länger davor fürchte, zu sagen, was ich will, und um das zu bitten, was ich brauche. Und wisst ihr was? Es ist okay, sich selbst an die erste Stelle zu setzen. Alle anderen bringen ihre Schäfchen ins Trockene, warum kannst du das nicht auch? Das ist nicht egoistisch! Der Krebs bringt mich nicht um, er zwingt mich nur dazu, erwachsen zu werden.

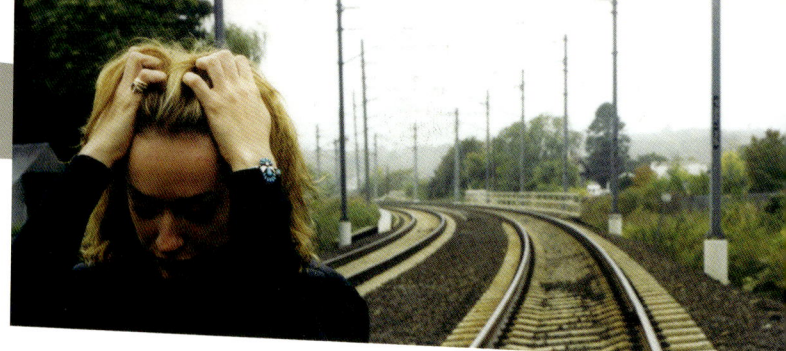

Tipp Nr. 5

NIMM DIR ZEIT ZUM *Trauern*

MIT KREBS ZU LEBEN heißt, seine Gedanken in den Griff zu bekommen. Düstere Gedanken werden immer versuchen, sich einzuschleichen. Du schneidest den Sonntagsbraten und denkst darüber nach, was auf deinem Grabstein stehen soll. Du siehst fern, stellst dir aber vor, mit wem sich dein Mann oder Partner zusammentun wird, wenn du fort bist (du wirst bei dieser Vorstellung vielleicht sogar ein bisschen wütend, besonders wenn du ihn dir mit jemandem vorstellst, der jünger und hübscher ist als du!).

In den ersten Jahren nach meiner Diagnose spielte sich in meinem Kopf eine endlose Gedankenschleife ab. Gott sei Dank hat mich nie irgendjemand gefragt, worüber ich nachdachte! Ich wünschte mir so sehr, wieder zu der sorgenfreien Ahnungslosigkeit zurückzukehren, die ich für selbstverständlich gehalten hatte, bevor der Krebs mit seinen Scheren meine schöne, bunte Seifenblase zerplatzen ließ. Leider wird es immer ein v. K. (vor Krebs) geben, und traurigerweise können wir die Zeit nicht zurückdrehen.

Nimm dir Zeit, um die Diagnose zu verarbeiten, und lass sie in dein Bewusstsein dringen.

Anfangs wird es sich wie ein Tod anfühlen, ein Verlust von Freiheit und Sicherheit. Aber die ersten und letzten Gedanken des Tages werden sich nicht immer um den Krebs drehen, das verspreche ich dir. Das Leben geht weiter. Die Steuern müssen immer noch bezahlt werden, die Wäsche muss immer noch gewaschen werden und das Öl in deinem Auto muss immer noch alle 5.000 Kilometer gewechselt werden. Und wenn das Leben wieder seinen normalen Gang geht, kannst du es vielleicht akzeptieren, ob es dir nun gefällt oder nicht, dass Krebs nur eine weitere Sache ist, mit der du in deinem Leben fertig werden musst. Es wird möglicherweise sogar ein weiteres interessantes Teil in dem Puzzle, das dich positiv von den anderen unterscheidet. Sobald du dich dem Krebs stellst, gibt es nichts, das du nicht tun kannst!

Tipp Nr. 6

AKZEPTIERE DEN »WARUM ICH?«- *Krebs-Blues*

MEINE BEMÜHUNGEN, das »Warum ich?« zu verstehen, haben mich in viele Richtungen geführt. Die Komplexität des Krebses zu verstehen ist ein Fulltime-Job, und niemand von uns bewirbt sich um diese Position! Vielleicht – nein, ganz sicher – wirst du den »Warum ich?«-Krebs-Blues bekommen. Das ist normal und völlig in Ordnung. Rede mit einer Vertrauensperson darüber. Finde die stärkste Schulter und weine dich an ihr aus.

Sei wütend, traurig, verzweifelt, starr, was auch immer, aber sei es und unterdrücke es nicht.

Aber pass auf, dass du nicht abrutschst. Setz dir eine Grenze. Wenn du von Sonnenaufgang bis Sonnenuntergang und dann wieder bis Sonnenaufgang den gleichen Pyjama trägst und sich langsam Fastfoodschachteln und Filme wie *Freundinnen* oder *Love Story* um dich herum auftürmen, dann ist das okay, gönn dir eine Pause, aber dann mach Schluss damit! Deine Trauer hat sich in Selbstmitleid verwandelt und Selbstmitleid bringt einen nicht weiter. Aber es gibt da einen Trick: Stell eine Drei-Tage-Regel auf:

Die **3-TAGE-**Regel

Kennt ihr den Spruch vom Fisch und vom Gast? Nach drei Tagen sind sie nicht mehr frisch. Und genau das Gleiche gilt fürs Selbstmitleid. Ich weiß, das klingt hart, aber es ist so. Gehe deinen

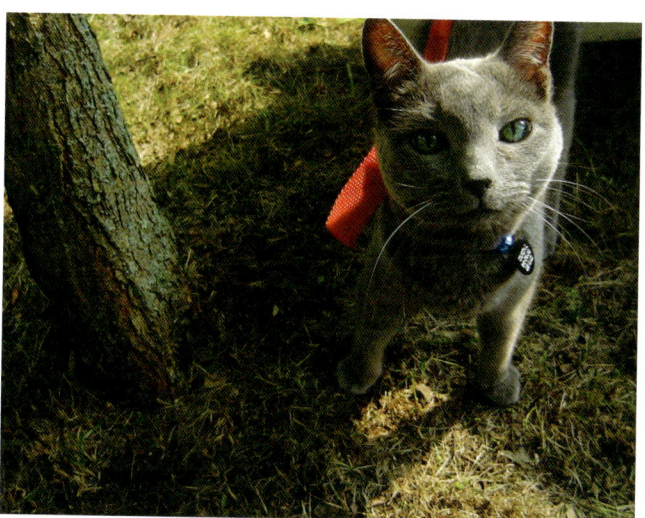

Gefühlen drei Tage lang auf den Grund und gib dich ihnen hin, und dann sieh nach vorn. Das soll nicht heißen, dass du diese Gefühle nicht ein andermal wieder herauslassen kannst. Krebs ist eine Achterbahnfahrt: In einem Moment bist du ganz oben und im nächsten stürzt du einem Abgrund entgegen.

Deine Stimmung beeinflusst deinen körperlichen Zustand, also befolge die Drei-Tage-Regel und bring dein Leben wieder auf Kurs.

Denn du, meine Liebe, bist eine Kämpferin und hältst bis zum Ende durch; es geht nicht um den Sprint – es geht um die Langstrecke.

Jeden Tag entscheiden wir darüber, wie wir unsere Zeit und Energie verwenden. Verwendet sie weise. Hört auf eure innere Mutter. Sie weiß, was das Beste für euch ist. Sie weiß, wann ihr mehr Schlaf braucht, oder ein nahrhaftes Essen, eine Umarmung. Sie weiß, mit wem ihr eure Zeit verbringen solltet und wer Zeitverschwendung ist. Sie weiß sogar, wann ihr eine Auszeit braucht. Seid nicht rebellisch, hört zu.

Ein Beispiel: Kurz nach meiner Diagnose kam meine Mom zu Besuch, um mich aufzumuntern. Die Vorhänge waren zugezogen und die Fastfoodkartons stritten sich um den besten Platz neben der Fernbedienung. Zeit zum Handeln! Mom packte meine Katze Crystal und mich ins Auto und nahm uns für ein Wochenende voller Streicheleinheiten mit nach Connecticut. Es war ein heißer Sommertag und wir steckten gleich im Stau. Mein süßes, kleines, normalerweise sanftes Kätzchen bekam einen totalen Anfall und schrie sich die Lunge aus dem Hals. Schließlich riss mir der Geduldsfaden. Ich konnte mich nicht zurückhalten, schnappte mir ihren Käfig und gab einen Schrei von mir, bei dem die Autofenster hätten zerspringen müssen. Ich bin wohlgemerkt Veganerin und Tierliebhaberin, aber in diesem Moment der Wut gepaart mit Erschöpfung und Krebs-Angst fing ich an, den Käfig zu schütteln, als wäre ich eine Gefangene mit Klaustrophobie.

Meine Mutter sagte keinen Ton. Sie wartete einfach, bis ich mich wieder beruhigt und hingesetzt hatte. Das Ganze brach einfach mit ungeheurer Wucht über mir zusammen: Kein Lachen, keine Liebe und kein vernünftiges Wort hätten es besser machen können. Was ich eigentlich sagen oder besser gesagt schreien wollte, war: »Ich habe Krebs, das ist so unfair und macht mir solche Angst!« Nichtsdestotrotz hatte ich das Gefühl, dass das ein erster Versuch war, mich vom Selbstmitleid-Teufelchen zu befreien. (PS: Meiner Katze geht es gut; sie warf mir nur einen bösen Blick zu, wartete fünf Minuten und fing wieder an zu jaulen.)

Am nächsten Tag fühlte ich mich emotional immer noch am Boden, aber ich zwang mich, joggen zu gehen. Ich schwitzte die gemeine Verzweiflung aus und sie verschwand langsam. Da habe ich die Drei-Tage-Regel etabliert. Die Depressionen waren schlimmer als der eigentliche Krebs. Ich gebe zu, dass ich ziemliches Glück hatte: Ich nenne es »Krebs light«. Diese blöde Krankheit hält mich nicht davon ab, ein normales Leben zu führen. Ja, das mag sich eines Tages ändern, aber wenn ich meine Zeit damit verschwenden würde, mich darauf zu konzentrieren, würde ich den ganzen Spaß verpassen.

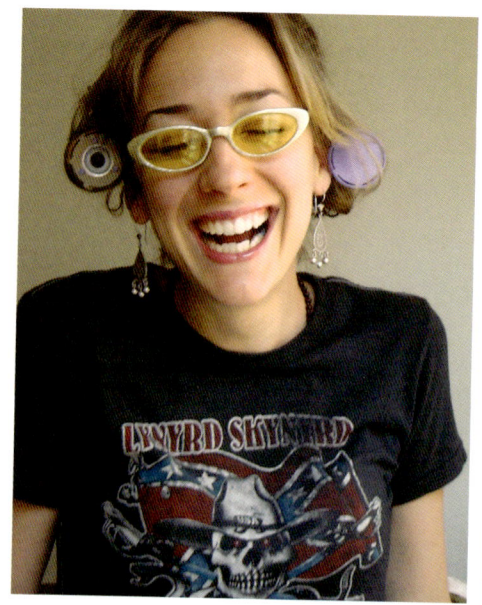

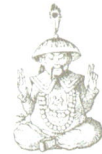

TAGEBUCHEINTRAG

Ich dachte, ich wäre sicher. Ich dachte, es gäbe eine Schonfrist, innerhalb derer ich die Grenzen meiner Jugend austesten könnte. Ich war immer stolz darauf, am Abgrund zu spazieren, mich herunterbaumeln zu lassen und mich dann vor dem großen Sturz zu retten. Daran habe ich mich berauscht. Aber der Krebs lacht zuletzt. Es ist komisch, ich habe immer gewusst, dass eine große Veränderung in meinem Leben stattfinden würde, ich wusste nur nicht, dass es so sein würde! Hör auf dein Bauchgefühl. Wie finde ich Stabilität inmitten der Unsicherheit? Wie bringe ich mein Leben ins Gleichgewicht?

Wie kann alles gut werden, wenn alles dermaßen nicht gut ist?

Entschuldigung, ich möchte noch etwas bestellen. Ich möchte die Uhr zurückdrehen zu einer Zeit, in der Mathe und Logik alles erklärt haben. Ich kann nicht glauben, dass ich das sage, aber ich will Regeln und Ausgehverbote, eine Telefonzeit von neun bis zehn, wenn ich meine Hausaufgaben gemacht habe.

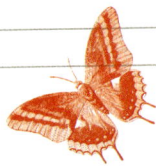

Ich will Sicherheit.

BESORG DIR EINEN
Psychotherapeuten

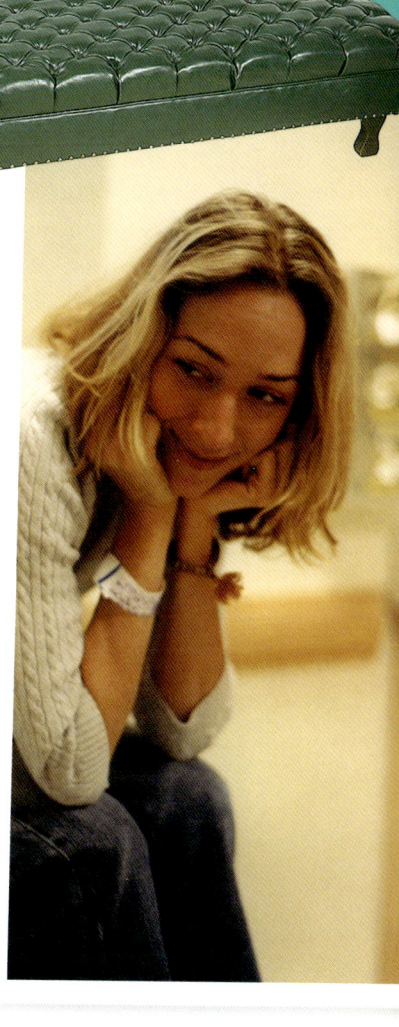

ES GIBT MILLIONEN GEFÜHLE, die du aufgrund deiner Diagnose verarbeiten musst. Therapeuten, Selbsthilfegruppen und Cliquen von anderen Betroffenen (wie mein grandioser Haufen) können dir helfen, damit fertig zu werden. Sich mit der Familie und Freunden zu umgeben, kann einem viel Kraft geben, aber man sollte auch ihre Bedürfnisse nicht vergessen. Sie können dich vielleicht nur in Maßen trösten. Denk daran, dass sie eigene Probleme haben, mit denen sie fertig werden müssen; erwarte nicht, dass sie rund um die Uhr neben dem Telefon sitzen, um deine Gefühlsscheiße-Hotline zu sein.

Einige deiner Gefühle mögen völlig irrational wirken, aber hinter dem Lächerlichen verbirgt sich oft ein Körnchen Wahrheit. Ich ging durch eine Phase, in der ich auf die sogenannten gesunden Menschen eifersüchtig und wütend war. Ich war ein irrationales Wrack! Wut kann ich viel besser ausdrücken als Traurigkeit und die Wut fühlte sich so gut an, dass ich über jeden, der die Straße entlanglief, urteilte. Alle Passanten waren sorgenfreie, nach Blumen duftende, glückliche Idioten. Ich war die Kranke. Ich fühlte mich einsam. Ich konnte nicht mehr im krebsfreien Sandkasten spielen. Ich saß stattdessen allein auf der Wippe, ohne einen Freund, der mich nach oben schubsen konnte, wenn ich am Boden war.

Die **THERAPIE**-Couch

Ich wusste, dass es höchste Zeit war, sich auf die Couch zu legen, als Fremde gewalttätige Fantasien in mir auslösten. Ich wollte der hübschen und schlanken Brünetten mit der Eistüte und der blasierten Art ein Bein stellen. Weiß sie denn nicht, dass sie nur einen Schritt vom Krebs entfernt ist! Ich wollte ihr ein Bein stellen, sie treten und zum Heulen bringen. Das Komische ist, dass ich mir nicht gewünscht habe, dass sie es statt meiner hätte. Ich wünschte mir, dass sie es *auch* hätte. Ich wollte, dass es eine Art Beständigkeit in der Welt gab, eine Art universelle Linie. Sie nahm es durch Essen oder Trinken auf, lebte neben der gleichen giftigen Halde oder ihr genetischer Code war auch defekt. Egal warum, wir wären gemeinsam krank.

Aber das Leben ist chaotisch und unbeständig (und darum ist es ja auch so fabelhaft). Aber für eine Jungfrau, die Veränderungen hasst (ich habe am 31. August Geburtstag), kann das auch sehr beunruhigend sein! Mir war klar, dass ich über meine unangebrachte Wut (Psychiater-Ausdruck) reden musste oder ich würde in einer Besserungsanstalt enden. Also griff ich wieder zum Telefon und knüpfte Kontakte. Ich hatte keine Ahnung gehabt, wie viele meiner Freunde eine Therapie machten! Das gab mir das Gefühl, nicht die einzige Irre da draußen zu sein. Bei der ersten Sitzung weinte ich die ganze Zeit und verbrauchte die gesamte Kleenex-Box meines Therapeuten. Aber 75 Dollar später fühlte ich mich besser. Eine große Last war von mir genommen worden. »Bis nächste Woche dann!«

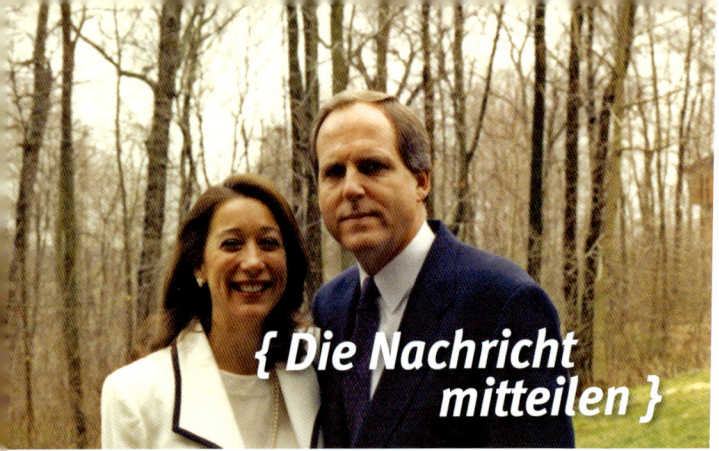

{ Die Nachricht mitteilen }

FÜR MICH waren das Mitteilen der Nachricht und Gespräche über Krebs wie das Geräusch, wenn falsche Fingernägel über eine Tafel kratzen. Unerträglich. Egal wie sehr ich mich vorbereitete und übte (ich habe Krebs, ich habe Krebs, ich habe Krebs), es war immer eine totale Katastrophe! Leider gibt es keinen einfachen Weg, es zu machen. Also lasst uns aus meinen Fehlern lernen. Beginnen wir zuerst mit dem, was man nicht tun sollte.

Nachdem die Ärzte herausgefunden hatten, dass sich die Tumore auf meine Lunge ausgebreitet hatten, mussten meine Familie und ich uns völlig umorganisieren. Obwohl wir uns einigermaßen sicher waren, dass ich Krebs hatte, hielten wir an der Hoffnung fest, dass ein Fehler vorlag, dass die Ärzte sich aus Versehen die Computertomographie von jemand anderem angesehen hatten oder dass diese komischen kleinen Blessuren überraschenderweise doch gutartig waren. Das

Leugnen diente uns als Rettungsring, bis wir die Ergebnisse meiner Biopsie hatten.

Ich fühlte mich wie ein verängstigtes Kind, das sich unter dem Bett der Eltern verstecken wollte. Ich wollte von den Erwachsenen beschützt werden, Sandwiches und Tomatensuppe essen und gesagt bekommen, dass alles wieder gut wird, wenn ich meinen Teller leer esse.

Meine Eltern wollten mich auch in ihrer Nähe haben, was kein Problem war, da ich vorübergehend wieder bei ihnen einzog. Ich verkroch mich mit Crystal in meinem alten Bett. Sie taten alles für mich und ich tat nicht einen Schritt ohne sie. Ich war nur allein, nachdem sie mich abends zugedeckt hatten. (Ja, sie deckten mich wirklich zu. Mit 31 hatte ich mich komplett zurückentwickelt.)

14. Februar, Valentinstag. Das Telefon klingelte und ich ging ran. Die Ergebnisse waren da. Es lag kein Fehler vor, kein »es könnte sein« oder »gehen wir noch mal auf Nummer sicher«. Meine Mom saß neben mir auf dem Sofa, hielt alle Daumen und Zehen gedrückt und betete zu den Göttern aller Religionen für den Fall, dass der, an den wir glaubten, ein Trottel war.

Im nächsten Augenblick schockte ich sie völlig. »ENDSTADIUM. ICH BRAUCHE EINEN ANWALT. DU KANNST MEINEN SCHMUCK HABEN!« Beschert euren Lieben keinen Herzinfarkt, indem ihr Neuigkeiten auf diese Weise mitteilt. Meine arme Mutter war am Boden zerstört.

EIN LEICHTES KITZELN

Ein Hinweis zu Biopsien: Die Schwester, die die Untersuchung bei mir durchgeführt hat, versprach mir, dass es nur leicht kitzeln würde. ACH, WIRKLICH? Seit wann kitzelt eine drei Meter lange Nadel, die einem in den Brustkorb und in die Leber gerammt wird? Tipp: Nehmt das, was euch Ärzte und Schwestern über Schmerzen sagen, mal zwei. Wenn sie es nicht selbst durchgemacht haben, haben sie keine Ahnung.

Bei jedem Familienmitglied wurde es schwerer, die Nachricht zu überbringen, aber am schwersten war es bei meiner Großmutter. Wie bereits erwähnt, war sie am Ende ihres Lebens angekommen und wusste das auch. Meine Mom wollte nicht, dass sie in einem Pflegeheim oder einem kalten Krankenzimmer stirbt, also wohnte sie bei meinen Eltern. Könnt ihr euch vorstellen, wie es ist, wenn man damit fertig werden muss, seine Mutter und vielleicht auch seine Tochter zur gleichen Zeit zu verlieren? Die innere Stärke meiner Mutter war und ist immer noch erstaunlich.

Zurück zu meiner Großmutter. Wie konnte ich mit jemandem, den ich so sehr schätze, über den Tod sprechen, besonders da er für sie hinter der nächsten Ecke lauerte? Meine Mom sagte mir, dass meine Großmutter wisse, dass ihre Zeit gekommen war, und sie sei eigentlich mit dem Sterben einverstanden. Sie stellte sich vor, wie die Welt hinter der Sonne wohl aussehen möge, und angeblich sah sie nicht so übel aus. Als ich das hörte, hatte ich einen riesigen Kloß im Hals und mir schossen die Tränen in die Augen. Ich war noch nicht bereit für den Tod meiner Großmutter und ich war auch nicht bereit, ihr zu sagen, dass ich ihr vielleicht bald folgen würde.

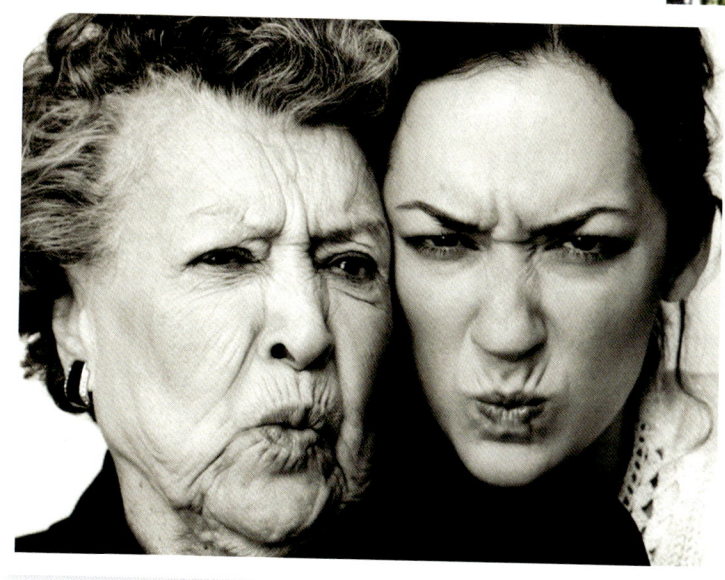

KREBS-RÜSTUNG

Dieser Rat klingt vielleicht oberflächlich, aber er ist sehr hilfreich … Bevor du mit den Menschen, die dir wichtig sind, sprichst, mach dich hübsch. Zupf dir die Augenbrauen, mach eine Maniküre und kauf dir ein neues Outfit. Ich nenne es die Krebs-Rüstung. Die Leute, denen du davon erzählen wirst, werden diskret oder weniger diskret versuchen, den Krebs zu sehen, also verwirr sie mit deiner Attraktivität. Außerdem wirst du dich wohler fühlen, wenn du toll aussiehst.

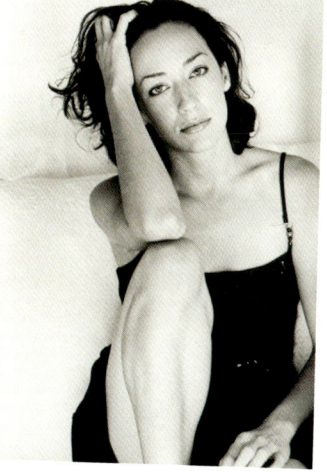

»**Am Beginn vieler dramatischer Situationen steht das Schreien.**«

JANE FONDA,
Schauspielerin und Aktivistin

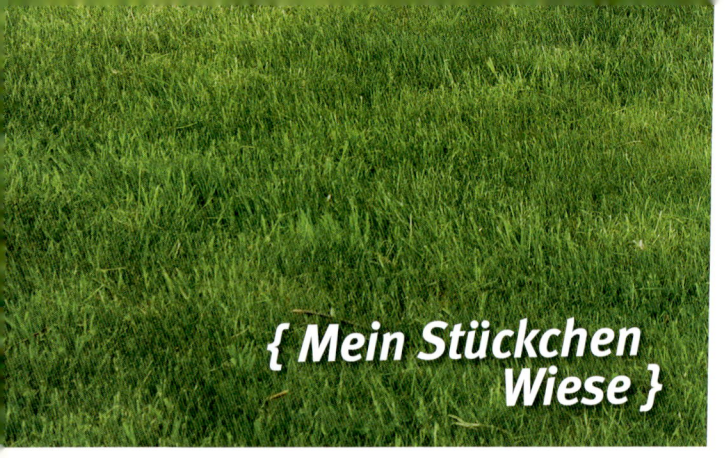

{ Mein Stückchen Wiese }

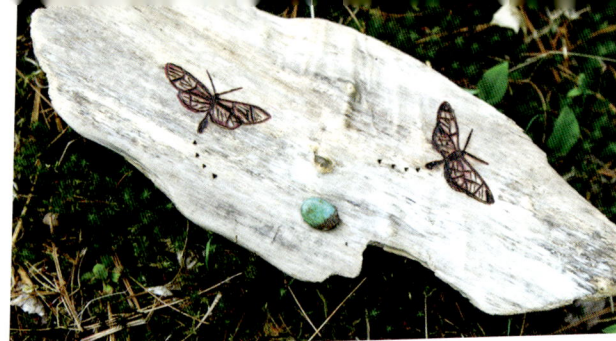

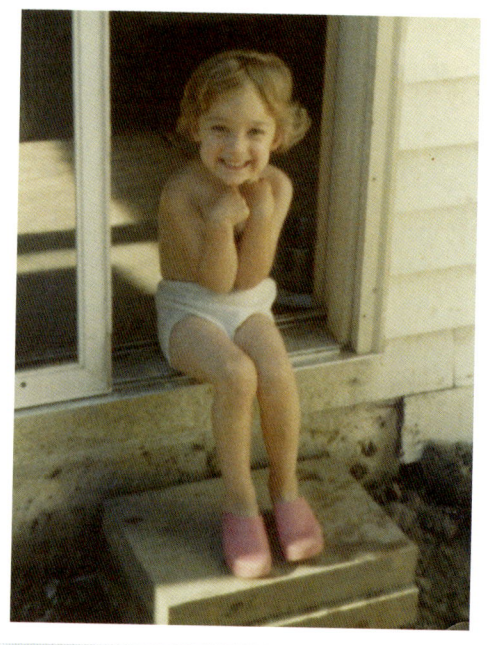

ALS ICH KLEIN WAR, war meine Großmutter eine Ersatzmutter für mich. Als meine Mom aufs College ging (Vassar College – sie ist wirklich klug) und drei Jobs hatte, um die Brötchen zu verdienen, sprang meine Großmutter für sie ein.

Bis mein Dad und meine Schwester in mein Leben traten (ein tolles Doppelangebot!), war ich ein Einzelkind im ländlichen Pawling, New York, wo es nicht viel mehr gab als Bauernhöfe und Campinganhänger. Meine Großmutter brachte mir bei, dass meine Fantasie mein bester Freund sein konnte. »Sieh dir die Details an«, sagte sie immer. Wir spielten lustige Spiele wie »Wiesegucken«. Wer die meisten Details fand, gewann einen Ausflug ins Fastfood-Restaurant. Sie benutzte Wörter wie »prachtvoll« und »köstlich«, um all die Schönheit, die sie sah, zu beschreiben. Wir erzählten uns gegenseitig stundenlang von allen Winkeln und Ecken unserer Träume, entdeckten ganze Welten mit unendlichen Möglichkeiten und unglaublichen Weiten.

1978 hatten wir nur einen ganz kleinen Schwarz-Weiß-Fernseher, den wir auf dem Müll gefunden hatten. »Warum schmeißt jemand einen Fernseher weg, der völlig in Ordnung ist?«, fragte meine Großmutter in ihrem gebrochenen Englisch mit dem breiten kolumbianischen Akzent. Die Antenne fehlte zwar, aber das war ihr egal. Großmutter war clever und erfand nicht nur sich selbst immer wieder neu, sondern auch alles, was wir besaßen. Ich zweifelte nicht einen Moment daran, dass sie den alten Fernseher wieder zum Laufen bringen würde, vielleicht mit Hilfe eines Kleiderbügels aus der Wäscherei – den wir auch auf der Müllhalde entdeckt hatten. Sie schnappte

ihn sich und voller Vorfreude auf Bugs Bunny düsten wir in ihrer alten Klapperkiste davon.

Ich habe erst viel später kapiert, warum jemand den Fernseher, von dem Großmutter behauptete, er sei wie für mich geschaffen, weggeworfen hatte. In meinen ersten sieben Lebensjahren war ich der Meinung, dass Fernsehprogramme nur in Pink gesendet würden. Das war okay für mich, denn Pink war damals meine Lieblingsfarbe (man beachte die pinkfarbenen Clogs). Großmutter und ich verbrachten viele Stunden vor diesem Fernseher und stellten uns vor, dass wir in Afrika wären, auf Elefanten reiten und uns im Dschungel von einem Baum zum nächsten schwingen würden wie Johnny Weissmüller in den Filmen, die immer am Samstagnachmittag liefen. Wir trugen Schals und hatten eine Einstellung wie Katharine Hepburn in

African Queen. Großmutter konnte alles in einen Spaß und ein Abenteuer verwandeln. Alles außer Krebs. Da saß ich also vor ihr, wie gelähmt vor Angst. »Großmutter, du weißt doch, dass ich in letzter Zeit oft beim Arzt war. Ich habe schlechte Neuigkeiten ... Ich habe Krebs.«

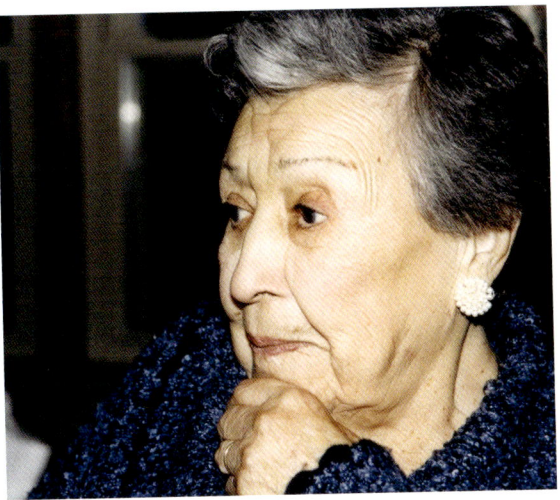

Sie schwieg lange, dachte darüber nach, räusperte sich dann und sagte: »Nein.« Kein Nein im Sinne von *Oh Gott, sag, dass das nicht wahr ist.* Eher Nein wie in *ZUR HÖLLE, NEIN, lass dich von niemandem abstempeln!*

Auf diese Art sagte sie mir, dass ich kämpfen solle.

Kurz darauf starb meine Großmutter. Meine Mom und ich kamen gerade noch rechtzeitig ins Krankenhaus, so dass sie in unseren Armen sterben konnte. Ich wünschte mir so sehr, dass ich noch eine Runde »Wiesegucken« mit ihr spielen könnte. Zu sehen, wie sie starb, ließ den Tod so real erscheinen. Ihre letzten Worte sagten alles: »Nein« und »Ich liebe euch« – Worte, die alles irgendwie erträglicher machten. Egal was passieren würde, ich würde kämpfen, mich dem System widersetzen, in dem Wissen, dass sie immer bei mir sein würde.

Tipp Nr. **8**

ES LEUTEN ZU SAGEN

wird mit der Zeit einfacher

WENN DU DEINE GESCHICHTE ERZÄHLST, wird es nicht immer Weinkrämpfe (bei dir oder den Zuhörern) nach sich ziehen. Es ist wie mit allem anderen auch: Abstand und Übung machen schwere Sachen leichter zu handhaben. Es klingt vielleicht seltsam, denn Krebs ist nicht witzig, aber Humor kann wirklich hilfreich sein. Die meisten Leute werden sich an dir orientieren. Wenn du gut damit umgehen kannst, werden sie es auch können. Sie werden sich ein Beispiel an dir nehmen. Offen über Krebs zu reden hilft weiter, denn niemand weiß, wie man das Gespräch beginnen, welche Fragen man stellen und wie man sich verhalten soll.

FAUXPAS!

LIEBE FREUNDE,
fragt mich bitte nicht danach, wie lange mir die Ärzte noch geben! Wie unbeholfen ist das denn! Wenn jemand so unhöflich sein sollte, würde meine Antwort lauten (und einmal lautete sie auch so): »Weiß ich nicht. Wie lange geben sie dir noch, du Idiot?« Das bringt jeden aus der Fassung.

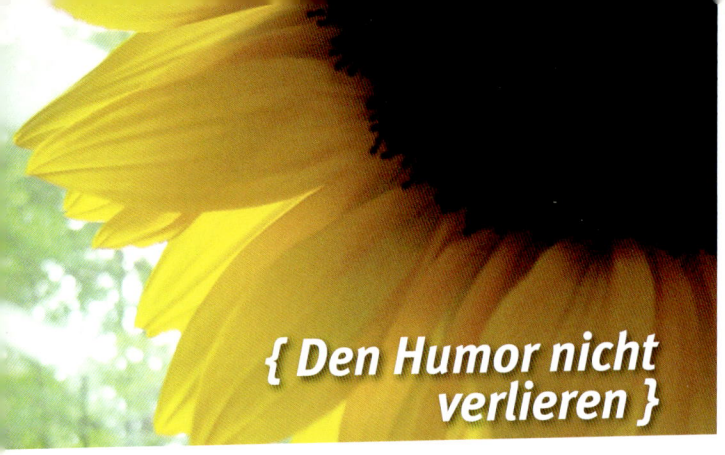

{ Den Humor nicht verlieren }

ALS ICH DEN ERSTEN SCHOCK über meine Diagnose erst einmal überwunden hatte, setzte mein verdrehter Sinn für Humor wieder ein und versetzte alle in Angst und Schrecken. Schließlich war ich der Familienclown und die Sache bot guten Stoff. Manchmal war mein Verhalten ziemlich unangebracht und ich sorgte dafür, dass sich unschuldige Zuschauer sehr unwohl fühlten. Einmal habe ich zu der Schwester bei der Computertomographie gesagt, dass die Bariumsulfat-Suspension, die ich trinken musste (diese cremige, weiße Flüssigkeit, die einen innerlich wie eine Lavalampe leuchten lässt),

aussah wie der Fußboden bei einer Peepshow. Wohl bekomms!

Wenn ich über meine Situation lachen konnte, würde ich nicht darin untergehen. Es hat eine Weile gedauert, bis sich meine Eltern und meine Freunde daran gewöhnt hatten, aber letztendlich waren sie dankbar für die lockere Atmosphäre, die ich mit meinen Witzen über den Krebs geschaffen hatte. Aber man muss feinfühlig sein. Einige Leute, auch andere Krebspatienten, halten Krebs nicht für etwas, über das man scherzen sollte. Man muss also zuerst die Lage abschätzen.

Denkt auch daran, dass Humor ein Balanceakt ist. Du kannst Witze über Krebs machen, aber wenn andere Leute es tun, wird es schwierig. Wenn du einen schlechten Tag hast und dann hörst: »Hey, krankes Mädchen, was geht, Tumorgirl?«, kann das zwei Reaktionen bei dir hervorrufen: (1.) Du brichst in schallendes Gelächter aus, klopfst dem anderen auf den Rücken und bedankst dich bei ihm. (2.) Du bist schwer beleidigt und haust dem anderen eine runter, während du losschimpfst wie ein Rohrspatz. Möchtegernkomiker sollten auch erst einmal die Lage abschätzen.

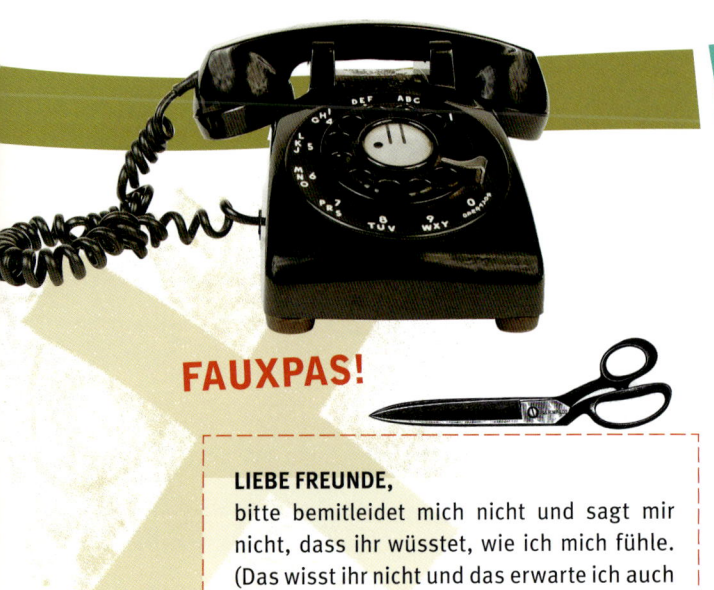

FAUXPAS!

LIEBE FREUNDE,
bitte bemitleidet mich nicht und sagt mir nicht, dass ihr wüsstet, wie ich mich fühle. (Das wisst ihr nicht und das erwarte ich auch nicht von euch!)

Tipp Nr. 9

STILLE POST

verhindern

SEHEN WIR DEN TATSACHEN ins Auge: Eine Krankheit ist einfach ein gutes Thema für Klatsch und Tratsch. Du solltest also vielleicht einen Präventivschlag vorbereiten, bevor sich die Sache herumspricht. Wenn die Tatsachen verfälscht werden (wie das bei stiller Post so ist), werden die Leute in deinem Wohnzimmer Totenwache halten, während du im zweiten Stock durch die Kanäle zappst. Meine Freundin Erin Zammett Ruddy kann ein Lied davon singen.

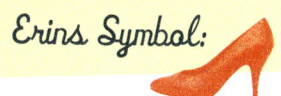 *Erins Symbol:*

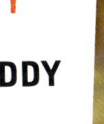

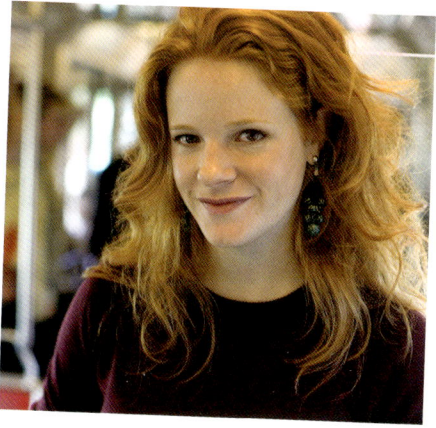

Steckbrief
ERIN ZAMMETT RUDDY

ALTER: 29

HAARFARBE: feuerrot

AUGEN: grün

GRÖSSE: 1,78 Meter (das habe ich jedenfalls immer beim Volleyball angegeben ... wahrscheinlich bin ich eher 1,76 1/2 Meter)

GEWICHT: Na klar!

HEIMAT: Huntington, New York (Long Island, Baby!)

BERUF: Redakteurin bei der Zeitschrift *Glamour*, Bloggerin, Autorin von *My (So-Called) Normal Life*

LIEBLINGSSPRUCH: »Wenn das Leben dir Zitronen schenkt, mach Wein daraus!«

BESTER TIPP: Kümmere dich manchmal einfach nur um die kleinen Dinge. Das lenkt dich von den heftigen Sachen ab ... den Dingen, die man nicht immer kontrollieren kann.

Erin ist eine der wunderbaren Frauen aus meinem Film. Eigentlich ist sie ein Star! Mit der Krankheit wird sie wohl für den Rest ihres Lebens zurechtkommen müssen, aber Erin lässt es nicht zu, dass der Krebs ihre Vorliebe für Mode, das Bloggen, gutes Essen und tolle Unterhaltungen beeinträchtigt.

Sie macht sich Gedanken über ihr Aussehen und ihre Figur, schmiedet Zukunftspläne mit ihrem Mann Nick und schmeißt den Laden in ihren Sandaletten von Jimmy Choo. Sie ist Redakteurin bei der Zeitschrift *Glamour*, Autorin von *My (So-Called) Normal Life* und Journalistin. Außerdem spricht sie häufig auf Veranstaltungen verschiedener Krebs-Organisationen, zum Beispiel bei der Leukemia & Lymphoma Society und der G&P Foundation for Cancer Research. Für Erin geht es beim Krebs nicht um eine Diagnose, sondern darum, was man daraus macht.

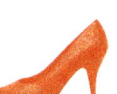

ERIN: Meine schlimmste Krebs-Erfahrung (außer meiner Diagnose und der Diagnose meiner Schwester) machte ich, als ich meinen Highschool-Freund sagen hörte, dass ihm »zu Ohren gekommen« sei, dass ich sterben würde. Ich hasse nichts mehr, als wenn den Leuten etwas über mich »zu Ohren kommt« – besonders wenn es dabei um meine Gesundheit geht und falsch ist. Ich lag nicht im Sterben, ich aß gerade ein Stück Pizza und schaute mir *Der Bachelor* an, danke schön auch. Man möchte nie hören, dass man sterben wird, aber wenn man gerade die Krebsdiagnose bekommen hat und nicht weiß, was die Zukunft bringen wird, dann möchte man erst recht nicht hören, dass man sterben wird. Ich habe die Gerüchteküche meiner Heimatstadt immer gehasst und als ich meine Diagnose bekommen habe, musste ich damit fertig werden. Ich wollte sichergehen, dass ich es meinen Freunden selbst erzähle, bevor sie es von ihren Müttern erfahren, die es von Mrs. Soundso im Supermarkt gehört hatten. Es ist hart, denn so traurig es auch sein mag, dass jemand an Krebs erkrankt, es ist guter Stoff für Klatsch und deshalb werden die Leute es weitererzählen. Man muss also versuchen, die Sache möglichst schnell ins rechte Licht zu rücken.

Ich machte Millionen Telefonanrufe und schickte eine Rundmail an alle meine Freunde von der Highschool. Sie begann mit: »Ich hoffe, ihr sitzt alle.«

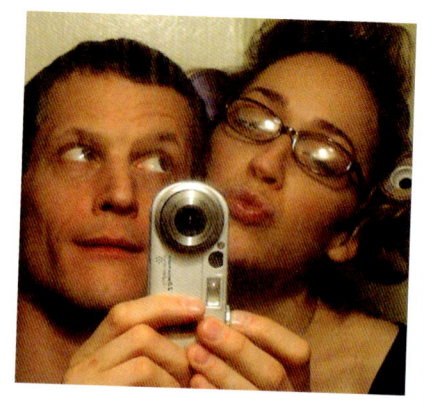

Tipp Nr. 10

NIMM DICH IN ACHT VOR EINEM
Hinterhalt

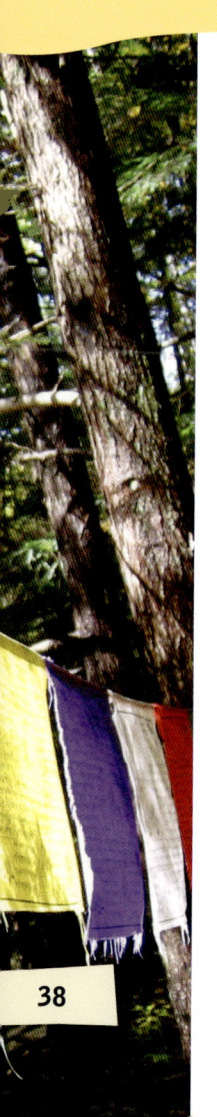

ES GIBT NICHTS SCHLIMMERES, als einen Raum voller Menschen zu betreten, die alle von deiner Krankheit wissen, was du aber nicht weißt. Mein armer Mann (damals noch Freund), Brian, lernte das auf die harte Tour. Damals war er ein angesagter Autor und Fernsehredakteur und ging auf große, angesagte Partys mit Leuten vom Fernsehen. Die Sendung, an der er gerade gearbeitet hatte, war für einen Emmy nominiert worden, weshalb ich unheimlich stolz war und mit ihm feiern wollte. Ich dachte mir, dass meine Krankheit sicher kein Gesprächsthema bei ihm auf der Arbeit sein würde, aber ich wollte trotzdem sichergehen, dass man mich nicht mitleidig anstarren würde.

Als das Taxi uns zum VIP-Eingang fuhr, fragte ich ihn vorsichtig: »Liebling, wissen es deine Kollegen?«

»Wissen sie was?«, fragte er.

»Wissen sie, dass ich Krebs habe?« (Männer können manchmal so schwer von Begriff sein.)

»Ach das, ja, alle wissen es, jeder Einzelne. Jeder Laufbursche und jede Sekretärin in meinem Büro weiß davon!«

Okay, das hat er so nicht gesagt, aber das habe ich gehört. Es war zu spät, um zu schreien, zu heulen oder sich zu verstecken; wir traten bereits durch die Tür und gaben Begrüßungsküsschen. Ich stellte mir vor, wie mich jeder im Raum als »die Kranke« abstempelte. Brian und ich streiten uns nicht in der Öffentlichkeit; das ist eine Regel. Wir tun so, als wäre alles in Ordnung und streiten uns dann zu Hause.

Und genau das passierte später. Ich war paranoid und fühlte mich überrumpelt und fremd. Das war mein Problem, aber ich gab ihm die Schuld daran.

Um ehrlich zu sein, war der Abend toll. Ich fürchte mich einfach vor möglichen neugierigen Fragen, während ich mich am Büfett bediene. Das zieht todsicher einen Erstickungsanfall nach sich! Die Leute sind nicht mit Absicht ruppig, aber manchmal rutschen ihnen einfach Fragen heraus, ohne dass sie darüber nachdenken, ob das Thema für Small Talk geeignet ist. Wenn man dann nicht ein paar Standardantworten in der Hinterhand hat, sagt man möglicherweise etwas ähnlich Unpassendes.

Tipp Nr. 11

UNKOMPLIZIERT

in Kontakt bleiben

RUNDMAILS SIND GROSSARTIG, wenn man die gleiche Geschichte nicht zigmal erzählen möchte. Mein Betreff lautete »Crazy Sexy Cancer Updates«. Der Mann meiner Cousine Suzanne schickt tolle E-Mails nach jedem ihrer Arztbesuche. Ich finde es großartig, dass er schreibt: »*Wir* hatten gerade *unsere* zweite Computertomographie.« Echt süß! Aber schreib das Wort »Krebs« nicht in Großbuchstaben. Meine Freundin Beth hat mich darauf hingewiesen, dass ich das mache, wenn ich ihr E-Mails schreibe, und ich habe begriffen, dass es ein Unding ist, der Krankheit so viel Gewicht zu verleihen. Genauso wie wenn man »Mein Krebs« schreibt. Lass das. Es ist *der* Krebs. Eigentlich sollte man es falsch schreiben: Grebs.

Das verleiht einem Macht über dieses blöde, kleine, einsilbige Wort.

Tipp Nr. 12

ERZÄHL ES

nicht jedem

JA, DEINE WELT hat sich gerade für immer verändert, aber übertreib es nicht mit der Verbreitung der Nachricht. Anfangs hast du vielleicht das Bedürfnis, es jedem zu erzählen, weil du denkst, du brauchst jede emotionale Unterstützung, die du bekommen kannst. Aber trotzdem – manche Leute sind besser dran, wenn sie es nicht wissen. Um *deinetwillen*.

Kurz nachdem ich meine endgültige Diagnose bekommen hatte, fuhr meine Mom mit mir in ein trendiges Spa, um mich mit einer Schönheitsbehandlung etwas aufzubauen. Die »Willkommen in unserem fabelhaften Spa«-Empfangsdame gab mir den Fragebogen zum Gesundheitszustand der Kunden. Ich warf einen Blick darauf und brach in Tränen aus. Scheiße! Gerade als ich den Krebs für eine Nanosekunde vergessen hatte, bum! Warum stand »Krebs« auf der Liste mit den Allergien und Krankheiten? *Musste* ich das Kästchen für Krebs ankreuzen? Warum mussten *sie* Bescheid wissen?

Ich verstehe das beim Zahnarzt und sogar beim Chiropraktiker, aber bei jemandem, der meine Bikinizone enthaart? Ich war zur Körperpflege dort, nicht für eine Herztransplantation! Für Leute, die nicht im medizinischen Bereich tätig sind, ist es ein großes Ding, den Namen meiner Krankheit zu lesen oder auszusprechen. Und Erklärungen sind wie ein Stich ins Wespennest. Würden sie etwa eine Studie über Heißwachs, weibliche Geschlechtsorgane und Gefäßkrebs hervorholen? Nein, sie wären ratlos und und würden Handschuhe anziehen, denn, ob ihr es glaubt oder nicht, es gibt immer noch Menschen, die glauben, dass Krebs ansteckend ist. Außerdem würde ein Gespräch über Krebs die Enthaarungsprozedur doppelt so schmerzhaft machen! Mein Rat: Kreuzt das Kästchen nicht an, wenn ihr zur Enthaarung geht. Viele Mediziner haben mir versichert, dass man während dieser Prozedur seine Privatsphäre schützen kann.

Zutritt nur für BERECHTIGTE

Bei ein paar Freunden und Verwandten wirst du es bereuen, dass du es ihnen erzählt hast, denn sie werden dich immer wieder daran erinnern. Du bist auf einem Familienfest und plötzlich wird Tante Sally (der verbitterte Hypochonder mütterlicherseits) diesen zärtlichen, mitfühlenden, besorgten Blick aufsetzen und dich in einer fernsehreifen Art fragen: »Süße, wie läuft es heute mit deiner schlimmen Krankheit?« Wie bitte? »Besser, nachdem ich dich mit dieser Gabel erstochen habe, liebes Tantchen.« Selbst wenn du den Krebs besiegt hast, wird dich diese Kuh immer fröhlich daran erinnern, dass du ständig Angst haben musst, dass er zurückkommt. Nimm es nicht persönlich; unsensible Menschen haben meist eigene Probleme. Tante Sally ist wahrscheinlich immer noch sauer, weil deine Mom das ganze Tafelsilber bekommen hat, als ihre Eltern (Gott hab sie selig) das Zeitliche gesegnet haben. Das hat nichts mit dir zu tun, also lass es an dir abprallen, während du die Häppchen auf ihrem Teller vergiftest.

Andere Leute, denen man nichts davon erzählen sollte: bestimmten ehemaligen Kollegen. Ich habe neulich zufällig eine alte Schauspielkollegin getroffen – eigentlich eine alte Konkurrentin. Es schien immer darauf hinauszulaufen, dass eine von uns eine gute Rolle bekommen würde. Wer die andere zuerst die Treppe runterschubste, gewann. Ich hatte sie nicht mehr gesehen, seit die Neuigkeiten von meiner Krankheit bei den Vorsprechen die Runde gemacht hatten. Sie konnte nicht glauben, wie gut ich aussah (sie war absolut verblüfft); ich konnte nicht glauben, wie schlecht sie aussah.

Wir tauschten kurz die neuesten Neuigkeiten aus. Meine lauteten: »Ich habe vor Kurzem geheiratet, mein Film wird demnächst veröffentlicht und ich habe einen Vertrag für ein Buch unterschrieben, das Leben ist echt toll.«

Sie hatte kein Wort davon gehört. »Hast du immer noch dein kleines Problem?«, fragte sie im Flüsterton. »Hat es sich geklärt und ist weg und verschwunden?«

Ich habe Krebs und keine komische juckende Pilzinfektion! »Nein, es ist immer noch da, aber mein Zustand ist stabil und mir geht's gut, ich bin sogar richtig glücklich.«

»Oh, was für ein Pech. Ich werde für dich beten.« Bitte?

Das hasse ich. Machen wir daraus also einen Fauxpas, einen Hinweis für Menschen, die nicht

FAUXPAS!

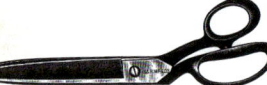

DINGE, DIE MAN NICHT SAGEN SOLLTE:

> Du bist ja so tapfer.
> Du armes Ding, ich werde für dich beten.
> Ach du meine Güte.
> Wow! Du bist erledigt!

Was soll ich darauf antworten?
Danke?
Mach dir keine Sorgen?
Geht es dir gut?
Nun mach mal halblang!

an Krebs leiden. Schneide ihn aus und schick ihn anonym an die schlimmsten Missetäter!

Und dann gibt es noch entfernte Bekannte, die es nicht wissen müssen, ganz einfach, weil es ihnen egal ist und es dir auch nichts bringt: der Typ in der Reinigung, der Verkäufer im Feinkostladen, der Kammerjäger, der Postbote. Es gibt eine Ausnahme: Ich habe meinem Hausverwalter davon erzählt, und sein Mitleid war nützlich für die längst fälligen Reparaturen. Vielleicht bedeutet das jetzt schlechtes Karma für mich, aber bevor ich ihm auf die Sprünge geholfen habe, war er im Allgemeinen ziemlich faul. Bevor ich Krebs hatte, stand meine Klimaanlage das ganze Jahr über im Fenster und das Leck in meiner Dusche hat drei Sätze Fliesen *und* meinen teuren Badvorleger kaputt gemacht. Nach der Krebsdiagnose bat ich ihn mit schwacher Stimme zu mir (ich war schließlich Schauspielerin)! Theoretisch ist das ein gutes Beispiel, wie man die Krebs-Karte ausspielen kann (siehe Kapitel 5).

Tipp **Nr. 13**

SETZE *Grenzen*

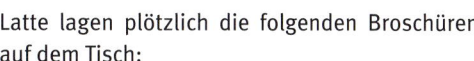

EINIGE MENSCHEN UND AKTIVITÄTEN müssen vielleicht ein wenig zurückgestellt werden. Wenn du mit einer sozialen Verpflichtung oder einer Verabredung konfrontiert wirst, **frag dich: Ermüdet es mich oder tut es mir gut?**

Sachen, die dich runterziehen, müssen verschwinden. Keine Sorge – deine Probleme werden immer noch da sein, wenn das hier vorbei ist. Wenn die Menschen in deinem Leben die Veränderungen nicht akzeptieren können, dann hat der Stamm leider gesprochen und sie werden von der Krebs-Insel verbannt. Man findet ziemlich schnell heraus, wer es nicht persönlich nimmt. Sie zeigen ihr wahres Gesicht ziemlich schnell.

Ich erzähle euch mal eine interessante Geschichte über das Überschreiten von Grenzen. Ein paar Monate nach meiner Diagnose kam eine langjährige Freundin von mir in die Stadt, um mit mir essen zu gehen. Wie nett, dachte ich. Wir hatten uns schon eine ganze Weile nicht mehr gesehen und ihre Bemühungen rührten mich. Aber nach ungefährt drei Schlucken meines Soja Latte lagen plötzlich die folgenden Broschüren auf dem Tisch:

- *Ein Leitfaden zu Fragen am Lebensende*
- *Haben Sie Ihr Testament gemacht?*
- *Wer zieht den Stecker, wenn es auf das Ende zugeht?*

Entschuldigung! Ich hatte mich kaum an meinen (langsam wachsenden) Krebs gewöhnt und jetzt sollte ich es voraussichtlich nicht einmal mehr bis zum Nachttisch machen. Ich war überrascht, dass meine Freundin keinen Leichenwagen vor der Tür warten ließ. Grenzüberschreitung!

Krebs oder nicht, natürlich sollte jeder ein Testament machen, denn man weiß ja nie. Aber niemand sollte einem das aufdrängen. Bis heute habe ich mein Testament aus Angst nicht gemacht. Aber jetzt, da ich verheiratet bin und ein Haus habe, muss ich über meinen Schatten springen und es tun. So verhalten sich doch Erwachsene, oder? Vielleicht nächste Woche ... vielleicht. Nee!

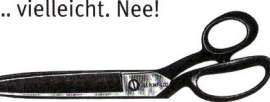

FAUXPAS!

LIEBE FREUNDE UND BEKANNTE,

versucht nicht, mir zu erzählen, dass ihr auch jemanden kennt, der Krebs hat und gerade gestorben ist, damit wir uns näher kommen! Das wird uns nicht zusammenschweißen.

Als ich meiner Mom davon erzählt habe, sagte sie, dass sie das auch ständig zu hören bekommt – und dass es immer sehr weh tut. Was denken sich die Leute nur? Laufen sie blind durchs Leben? Hallo, Erde an gesunde, begriffsstutzige Menschen. Falls ihr es noch nicht wusstet, der Tod ist ein sensibles Thema für Krebspatienten und ihre Familien. Großer Fauxpas!

Seid nicht überrascht, dass ihr eure Freunde trösten müsst, wenn sie eure Nachricht verarbeiten – auch in dieser Hinsicht müsst ihr vielleicht Grenzen setzen. Ich war erstaunt, wie viele Leute mich brauchten, um sich zu beruhigen! Wenn man an die eigene Sterblichkeit erinnert wird, flippen alle aus, nicht nur du. Anfangs haben sich viele Leute an meiner Schulter ausgeweint und das war echt seltsam und anstrengend. Eine Freundin (nennen wir sie Bernice) brach in Tränen aus und sabberte meinen kamelfarbenen Lieblingskaschmirpullover voll. »Warum du? Warum du? Wenn dir das passieren kann, kann es auch mir passieren! Oh, mein Gott! Das Leben ist so ungerecht!« Seither habe ich nichts mehr von Bernice gehört (zum Glück sind wir die los). Wenn du andere zu häufig trösten musst, zieh die Notbremse und betätige den Schleudersitz! Mach einen Bogen um die emotionalen Vampire, bei denen sich alles nur um sie selbst dreht. Sie werden dir deine Energie aussaugen, während du versuchst, auf dem Boden zu bleiben.

Genau genommen ist es vielleicht an der Zeit für ein Großreinemachen und ich meine nicht mit Besen und Schrubber (obwohl ein sauberes Zuhause eine gute Heilatmosphäre schafft). Ich rede von deinem Sozialleben. Jetzt ist der Moment, das kleine schwarze Buch zu überarbeiten. Du hast einfach nicht genug Energie, um dich anzapfen zu lassen. Das war dein altes Ich. Wenn ihr wie ich seid, kümmert ihr euch um die Bedürfnisse aller anderen, aber nicht um eure eigenen. Die Leute, auf die es ankommt, werden sich der Herausforderung stellen und Verantwortung übernehmen. Für den Rest heißt es: Au revoir, adios, haut ab!

Tipp Nr. 14

FINDE EINE

Brieffreundin

SCHREIBEN IST EIN TOLLER Weg, die Rätsel, die sich um deine Krebserkrankung ranken, mit jemandem zu teilen, und wer wäre dafür besser geeignet als jemand, der das Gleiche oder Ähnliches durchmacht? Für einige, die eine weit verbreitete Form von Krebs haben, wird es ein Leichtes sein, eine Brieffreundin mit der gleichen Krankheit zu finden. Aber für diejenigen unter uns, die an einer seltenen Krebsart leiden, ist es eine größere Herausforderung. Ich halte normalerweise die Luft an, wenn ich mir die Listen der Krebsarten anschaue, die Organisationen wie das National Cancer Institute (NCI) oder die American Medical Association (AMA) aufstellen. Ich frage mich: »Wird meiner dabei sein? Oder wird die Liste bei ›Vagina‹ zu Ende sein und es nicht bis zu ›vaskulär‹ schaffen?«

Meine erste Brieffreundin war eine große Enttäuschung! Ich habe gegoogelt und sie im Internet gefunden und dort hätte ich sie auch lieber lassen sollen. Um ihrer Anonymität (und meiner Sicherheit) willen nenne ich sie einfach Helga. Helgas Geschichte war unglaublich. Sie hatte nicht nur den gleichen Krebs wie ich, sie hatte sich angeblich auch selbst auf natürliche Weise davon geheilt. Was?! Ich habe jeden ganzheitlichen Stein umgedreht, um den Zaubertrank zu finden, und war ganz aufgeregt, als ich sie gefunden hatte. Es gab nur ein Problem: Helga war eine Wiedergeborene und ihrer Vorstellung nach klangen aufbauende Briefe voller Erfahrungen und Ratschläge an mich so: DU BIST ERLEDIGT! KONVERTIERE! JESUS! SONST SETZT'S WAS!

Leider konnte ich keine Hilfe aus der Kakophonie ihrer religiösen Drohungen ziehen. Sie machte mir Angst! Ich war dermaßen damit beschäftigt, den Kugeln, die sie auf mich abfeuerte, auszuweichen, dass ich keine Zeit hatte, nachzudenken oder mich zu verteidigen. Ich bin nicht übermäßig religiös, aber ich bin auch keine hedonistische

Gotteshasserin. Bete ich? Ja. Immer zu Gott? Nein. Manchmal auch zu Buddha oder Elvis oder zu anderen, die ich euch in Kapitel 4 vorstellen werde. Einige Leute werden euch das Gefühl geben, dass ihr jetzt erleuchtete, religiöse Menschen sein müsstet, nachdem der Krebs euch das Licht gezeigt hat. Blödsinn. Ja, es ist ein Weckruf, aber bedeutet das, dass man jetzt Teil einer Gemeinde werden muss? Zur Hölle, nein! Der Krebs hat dich nicht erwischt, weil du mit der falschen Gottheit plauderst. Natürlich habe ich Helga gesagt, dass ich Satan diene, und dann habe ich meine E-Mail-Adresse geändert.

Nach dieser Erfahrung hätte ich die Sache mit der Brieffreundin fast aufgegeben, aber dann stellte mein Arzt den Kontakt zu Paula her. Paula bringt mich zum Lachen und sie lebt mit dem Krebs, wie keine andere aus meiner Clique es schafft. Für uns geht es nicht darum, es loszuwerden und zu beenden, wir schauen auf das große Ganze, auf lange Sicht. Sie versteht es, weil sie lebt wie ich. Manche Krebspatienten rufen ihren Onkologen an, wenn sie niesen. Ich nicht. Ich habe ihn nicht ein Mal angerufen, auch wenn ich mich ein paar Mal gefragt habe, ob der Schmerz von meiner Periode kommt oder plötzlich eine krebsartige Riesenmelone an meinem Eileiter hängt.

Krebs-Paranoia ist ziemlich verbreitet.

Wird ein einfacher Schmerz irgendwann einmal wieder harmlos sein? Kommt darauf an, wie viel Fantasie ihr habt! Ich bin verwirrt und deshalb meistens nur einen Schritt von der Intensivstation entfernt. Das sind die Augenblicke, in denen ich Paula schreibe. »Kennst du das?« Sie hat mich schon mehrmals beruhigt und mir klargemacht, dass einige meiner Ängste dumm und andere gerechtfertigt sind, und dass ich verantwortungsvoll sein und mich untersuchen lassen soll. Sie behält auch die Übersicht über meine Untersuchungen, denn ich (und das mag verantwortungslos klingen, aber zumindest bin ich ehrlich) bin bekannt dafür, sie zu verpassen. Ich habe nie ein Bild von Paula gesehen oder auch nur ihre Stimme gehört, aber sie ist ein wichtiger Teil meines Krebs-Teams. Meine Trainerin.

Findet eure Paula – wenn sie so cool ist wie meine, wird sie euch die ganze Sache erleichtern. Bittet eure Ärzte um Empfehlungen, bevor ihr euch in den Cyberspace aufmacht. Sie kennen Menschen, die sich den gleichen Herausforderungen stellen müssen wie ihr – und die Ärzte können beurteilen, ob sie bei Verstand sind.

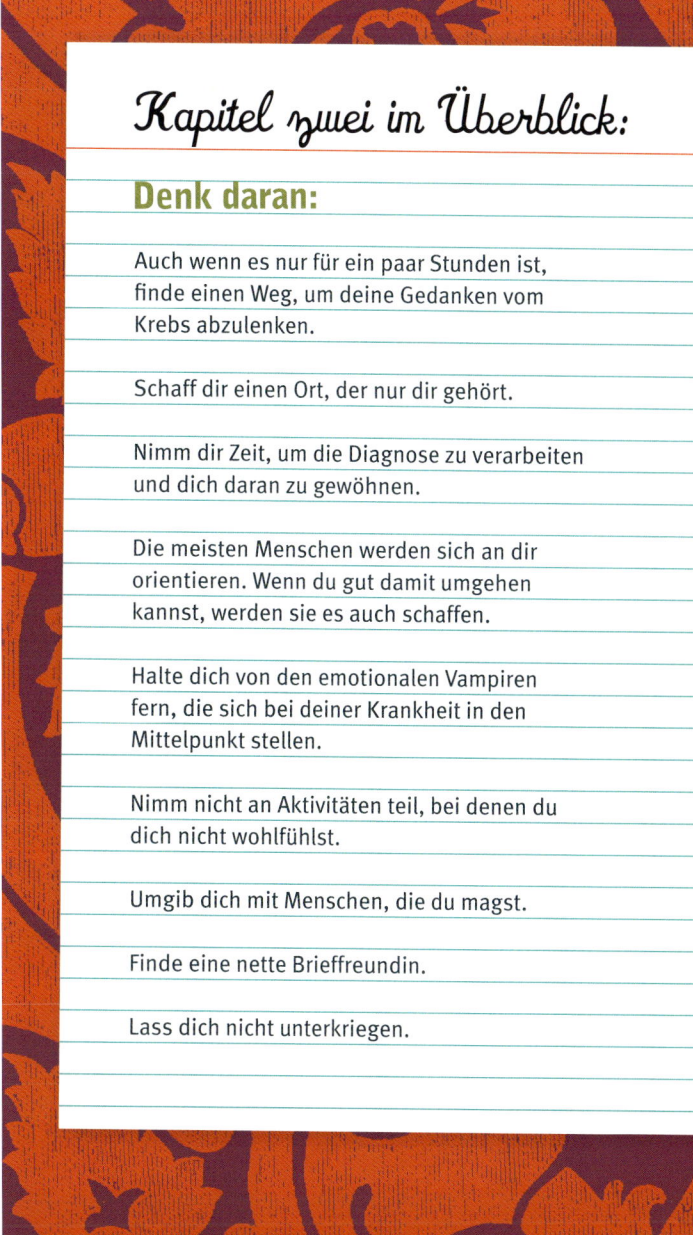

Kapitel zwei im Überblick:

Denk daran:

Auch wenn es nur für ein paar Stunden ist, finde einen Weg, um deine Gedanken vom Krebs abzulenken.

Schaff dir einen Ort, der nur dir gehört.

Nimm dir Zeit, um die Diagnose zu verarbeiten und dich daran zu gewöhnen.

Die meisten Menschen werden sich an dir orientieren. Wenn du gut damit umgehen kannst, werden sie es auch schaffen.

Halte dich von den emotionalen Vampiren fern, die sich bei deiner Krankheit in den Mittelpunkt stellen.

Nimm nicht an Aktivitäten teil, bei denen du dich nicht wohlfühlst.

Umgib dich mit Menschen, die du magst.

Finde eine nette Brieffreundin.

Lass dich nicht unterkriegen.

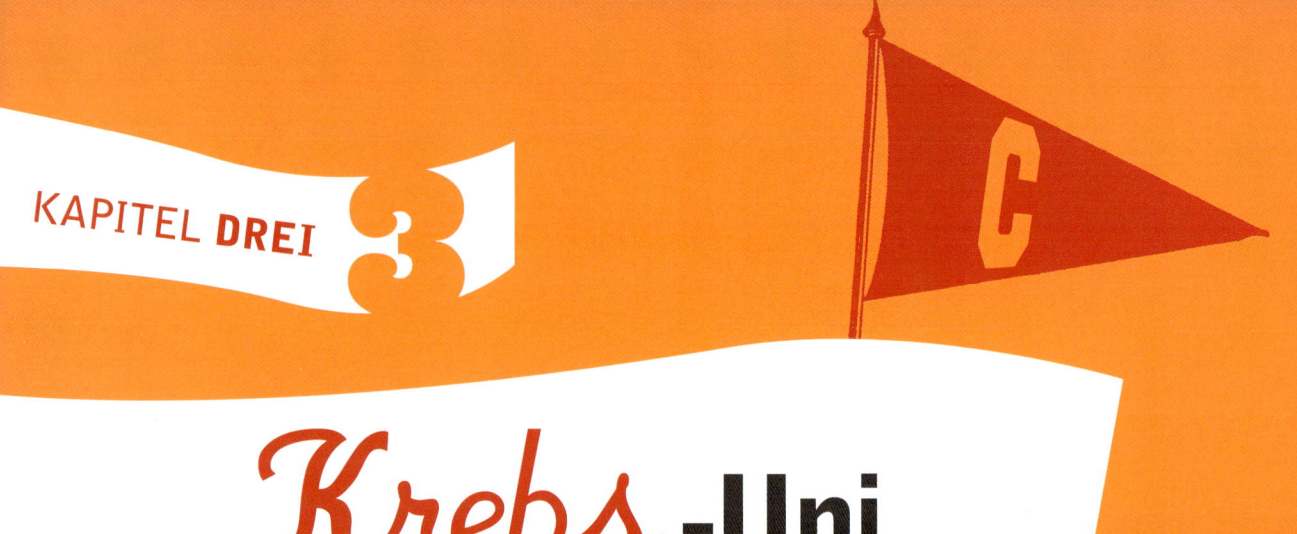

Krebs-Uni

IN EINEM KANNST DU DIR SICHER SEIN – Krebs gibt dir viel zu tun! Anfangs klingelt das Telefon ständig, wohlmeinende Freunde überschwemmen deinen Posteingang mit Statistiken und Studien, die besten Krebskrankenhäuser finden ihren Weg in deine Rollkartei und Legionen von Krebs-Büchern wandern in dein Bücherregal wie Soldaten, die in einer geschlossenen Schlachtreihe an die Front ziehen. Mach's gut *Fänger im Roggen*, hallo *A Cancer Battle Plan* (eigentlich ein ziemlich gutes Buch). Egal was ihr studiert oder abgebrochen habt, ein neues Metier wartet auf euch. Wenn ihr noch nie ein Geschäft geführt habt, ist dies die beste Zeit, um es zu lernen. Wenn wir fertig sind, werdet ihr Spezialistinnen im Umgang mit dem Krebs sein.

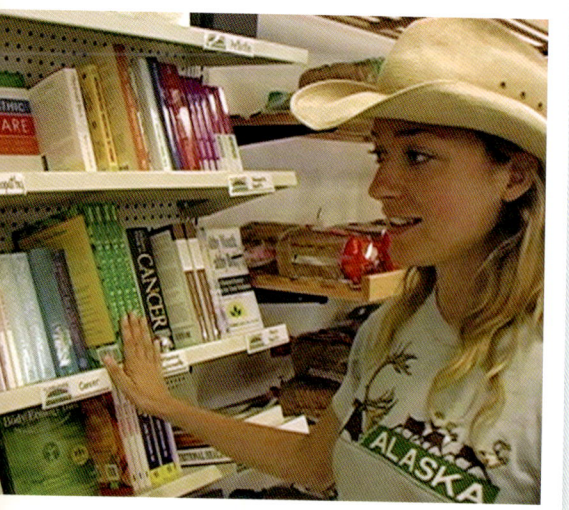

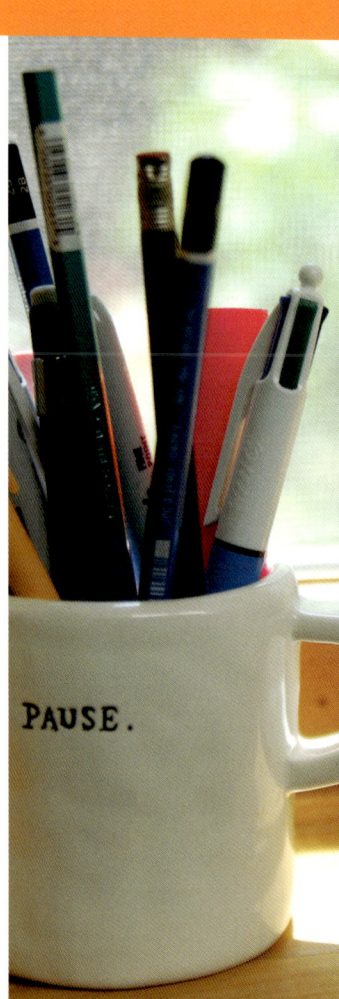

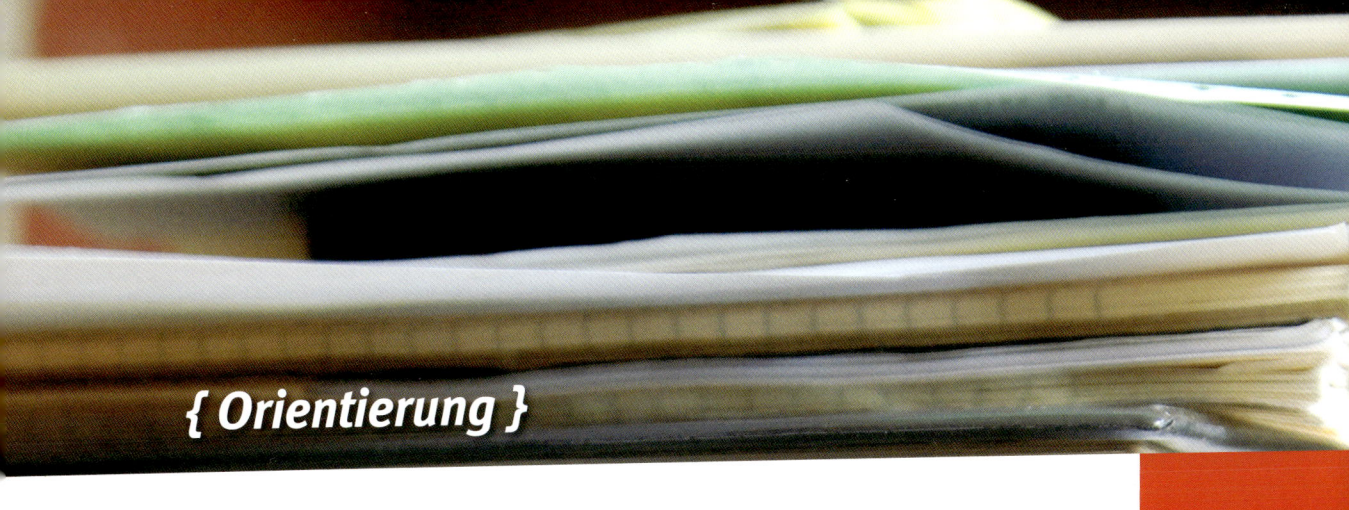

WILLKOMMEN AN DER KREBS-UNI, erstes Semester. Campusführungen finden zu jeder vollen Stunde statt. Bei Interesse bitte in den Voruntersuchungsraum kommen. Falls ihr unvorbereitet ankommt (was verständlich ist, da alles so schnell ging: In einer Minute kauft man sich einen Hamburger und in der nächsten macht es bum! Krebs-Uni), gibt es Schreibblöcke und Kugelschreiber im Campusbuchladen, neben den Kotztüten für die Chemotherapie und den Heizkissen. (PS: Heizkissen wirken an Infusionsstellen schmerzlindernd.)

Du hast dich in unseren beliebten Crashkurs *Hilfe, ich muss mein vom Krebs befallenes Ich in den Griff bekommen!* eingeschrieben. Keine Sorge. Sieh mich als deine Tutorin an. Ich beantworte gern all deine Fragen und erkläre dir die Spielregeln. Du wirst einen Großteil deiner Zeit in der Bibliothek verbringen und für Fächer wie *Dein Körper und Krebs* lernen. Ich empfehle dir, dich mit den betroffenen Organen vertraut zu machen. Ergibt doch Sinn, oder? Das Wissen ist vielleicht ganz hilfreich, besonders wenn dein Arzt entscheidet, dass du auf eines deiner Organe verzichten kannst. Wüsstest du nicht wenigstens gern, was es getan hat, bevor es aufhört, das zu tun?

Im Zimmer der Zweitsemester wirst du Patienten kennenlernen, die schon etwas mehr Erfahrung haben als du. Aber Vorsicht: Sie schikanieren dich vielleicht, weil du die Neue bist.

Lass dich nicht unterkriegen. Nur weil sie schon länger Krebs haben, sind sie noch lange keine Alphatiere. Du hast genauso das Recht auf deine Dramen wie sie auf ihre. Und lass dich nicht auf das Spielchen mit den Stadien ein! Patienten im Stadium IV sind Patienten im Stadium I nicht überlegen. Bitte!

Dann gibt es noch die Cafeteria (mehr dazu in Kapitel 6). In diesem Semester wirst du dich vor allem von Vollwertkost ernähren und von Fastfood fernhalten – von Letzterem wird man fett und du hast doch schon genug andere Sachen, um die du dich kümmern musst. Zuerst ist es vielleicht hart, aber wir Unileute finden, dass eine Jeans in Größe 36 und eine Stärkung der Abwehrkräfte ein guter Anreiz sind.

Okay, wir wollen dich nicht gleich überfordern, aber da ist noch eine Sache. Hier an der Krebs-Uni besteht deine Ausbildung aus einem Therorie- und einem Praxisteil. Warum bis zum Abschluss warten, um die neuen Kenntnisse anzuwenden? Mach es wie die Jungs von Google und gründe dein eigenes Unternehmen (nennen wir es »Rette meinen Arsch GmbH«) gleich in deinem Wohnheimzimmer. Zugegeben, es wird am Anfang nicht einfach sein, aber bevor du dich versiehst, steht etwas über dich in der Zeitschrift *Glück haben* und deine Aktien werden durch die Decke gehen!

Was ist schon Krebs?

Um diese Frage wirklich zu beantworten, sollten wir uns zuerst ansehen, was Krebs nicht ist.

Krebs ist keine Strafe, die du wegen dem, was du getan oder nicht getan hast, verdient hättest.

Krebs ist keine Schande, die wegen einer Sexeskapade über dich gekommen wäre. Krebs ist kein Fluch, der auf Generationen von Familien lastet, die Banken überfallen, zu viel gesoffen und vergessen haben, Dankeskarten zu schreiben.

Krebs ist kein Tabuthema und er ist ganz sicher nicht ansteckend.

Du würdest nicht grün anlaufen, wenn du denselben Strohhalm benutzt wie ich, und du brauchst auch keinen Mundschutz parat zu haben, wenn du mich kommen siehst. Einige Leute sind unheimlich abergläubisch, wenn es darum geht, offen über die Krankheit zu sprechen, als ob die Worte selbst ein potenzielles Risiko bergen würden. Seid beruhigt: Unterhaltungen über Krebs werden auf keinen Fall solches Unglück bringen, wie wenn man unter einer Leiter hindurchgeht oder drinnen einen Schirm öffnet.

Häufig bekommen Krebspatienten das Gefühl, dass es gesellschaftlich nicht angebracht ist, ein Krebspatient zu sein.

Man erwartet, dass wir die Realität in einen entlegenen Gefühlssafe packen, damit andere Leute in Ruhe ihre frische Erbsensuppe genießen können. Die Körpersprache der Menschen verrät viel über die Vorurteile gegenüber Krebs in unserer Gesellschaft. Es passiert uns allen. Pass auf, wie einer deiner Freunde langsam zurückweicht, wenn du dein Stigma zeigst. Nimm es nicht ganz so ernst. Niemand möchte sterben; es ist einfach zu endgültig.

Tipp Nr. 15

JEDER HAT SEINE EIGENE THEORIE

Hör auf das, was dir richtig erscheint

ES WURDE VIEL GESCHRIEBEN über Psychologie und Krebs – über die »Krebspersönlichkeit«. In der chinesischen Medizin steht die Lunge für Trauer und die Leber für Wut. Da dies die beiden Organe sind, an denen ich Tumore habe, hatte ich mich in die Idee verrannt, dass ich schuld an meiner Krankheit sei, weil ich diese Gefühle nicht richtig ausdrücken konnte. Ja, viele Dinge machen mich traurig und auch wütend. Aber zur Hölle damit!

Ich erinnere mich an einen Heilpraktiker, der mir sagte, dass »mein« Krebs karmisch sei und dass ich mich durch einen Berg schlechten Karmas arbeiten müsse. Versteht mich nicht falsch, ich habe großen Respekt vor der alternativen Medizin, aber es ist nicht alles Gold, was glänzt. Als ob ich die Zeit hätte, mich mit den Tragödien meiner Vorfahren zu beschäftigen. Ich bitte euch! Jeder kann sich das Wort »Heilpraktiker« auf seine Visitenkarte drucken. Nur weil jemand an einem zweitägigen Workshop für Schamanen (inklusive Veranstaltungen zu Schwerpunktthemen) in einem Lernzentrum in Milwaukee teilgenommen hat, hat er noch lange nicht das Recht, Menschen zu behandeln. Solche Leute sollten mal einen Kurs mit dem Titel *Krebs für einen Tag* besuchen. Dann würden sie sich in ihre lilafarbenen Chakra-Hosen machen und es sich zweimal überlegen, bevor sie hilfesuchenden Patienten unüberlegte Ratschläge geben.

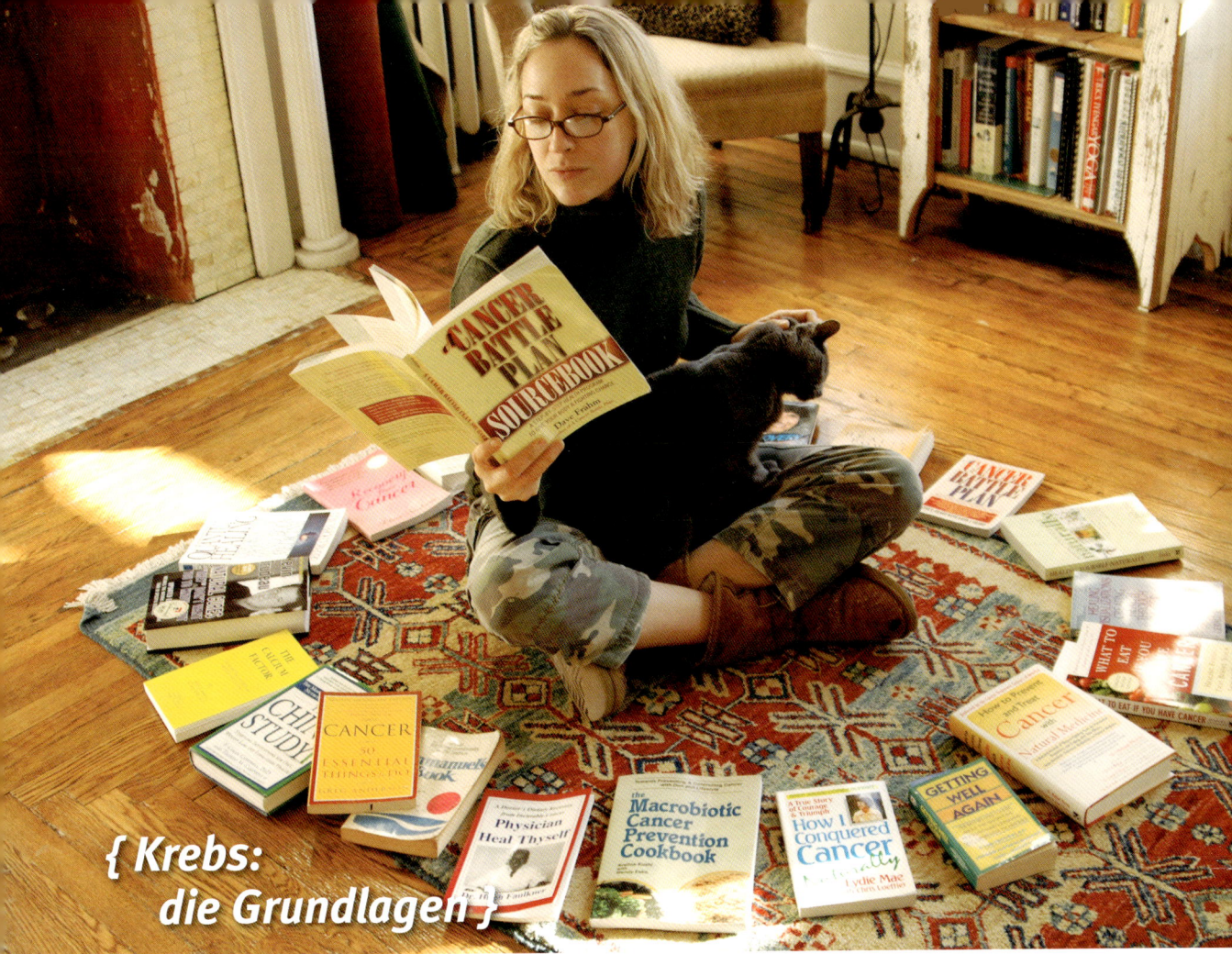

{ Krebs: die Grundlagen }

JETZT, DA WIR WISSEN, was Krebs nicht ist, können wir erkunden, was Krebs ist. Die meisten von uns denken, Krebs sei eine Krankheit, bei der durch eine genetische Mutation die Zellen unkontrolliert wachsen.

Das ist zwar richtig, aber eben nur die halbe Wahrheit. Mein Arzt hat mir erklärt, dass Krebs eigentlich das Resultat eines Ungleichgewichts zwischen Zellwachstum und Zelltod ist. All unsere Zellen haben eine bestimmte Lebensdauer und jede Zelle besitzt einen Code, der ihr sagt, wann sie Schluss machen soll. Das nennt man programmierter Zelltod. Außerdem besitzt jede Zelle besondere Gene, die nach Mutationen im genetischen Code Ausschau halten. Wenn eine Mutation entdeckt wird, zerstört sich die Zelle automatisch

selbst. Sie weiß, dass sie ein schwarzes Schaf ist, und opfert sich.

Krebs entwickelt sich also, wenn es zu einer Mutation kommt, die das Regulierungsgen beschädigt. In diesem Fall vervielfältigen sich die schlechten Zellen weiter (und weigern sich, ins Gras zu beißen) – bis zu dem Punkt, dass sie die guten Zellen verdrängen. Wem das zu technisch ist, der kann es sich auch so vorstellen. Kennt ihr den Film *Vier lieben dich* mit Michael Keaton? Jeder Klon, den Michael Keaton von sich herstellte, war immer seltsamer und weniger funktionsfähig, bis einer nur noch ein sabbernder Idiot war. In einem Film ist das natürlich äußerst lustig. Aber wenn in deinem Körper zu viele Irre Amok laufen, kann das todernst sein.

UNHEILBAR IST KEINE FESTSTELLUNG,

sondern eine Herausforderung!

WIE ICH SCHON ERZÄHLT HABE, hörte ich nach meiner Diagnose oft: »Du willst mich verarschen, oder? Blablabla.« Ich hatte die Wahl: Ich konnte mich verkriechen und Däumchen drehen oder meinen Arsch bewegen und etwas tun! Es dauerte nicht lange und mir wurde klar, dass ich mich

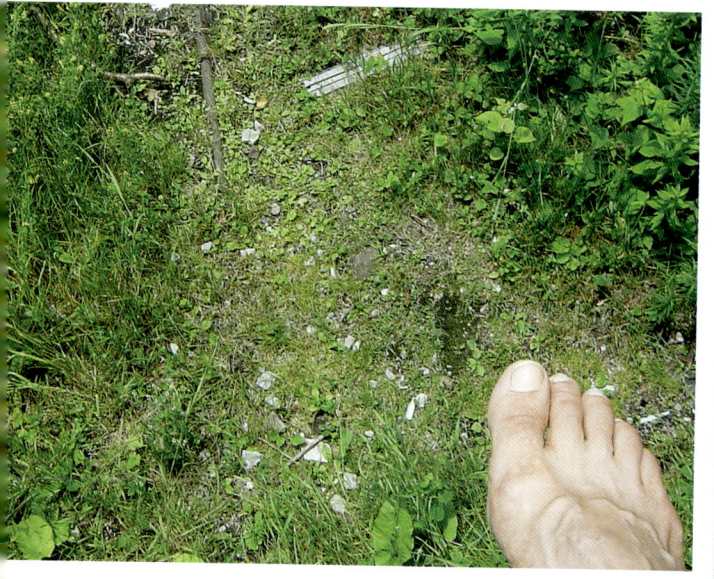

selbst um meine Gesundheit kümmern musste.

An einem von vielen schwermütigen Nachmittagen nach meiner Diagnose saß ich in einem Café und zerfloss in Selbstmitleid. Da saß ich nun zusammengekauert am Fenster und beobachtete die perfekten Menschen, die keine Probleme hatten und vergnügt vorbeiliefen. Ich war in Gedanken bei einer letzten großen Party – eine abgefuckte Abschiedsparty voller Drogen. Die hipsten Nachtschwärmer wären dabei und würden mir sogar ihre Aufmerksamkeit schenken. Wir würden tanzen und uns völlig danebenbenehmen, bis der Leichenbestatter kommen und mich für meine Reise ins Jenseits abholen würde. Genau in diesem Moment breitete ein Engel (na gut, eigentlich war es eine Taube) seine Flügel aus, als wollte er mich dazu bringen, mir die Ursache seiner Aufregung anzusehen. Und dann sah ich es. Eine riesige Reklametafel mit der coolsten Anzeige, die ich je gesehen habe. Darauf schrie David Beckham wie ein testosterongesteuerter Gladiator und da stand:

»Unmöglich ist nur ein großes Wort, das kleine Männer benutzen, die es einfacher finden, die Welt so hinzunehmen, wie sie ist, anstatt ihre Macht zu ergründen, um die Welt zu ändern. Unmöglich ist eine Meinung, keine Tatsache. Unmöglich ist keine Feststellung, sondern eine Herausforderung. Unmöglich hat Potenzial. Unmöglich ist nur ein vorübergehender Zustand. Nichts ist unmöglich.« Amen! Ich ersetzte das Wort »unmöglich« sofort durch »unheilbar« und dadurch entwickelte ich ein bisschen eigenes inneres Testosteron.

Einige von euch haben vielleicht ein Haltbarkeitsdatum verpasst bekommen, das nicht zu euren Zukunftsplänen passt. Wie einem alten Tetrapack Milch wurde euch gesagt, dass eure Tage im Kühlschrank gezählt sind. Wenn ich euer Engel wäre, würde ich euch daran erinnern, dass niemand die Zukunft voraussagen kann. Lasst euch von dem, was ihr hört, nicht unterkriegen. Es handelt sich dabei nur um Informationen. Es ist nicht unmöglich.

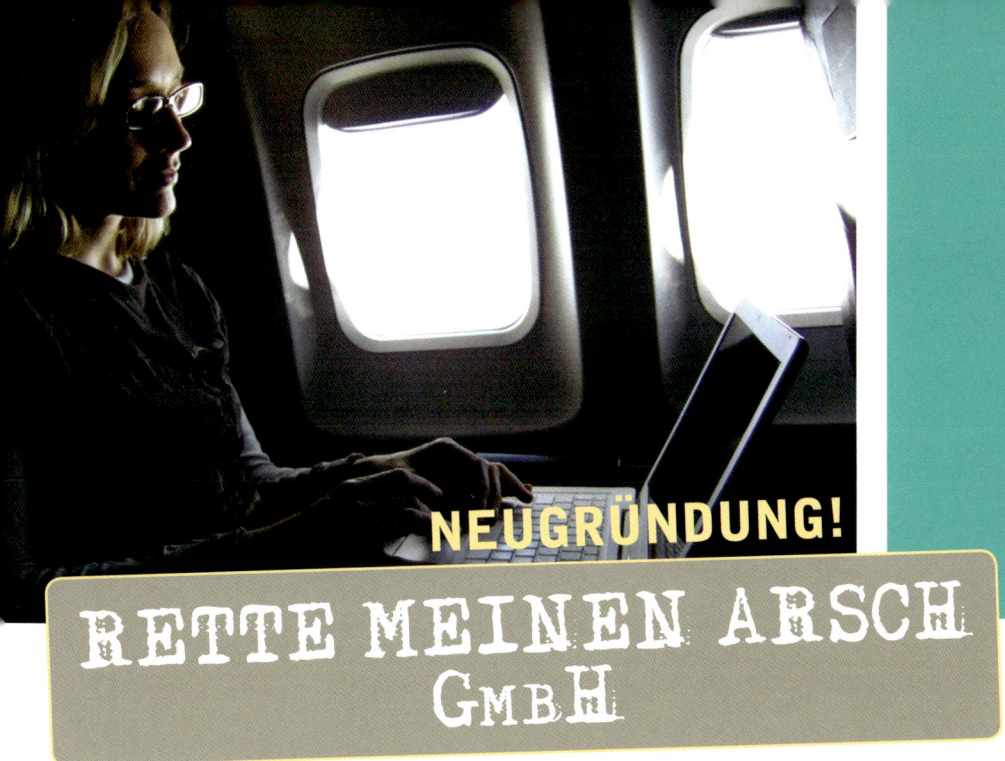

RETTE MEINEN ARSCH
GmbH

MIT SICH SELBST INS REINE zu kommen und sich klare Ziele zu setzen hilft, eine Richtung zu finden. Da du sicher viel um die Ohren hast, ist es umso wichtiger, eine Erfolgsstrategie zu haben. Ist Bill Gates etwa unentschlossen? Oder Oprah Winfrey? Sagt sie Sachen wie »Ich kann mich nicht entscheiden« oder »Was du für das Richtige hältst«? Nein. Wenn sie sagen »Spring«, dann tun ihre Angestellten das. Gates und Winfrey haben zwar keinen Krebs, aber man kann sie als Vorbild für ein Geschäftsmodell nehmen und die eigene Genesung zum obersten Ziel machen.

Im Anschluss wirst du einige grundlegende Führungsqualitäten lernen, die dir auf deinem Weg zur Genesung helfen werden. Falls du nie der aggressive Typ warst, dank dem Krebs für die Gelegenheit. Wie mein liebenswürdiger (und trotzdem direkter) Psychotherapeut sagt: »Es ist an der Zeit, erwachsen zu werden und sich zu zeigen.«

Jeder erfolgreiche Geschäftsführer weiß, dass der Schlüssel zum Erfolg ein Team von Gewinnern ist. Deine erste Aufgabe als Geschäftsführerin einer Krebsgenesungsfirma ist die Zusammenstellung eines Rette-meinen-Arsch-Teams aus Familienmitgliedern, Freunden, Ärzten und/oder anderen Heilpraktikern. Nur das Beste vom Besten ist gut genug.

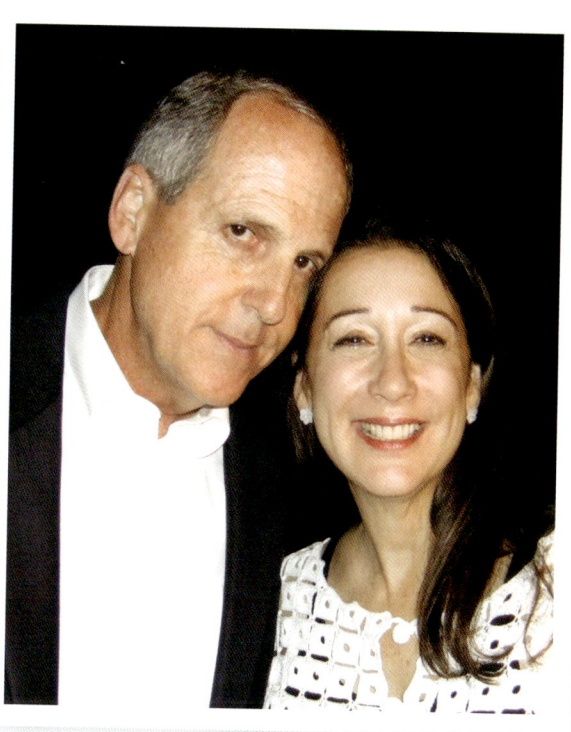

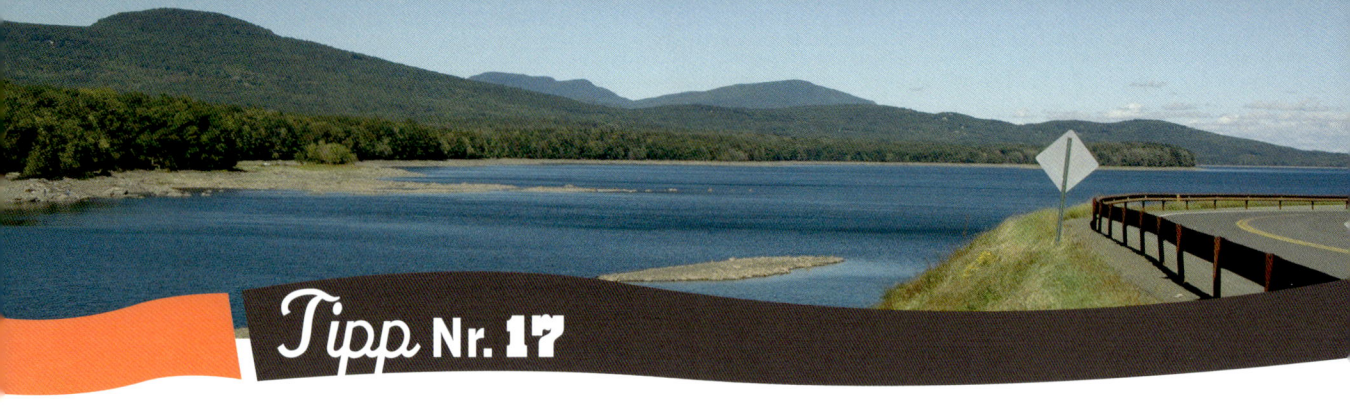

Tipp Nr. 17

MACH EINE KLEINE
Reise

MANCHMAL MUSS MAN noch einen Schritt weiter gehen, um den richtigen Arzt zu finden. Eine Studie, die im September 2003 im *Journal of the National Cancer Institute* veröffentlicht wurde, fand heraus, dass »das Sterberisiko für Patienten, die für ihre Behandlung 25 oder mehr Kilometer gefahren waren, nur ein Drittel so hoch war wie das von Patienten, die näher lebten. Außerdem sank das Sterberisiko alle 15 Kilometer, die ein Patient für eine Behandlung zurücklegte, um 3,2 Prozent.«

Was heißt das jetzt? Erst einmal, dass die Qualität der Behandlungen sehr unterschiedlich ist und man vielleicht davon profitieren kann, sich auch außerhalb seiner Stadt oder seines Bundeslandes umzusehen. Vielleicht solltest du sogar erwägen, dich im Ausland umzuschauen. Und es beweist, dass Menschen, die Eigeninitiative zeigen, einfach eine bessere Chance haben, zu gewinnen!

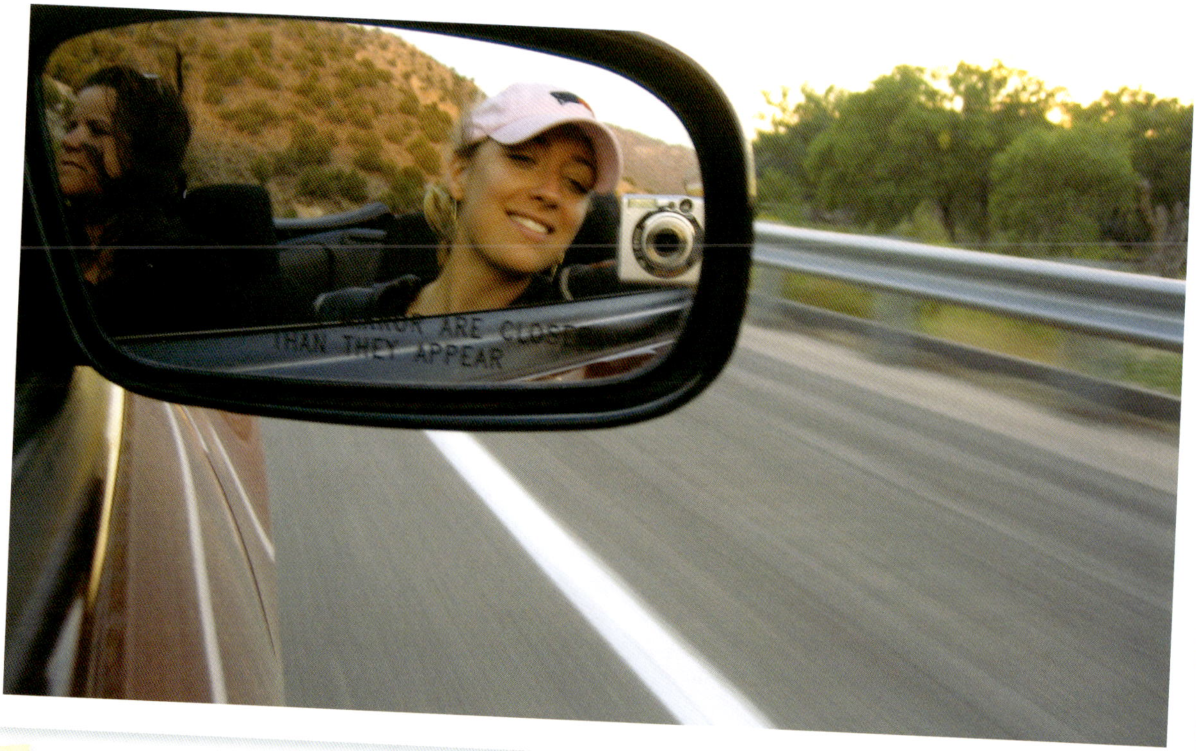

Tipp Nr. 18

VERGISS BEI DER SUCHE NACH EINEM ARZT NIE,

dass Krankheiten ein großes Geschäft sind – lass dich da nicht reinziehen

NICHT JEDER ARZT, den du aufsuchst, wird ein Volltreffer sein. Nichts für ungut, aber wenn der Schuh nicht passt, schau dich weiter um – am besten bei Prada. Das ist nicht der richtige Zeitpunkt, um auf Schnäppchenjagd zu gehen. Qualität setzt sich durch und du möchtest dich auch durchsetzen. Hör auf dein Bauchgefühl. Schließ dich dem Team an, das dir ein gutes Gefühl vermittelt.

Sieh all die Ärzte, Schwestern, Heilpraktiker und Helfer als Teil deiner Belegschaft an und denk daran, dass Heilung auf verschiedenen Ebenen stattfindet. Viele Faktoren beeinflussen eine Diagnose; einige kann man kontrollieren, andere nicht. Sei offen und probier etwas Neues. Vielleicht musst du die westliche Schulmedizin durch ein paar zusätzliche alternative Therapien ergänzen. Hast du schon einmal Akupunktur aus-

probiert? Wie sieht's mit Energiearbeit oder Massagen aus? Schwitzt du genug? Sieh Heilung als eine Ganzkörpererfahrung an. Manchmal reicht es nicht aus, das Symptom zu behandeln (mehr dazu in Kapitel 6).

Stell dir vor, du wärst ein Stuhl mit vier Beinen: einem emotionalen, einem spirituellen, einem physischen und einem mentalen. Wenn nur ein Bein wackelt, besteht schon die Gefahr, dass du umkippst.

Ich sage nicht, dass du ein Vollzeit-Heilungs-junkie werden sollst oder ein Wochenend-Work-shop-Aktivist (außer das macht dich glücklich). Geh locker damit um, aber sei neugierig. Denk jedoch daran, dass es viele Quacksalber gibt, die Schilder aushängen, auf denen steht: »Krebs-heilung in drei Raten zu 19,95 Dollar«. Informiere dich gründlich.

Tipp Nr. 19

HOL EINE ZWEITE (UND DRITTE!)

Meinung ein

ES IST RICHTIG, DASS man ein Buch nicht nach seinem Cover beurteilen sollte, aber Warteräume sagen eine Menge aus. Das zweite Krankenhaus, in das ich ging, Klinikum X (Name nicht genannt aus gesetzlichen und finanziellen Gründen), hatte im Warteraum harte Holzstühle, einen schmutzigen Teppich und ein mit Tesafilm befestigtes Schild, auf dem stand: ESSEN UND TRINKEN VERBOTEN. Es gab keine tollen neuen Gebäudeflügel, die die Namen von reichen Stif-

tern trugen, oder geschäftige Freiwillige, die Wagen mit zerlesenen Liebesromanen durch die Gegend schoben.

Die Schwester an der Aufnahme schüchterte mich mehr ein als der Krebs. Kein Hallo. Kein »Herzlich Willkommen!«. Kein »Tut mir leid, dass du das durchmachen musst, Süße«. Nur Gemeinheit und davon viel. Es ist mir ein Rätsel, warum missmutige Menschenhasser Jobs in Krebs-krankenhäusern bekommen. Sollte es da nicht so etwas wie einen Persönlichkeitstest geben? Zum Beispiel: »Wenn Krebspatienten Schwierigkeiten haben, ihre Chipkarte zu finden, sollte man ihnen (a) sagen, dass sie sich keine Sorgen machen und sich Zeit lassen sollen; sie (b) fragen, ob man behilflich sein kann; oder ihnen (c) sagen, dass sie hinmachen sollen, weil sie den ganzen Verkehr aufhalten!«

Nehmen wir zum Beispiel Schwester Ratchet, die Cruella vom Dienst. Sie war ein korpulenter Drill-Sergeant mit Fingernägeln, die mit tropischen Szenen geschmückt waren und wie wild auf ihrer Computertastatur herumhackten. Ich saß nervös und verwirrt da, als sie mir in ihrem breiten Akzent Befehle zurief. Sie nahm mich nicht für eine Untersuchung auf, sie schikanierte mich, weil ich verantwortungslos genug war, krank zu werden. Als ob ich es hätte verhindern können, wenn ich nur eine Mütze getragen und einen Schal umgemacht hätte oder das Haus, um Gottes willen, nicht mit nassen Haaren verlassen hätte!

»KRISTIN CARR?«, blaffte sie mich an.

»JA MA'AM!«

»FÜLLEN SIE DIESE TAUSEND FORMULARE AUS UND ICH MÖCHTE KEIN TIPPEX BENUTZEN MÜSSEN! HABEN SIE EINEN KATHETER?«

»NEIN MA'AM!«

»HABEN SIE EINEN PORTKATHETER ODER EIN STENT?« Ich schwieg verwirrt. Was bedeutete das? Sollte ich so was mitbringen? Ich spürte plötzlich, wie sich Schweißtropfen in meinen Achselhöhlen sammelten. »HALLOOOOO! EIN PORTKATHETER, EIN STENT, EIN DOLCH IM HERZEN? EIN SPEER IN DER BRUST? EIN NAGEL AN IHREM KREUZ?«

»NEIIIIIIN!«, jaulte ich.

»Gehen Sie mit Ihrer Versicherungskarte zu Maria in Zimmer 307 und vergessen Sie nicht, mir meinen Stift wiederzugeben.«

Nachdem ich bei Maria in Zimmer 307 fertig war, ging ich wieder zu meinen Eltern. Meine Mom sah besorgt aus. »Wo sind die ganzen Nerzmäntel?«, flüsterte sie arglos. Eigentlich wollte sie fragen: »Wo sind all die reichen Leute?« Politisch korrekt hin oder her, wenn man krank ist, hat es etwas Beruhigendes an sich, einen vornehmen Warteraum zu betreten, der voller gutgekleideter, reicher Leute ist. Aber wie ich schon bald herausfand, ist es nicht unbedingt die beste Methode, die Nähe der Reichen und Berühmten zu suchen, wenn man auf der Suche nach der bestmöglichen Behandlung ist.

Wenn das Klinikum X ein alter, verrosteter Ford war, war das Klinikum Y ein Mercedes. Dieses Krankenhaus hatte vier Sterne. Die luxuriösen Ledersofas, die künstlichen Wasserfälle und die wunderschönen Zimmer für die Chemotherapie gaben mir das Gefühl, in ein schickes Spa einzuchecken. Es gab dort sogar kostenlose Snacks, Butterkekse, Milchkaffee und Quellwasser in Flaschen. Und die Schwestern mit dem breiten Lächeln, die aussahen wie die Frauen von Stepford, waren wie adrette Kellnerinnen angezogen und trugen leuchtende Anstecker, auf denen stand: UMARMUNG GEFÄLLIG? Aber ja, drücken Sie nur!

So weit, so gut, dachte ich. Hier könnte ich mich wohlfühlen, könnte sogar den Berg der monatelang unbeantworteten E-Mails in der kostenlosen Highspeed-Internet-Lounge beantworten. Aber drei Stunden später war mir nicht mehr zum Lachen zumute. Vier Stunden später war ich wütend! Der berühmte Arzt (nennen wir ihn Dr. Richards, oder kurz DEPP) rief mich schließlich auf. Er entschuldigte sich nicht dafür, dass er uns so lange hatte warten lassen. Er saß einfach nur da und redete selbstgefällig von Behandlungen, die »wahrscheinlich sowieso nicht anschlagen« würden.

Als wir ein paar Fragen stellten, die bei unseren Nachforschungen aufgetreten waren, schien ihn das zu amüsieren. Wie langweilig! Nach ein paar Minuten war der Termin vorbei und er hatte die Chance vergeben, mich als Patientin zu gewinnen. Sein Gottkomplex war primitiv! Für ihn war ich eine wandelnde Statistik; er war für mich ein Idiot, der eine Tracht Prügel mit dem Pfannenwender verdient hatte, so wie Großmutter es immer gemacht hatte. Nichts für ungut, aber Sie sind leider unterqualifiziert. Der Nächste, bitte!

Die TÜCKEN, wenn man nur eine Meinung einholt

Meine Freundin Terri habe ich vor 13 Jahren über einen Exfreund kennengelernt. Manchmal weiß man nicht, was eine Beziehung einem letzten

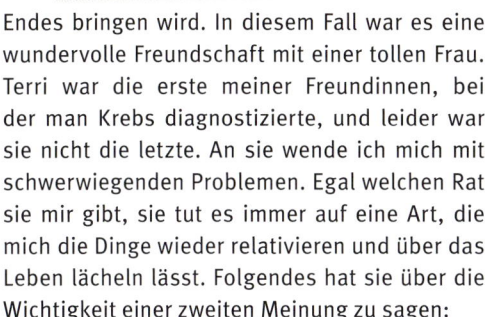

ALTER: in den Vierzigern

HAARFARBE: blond (natürlich blond!)

AUGEN: blau

GRÖSSE: 1,62 Meter

GEWICHT: 54 Kilogramm und laut meinem Mann genau richtig!

HEIMAT: Maywood, New Jersey

BERUF: Psychotherapeutin; TV-Schauspiellehrerin in den Stone Street Studios und an der Tisch School of the Arts der New York University; Moderatorin der Talkshow *On Your Mind— Mental Health and Healing*; und momentan in der Ausbildung zur Kickboxtrainerin!

LIEBLINGSSPRUCH: »Entweder ist man Teil des Problems oder Teil der Lösung.«

BESTER TIPP: Wenn ich mit meinen Freunden aus Kindertagen verreise, haben wir ein Ritual. Sobald wir auf der Autobahn sind, öffnen wir alle Fenster und schreien uns die Lunge aus dem Hals. Mein Tipp ist, möglichst oft zu schreien: Das wirkt befreiend!

Endes bringen wird. In diesem Fall war es eine wundervolle Freundschaft mit einer tollen Frau. Terri war die erste meiner Freundinnen, bei der man Krebs diagnostizierte, und leider war sie nicht die letzte. An sie wende ich mich mit schwerwiegenden Problemen. Egal welchen Rat sie mir gibt, sie tut es immer auf eine Art, die mich die Dinge wieder relativieren und über das Leben lächeln lässt. Folgendes hat sie über die Wichtigkeit einer zweiten Meinung zu sagen:

TERRI: Mein erster Chirurg im Klinikum Z (Name aus den üblichen Gründen nicht genannt) hat die Hälfte meiner Schilddrüse entfernt. Er hat mich in den zehn Tagen bis zu meiner Nachuntersuchung nicht angerufen, also dachte ich, dass alles in Ordnung sei. Als ich zu meinem Termin kam, sagte er, dass er sich den pathologischen Befund noch nicht angesehen hätte! Das fand ich ziemlich selt-sam und ich dachte: »Wow, wie wär's, wenn Sie ihn sich jetzt ansehen würden?!« Er sah ihn sich an und sagte: »Tja, es ist ein maligner Tumor.«

Da ich noch eine Krebs-Jungfrau war, fragte ich: »Ist das der bösartige?«

»Nein, es handelt sich um Krebs eines solch niedrigen Grades, dass ich es nicht einmal als Krebs bezeichnen würde«, sagte er.

Man kann es Stuhl nennen, aber deswegen wird es kein Stuhl, oder? Also informierte ich mich umfangreich und fand heraus, dass es gar nicht so gut aussah, dass es sich auf Lunge und Knochen ausbreiten konnte und dass der Tumor die Größe einer Pflaume hatte. Als ich ihn wieder-sah, sagte ich ihm, dass ich mir Sorgen um die andere Hälfte meiner Schilddrüse machen würde, aber er bestand darauf, dass alles in Ordnung und ich eigentlich nur hysterisch sei. »Aber was ist, wenn sie unrecht haben?«, wollte ich wissen.

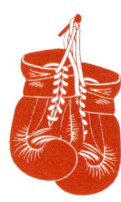

»Das würde mir sehr leid tun und Ihnen würde es sehr, sehr leid tun.«

Darauf antwortete ich: »Ich mache mir keine Sorgen, dass es mir leid tun würde, ich mache mir Sorgen, dass ich sterben könnte. Und dass es Ihnen leid tun würde, während Sie in Westchester Golf spielen, ist mir kein Trost!« Ich feuerte ihn noch am selben Tag. Es zeigte sich, dass er unrecht gehabt hatte und die andere Hälfte meiner Schilddrüse vom Krebs befallen war – von zwei sehr seltenen Krebsarten. Sechs Monate später musste ich die gleiche OP noch einmal über mich ergehen lassen.

Lektion gelernt: Nur du allein bist für deine Gesundheit verantwortlich. Entscheide dich nicht aus Angst für einen Arzt und geh nicht davon aus, dass alle gleich sind. Ich habe es getan und ich habe es später bereut.

Tipp Nr. 20

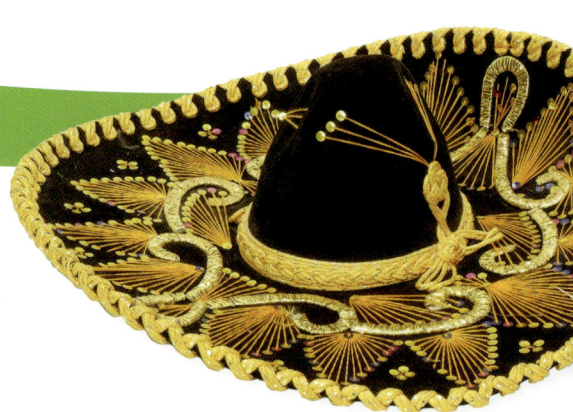

SUCHE NACH EINEM ASS,
dem Besten der Besten

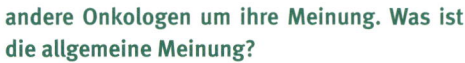

LEG DICH NICHT auf den ersten Arzt fest, den du triffst. Auch wenn du diesem ersten Arzt völlig vertraust, sieh dich weiter um, damit du dir absolut sicher sein kannst. Hier ist ein Spickzettel für die Eignungsprüfung:

1. Sieh dir das Diplom an der Wand an. Es sollte aus einem Land stammen, das du kennst. Und möglichst nicht aus Entenhausen.
2. Kann er den Namen deiner Krebsart aussprechen? Wenn ja, kann er es auch ganz schnell fünfmal hintereinander?
3. Wie Viele Patienten mit deiner Krankheit hat er schon behandelt seit dem Anatomiekurs '82?
4. Ist er ein Spezialist? Ein Forscher? Spezialisten haben größere Fachkenntnisse als normale Onkologen und sind eher auf dem Laufenden, was die führenden neuesten Behandlungsmethoden betrifft. Falls dein Arzt in der Forschung tätig ist, besorg dir die Artikel, die er veröffentlicht hat. Sie werden dir Auskunft über seine Behandlungsstrategien geben.
5. Für Welche Behandlung entscheidet er sich? Informiere dich über die Methode und bitte andere Onkologen um ihre Meinung. Was ist die allgemeine Meinung?
6. Verhält er sich Patienten gegenüber wie Dog, der Kopfgeldjäger?
7. Wie ist sein Ruf in Medizinerkreisen?

Finde denjenigen, der am besten über deine Krankheit Bescheid weiß. Vier Meinungen später entschloss ich mich für eine Zusammenarbeit mit Dr. George Demetri, dem Direktor der Sarkom-Abteilung des Dana-Farber Cancer Institute. Auf Wiedersehen, Fords und Mercedes, hallo, feuerroter 66er Mustang! Ich wusste, dass Dana-Farber der richtige Ort für mich sein würde, wenn es richtig schlimm werden würde.

Dr. Demetri ist Wissenschaftler und Forscher. Er liest nicht nur von den neusten Methoden, er entwickelt sie mit. Dr. D. hat freundliche Augen,

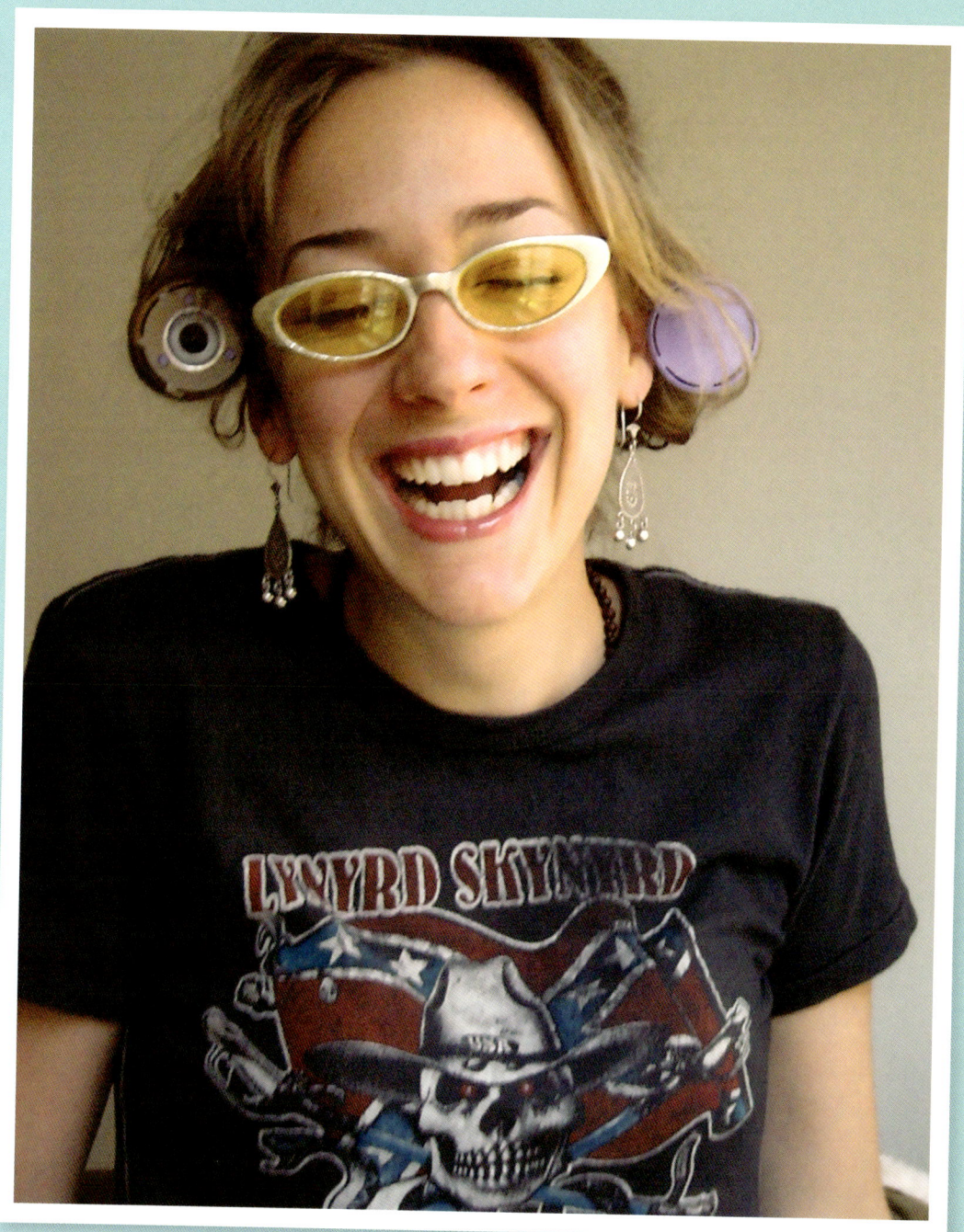

ein nettes Lächeln und ist superschlau. An einige meiner Verlierer-Exfreunde hätte ich die gleichen hohen Anforderungen stellen sollen! Jede noch so kleine Information über meine Krankheit ist in seinem Temporallappen (Klugscheißer-Ausdruck für Gehirn) gespeichert. Und obwohl er kein Blatt vor den Mund nimmt, bleibt er immer kameradschaftlich. Das Beste ist, dass er mich genauso respektiert, wie ich ihn respektiere. Er nennt meine Familie das Carr-Team und nimmt sich gern die Zeit, mir Dinge zu erklären. Am wichtigsten aber ist, dass Dr. D. direkt zur Sache kommt, wenn er Neuigkeiten für mich hat – er redet nicht um den heißen Brei herum. Es gibt nichts Schlimmeres als Small Talk über das Wetter, während deine Untersuchungsergebnisse ein Loch durch die braune Mappe brennen.

Zum Glück gibt es heute eine neue Art von Onkologen, die die Schocktherapie »Krieg dem Krebs« der siebziger und achtziger Jahre neu bewerten. Damals war es das Ziel, die Tumore zu verkleinern, koste es, was es wolle. Was dazu führte, dass viele Menschen enorm leiden mussten. Häufig ging die Lebensqualität der Patienten völlig verloren – und dann kehrte der Krebs zurück.

Heute ist das Ziel in vielen Fällen (wie auch bei mir) Stabilität und nicht Schrumpfen. Es ist verständlich, dass eine Krebsdiagnose Menschen aus der Bahn werfen kann. Manchmal geben sie dann zu schnell auf oder lassen die Krankheit ihr Leben bestimmen und einschränken. Die meisten Menschen denken über Krankheiten wie erhöhten Blutdruck oder Diabetes nicht so, wie sie über Krebs denken. Und doch behandeln viele Ärzte Krebs heute wie eine chronische Krankheit. Vielleicht müssen wir aufhören, »Krieg zu führen«, und anfangen, zu verstehen, so dass Krebs weniger bedrohlich erscheint, physisch und mental, und Menschen viele Jahre mit der Krankheit leben können … wenn sie denn müssen.

Tipp Nr. 21

MAN BRAUCHT VIELE HELFENDE HÄNDE,

also stell ein Team zusammen und delegiere!

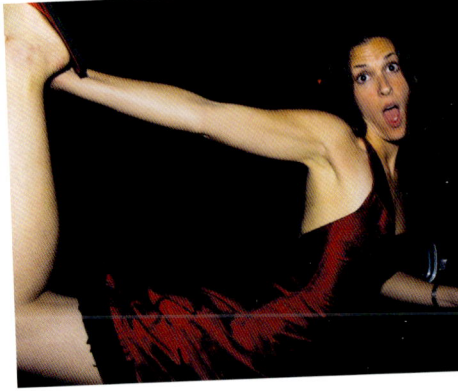

Meine urkomische (und gelenkige) Schwester Les

VERTEILE AUFGABEN. Lass dich von deiner Familie und deinen Freunden unterstützen. Lass zum Beispiel jemand anderen Informationen googeln. Ich bat meine beste Freundin Lisa, meine Recherche-Frau zu sein. Sie kämpfte sich durch den Informationsdschungel und schickte mir nur das, was ich wissen musste. Ich wollte nicht haarklein wissen, was passieren würde, wenn die Tumore sich ausbreiten würden. Und wer zur Hölle möchte deprimierende Statistiken lesen? Das verdirbt doch die Party! »Sorry, ich muss los; man hat mir gesagt, dass ich in circa 45 Minuten ins Gras beißen werde. Ich muss beim zweiten Cocktail also leider passen.«

Mein Team erfüllt wichtige Aufgaben. Anfangs war Dad mein Steuermann. Er brachte mich quälend überpünktlich zu all meinen Terminen, »um auf der sicheren Seite zu sein«. Das war äußerst wichtig, da ich den Orientierungssinn meiner Mutter geerbt habe, was bedeutet, dass rechts links ist und Westen Osten. Das ist okay, wenn man einen Ausflug aufs Land macht, aber unheimlich stressig, wenn eine Computertomographie vor einem liegt. Manchmal muss man monatelang warten, um ein paar Minuten mit einem Spitzenarzt sprechen zu können, also sei lieber pünktlich!

Mom wurde zu meiner Krebs-Sekretärin, behielt den Überblick über den nicht enden wollenden Papierkram und die Versicherungsunterlagen, die sich zu vermehren schienen wie Ratten in der Kanalisation. Meine Schwester sorgte für die Unterhaltung. Manche Patienten bevorzugen ruhige, ernste Besuche im Krankenhaus. Ich nicht. Ich will eine Zirkusvorführung. Leslie kennt unendlich viele unanständige Witze und ist von Medizinschränken fasziniert, auf denen gelbe Aufkleber mit der Aufschrift BIOGEFÄHR-DUNG kleben. Natürlich wird es nie langweilig. Bei einem denkwürdigen Besuch bekam sie ein paar Gummihandschuhe und eine Tube Gleitmittel in die Finger. Muss ich noch mehr sagen? Wir brachen in schallendes Gelächter aus, als die Worte »Bück dich!« durch die Schwesternstation hallten.

Überleg dir, wer dir das Leben erleichtern kann. Vielleicht brauchst du Hilfe mit den Kindern, jemanden, der zur Reinigung geht oder deine Wäsche wäscht? Oder vielleicht würde es dich entlasten, wenn dich jemand bekochen würde? Die Menschen, die dich lieben, werden dir gern ihre Zeit schenken. Manchmal ist eine kleine Hilfe das schönste Geschenk.

Tipp Nr. 22

LEG DIR EINEN
»Medizinordner« an

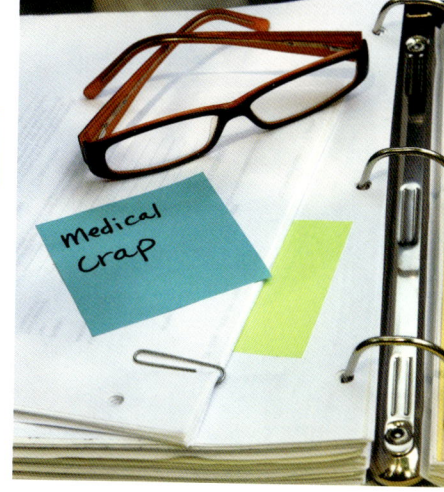

INFORMATIONEN UND MEDIZINISCHE DOKUMENTE werden bald überall herumfliegen. Ich bin Jungfrau (Übersetzung: total pedantisch und obsessiv). Meine Mom ist Widder (Übersetzung: gut organisiert und tatkräftig). Zusammen (na gut, eigentlich war sie es) legten wir einen wunderbaren Medizinordner an, inklusive aller Informationen über Krebs, die ich hatte. Es folgen ein paar Grundschritte, um einen Anfang zu machen:

- Sei praktisch und gründlich, aber hab auch Freude dabei. Mach daraus ein Sammelalbum, wenn du willst; lege Zeitschriften, Bilder, Artikel oder Zitate, die dich inspirieren, dazu.
- Es ist wichtig, dass du dir deine Fragen vor deinen Terminen aufschreibst und währenddessen darauf zurückkommst. Pass auf, dass du das, was die Ärzte dir erzählen, auch verstehst. Auch wenn sie dir das Gefühl geben, dass die Informationen, die sie dir mitteilen, simpel und einfach zu verstehen sind, bitte sie, es noch einmal zu erläutern, wenn es für dich nicht glasklar ist. Lass dir alles doppelt und dreifach erzählen, sei langsam, sei schwer von Begriff – wen kümmert das! Lass dich von ihrem elliptischen Medizinerjargon nicht einschüchtern. Viele Ärzte stammen aus einem fernen, fernen Land, aus dem Übersetzer nur selten lebend wieder herauskommen. Wenn du niemanden hast, der mit dir zu deinen Terminen geht und für dich mitschreibt, nimm ein Diktiergerät mit, damit du dich nicht sorgen musst, etwas nicht mitzubekommen.

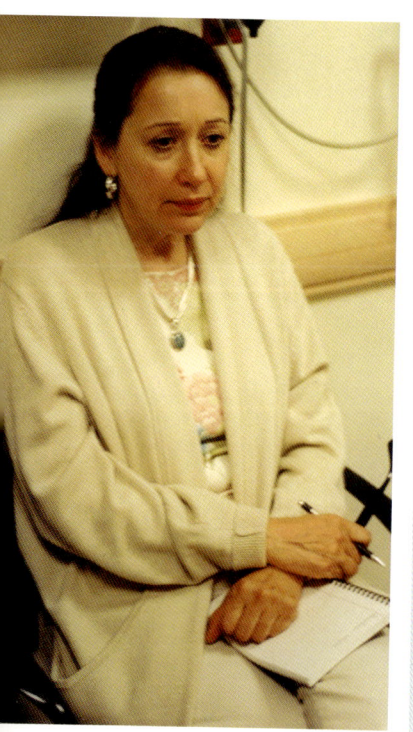

- Behalte den Überblick über all deine Behandlungen sowie deine Medikation und die Dosierungen (inklusive pflanzlicher Mittel und Vitamine). Notier dir die Nebenwirkungen.
- Schreib dir auf, wann du ins Krankenhaus musst und aus welchem Grund.
- Erstell eine detaillierte Zusammenfassung deiner Arztbesuche und Krankenhausaufenthalte. Man weiß nie, wann man die genauen Daten mal braucht.
- Besorg dir einen Terminkalender, um den Überblick über deine Termine und den Medikamentennachschub zu behalten.

- Bewahre darin auch wichtige Telefonnummern, Adressen und Visitenkarten auf.
- Mache Kopien von deinen Versicherungsunterlagen, damit du sie bei Bedarf vorzeigen kannst.
- Halte immer ein paar leere Blätter bereit, damit du Notizen machen kannst.
- Sammle Karten und pläne von der Gegend um dein Krankenhaus, inklusive einiger Restauranttipps – besonders von solchen Restaurants, die Essen zum Mitnehmen verkaufen! Das Essen in Cafeterias ist scheußlich. Du brauchst einen Plan B.

Du kannst auch vorgefertigte Ordner kaufen, zum Beispiel auf www.cancer101.org, bei der Lance-Armstrong-Stiftung (livestrong.org), oder auf meiner Website www.crazysexycancer.com. Die sind zwar auf Englisch, aber vielleicht kannst du sie trotzdem brauchen.

Dies ist einer der wichtigsten Tipps dieses Buches, was das Organisatorische betrifft, also kauf oder bastel dir schnellstens einen Ordner!

»Mit Liebe wurden wir geboren. Angst lernen wir hier.«
MARIANNE WILLIAMSON,
Autorin

DER KAMPF GEGEN DEN KREBS hat seinen Preis. Traurig, aber wahr. Es ist wesentlich, dass du weißt, was deine Versicherung zahlt und welche Möglichkeiten es sonst noch gibt. Wenn dieser Abschnitt dich zum Gähnen bringt, sei dir sicher, du bist nicht allein. Sich mit Versicherungen zu befassen ist stinklangweilig, aber man muss sich darum kümmern. Also teil dir deine Kräfte ein und führ es dir in kleinen Dosen zu, wenn nötig.

Tipp Nr. 23

FINDE HERAUS, WAS DEINE KRANKENVERSICHERUNG ABDECKT,
bevor die Behandlung beginnt

DU MUSST VIELLEICHT einige Behandlungen, Gebühren oder Dienstleistungen selbst bezahlen, wenn du dich nicht an die Richtlinien deiner Versicherung hältst. Folgendes solltest du mit deiner Kasse klären, bevor du eine Behandlung beginnst:

- Ist eine vorherige Genehmigung für irgendwelche chirurgischen Eingriffe oder Behandlungen nötig? Bitte deinen Arzt, dir zu erklären, warum zum Teufel dieser oder jener Eingriff notwendig ist.
- Ist irgendetwas von deiner Krankenversicherung ausgeschlossen – zum Beispiel Sach- oder Dienstleistungen, für die es keine Zuschüsse gibt und die du dann selbst zahlen müsstest?
- Kannst du kostenfrei zweite Meinungen einholen? Oder werden sie für bestimmte Eingriffe wie Operationen sogar verlangt?
- Wenn du Zusatzversicherungen hast, finde heraus, was sie abdecken, zum Beispiel eine Chefarztbehandlung im Krankenhaus.
- Musst du bei Krankenhausaufenthalten Zuzahlungen leisten?
- Welche alternativen Therapien zahlt deine Krankenkasse und zu welchen Verfahren leistet sie zumindest Zuzahlungen? Viele Kassen sind auch bereit, Zuschüsse zu bestimmten Kursen zu zahlen, oder bieten selbst Kurse zum Beispiel zu Yoga und anderen Entspannungstechniken an. Informiere dich gründlich und nimm mit, was du kriegen kannst!
- Wenn deine Haare sich verabschieden, beteiligt sich deine Krankenkasse dann an den Kosten für eine Perücke?

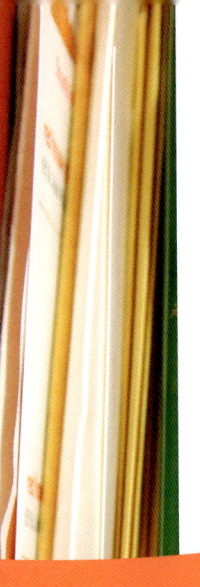

Und wie bezahlst du jetzt?

Das kommt ganz darauf an, ob du privat oder gesetzlich versichert bist. Bei einer privaten Krankenkasse erfolgt die Abrechnung meist über eine Kostenerstattung. Das heißt, du bekommst vom Arzt eine Rechnung, die du erst selbst bezahlst und dann bei deiner Kasse einreichst.

Bei der gesetzlichen Krankenkasse wird normalerweise über die Versichertenkarte abgerechnet, so dass die Krankenkasse direkt an den Arzt zahlt. Voraussetzung dafür ist, dass der Arzt von der Kasse zugelassen ist. Wenn er das nicht ist, übernimmt die Kasse die Kosten nicht. Bei zugelassenen Ärzten übernimmt die Kasse die Behandlungskosten, wenn sie in ihrem Leistungskatalog festgeschrieben sind. Handelt es sich um »individuelle Gesundheitsleistungen«, die aus Sicht der Krankenkasse nicht zwingend notwendig sind, die du aber in Anspruch nehmen möchtest, dann bekommst du eine Privatrechnung und musst diese selbst zahlen. Lass dich auf jeden Fall gründlich beraten!

Tipp Nr. 24

WÜHLE DICH DURCH DEN PAPIERKRAM UND WERDE
Fachfrau für Krebszeug

VIELE KREBSPATIENTEN nutzen nicht alle finanziellen Möglichkeiten, weil sie von bestimmten Leistungen nichts wissen, verwirrt sind oder sich von dem Papierkram abschrecken lassen. Du solltest zum Angriff blasen, denn nur wenn du dich mitten hinein stürzt, kannst du das Maximum herausholen. Hier nur ein paar Beispiele:

DIE (GESETZLICHE) ERWERBSMINDERUNGS-RENTE. Wenn man eine berufliche Tätigkeit nur noch bis zu sechs Stunden ausführen kann, hat man Anspruch auf die zweistufige Erwerbsminderungsrente. Bei einer möglichen Tätigkeit zwischen drei und sechs Stunden erhält man eine halbe Erwerbsminderungsrente, wer einen Beruf nur noch unter drei Stunden ausführen kann, erhält eine volle Erwerbsminderungsrente. Erwerbsminderungsrenten werden nur noch als Zeitrenten gewährt und sind auf drei Jahre befristet, können jedoch wiederholt werden. Ab dem siebten Monat der Erwerbsminderung werden Leistungen gezahlt. Die Anträge kann man sich auf der Seite der Deutschen Rentenversicherung herunterladen (www.deutsche-rentenversicherung.de).

DIE (PRIVATE) BERUFSUNFÄHIGKEITSVERSICHE-RUNG. Das ist eine private Absicherung gegen Berufsunfähigkeit, um bei Verlust der Arbeitskraft die auftretende Versorgungslücke schließen zu können. Neben psychischen Erkrankungen und Schäden des Bewegungsapparates zählt Krebs zu den häufigsten Ursachen für eine Berufsunfähigkeit.

HÄRTEFONDS (z.B. der Deutschen Krebshilfe). Wenn man durch seine Krankheit unverschuldet in finanzielle Not gerät, bieten Härtefonds verschiedener Organisationen kurzfristige Hilfe. Die Deutsche Krebshilfe vergibt zum Beispiel solche Härtefonds.

> »Die Frage lautet nicht, wer wird es mir erlauben, sondern wer soll mich aufhalten.«
>
> **AYN RAND,**
> **Schriftstellerin**

Tipp Nr. 25

HOL DIR *Hilfe*

DU SOLLTEST VOR ALLEM NICHT DAVOR ZURÜCK-SCHRECKEN, dir Hilfe zu holen, wenn du selbst nicht mehr durchsiehst. Während für dich alles neu ist, gibt es andere, die mit solchen Situationen Erfahrungen haben. Frag Ärzte, was du tun kannst, lass dir in Krankenhäusern Termine bei Kliniksozialdiensten geben, finde einen netten Ansprechpartner in deiner Krankenkasse!

Außerdem gibt es Organisationen, die auf so was spezialisiert sind, sie können dich um-fassend beraten, dir Tipps geben und Adressen vermitteln, vielleicht können sie dir Ansprechpartner empfehlen oder sie geben dir einfach das Gefühl, dass du nicht allein bist in dieser schwierigen Situation. Geh zu Krebsberatungsstellen, zur Deutschen Krebshilfe, suche den Kontakt zu Selbsthilfegruppen und schaue in Foren im Internet vorbei oder suche dir regionale Anlaufstellen, um an die Informationen zu kommen, die du jetzt so dringend brauchst!

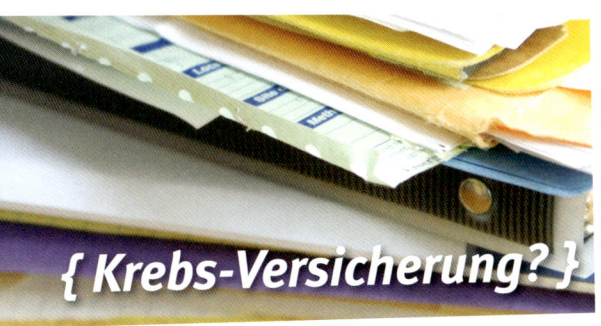

{ *Krebs-Versicherung?* }

MANCHE VERSICHERUNGEN in Deutschland bieten »Krebs-Versicherungen« an, vor allem für Frauen im Falle von häufig vorkommenden Krebsarten wie Brustkrebs. Diese decken dann zum Beispiel besondere Therapien und Anwendungen, kosmetische Operationen, Kinderbetreuung, eine Haushaltshilfe oder einen Kuraufenthalt ab. Man sollte sich aber im Einzelfall genau informieren, ob sich das rechnet, denn einiges übernimmt die Krankenkasse sowieso.

DIE DEUTSCHE KREBSHILFE

Die Deutsche Krebshilfe hat es sich zur Aufgabe gemacht, Krebskranken und deren Angehörigen und Freunden (deinem Team!) mit Rat und Tat zur Seite zu stehen. Sie bietet Hilfe in der Zeit der Um- und Neuorientierung, in der du dich gerade befindest. Zusätzlich zu dem umfangreichen Informationsangebot auf der Homepage (www.krebshilfe.de) kannst du die Mitarbeiter des Informations- und Beratungsdienstes auch per E-Mail oder telefonisch erreichen. Sie sind Spezialisten in Sachen Versicherungskram, Sozialleistungen, psychosoziale Unterstützung und Krankheitsverarbeitung und helfen dir bei der Beantragung von Sozialleistungen!

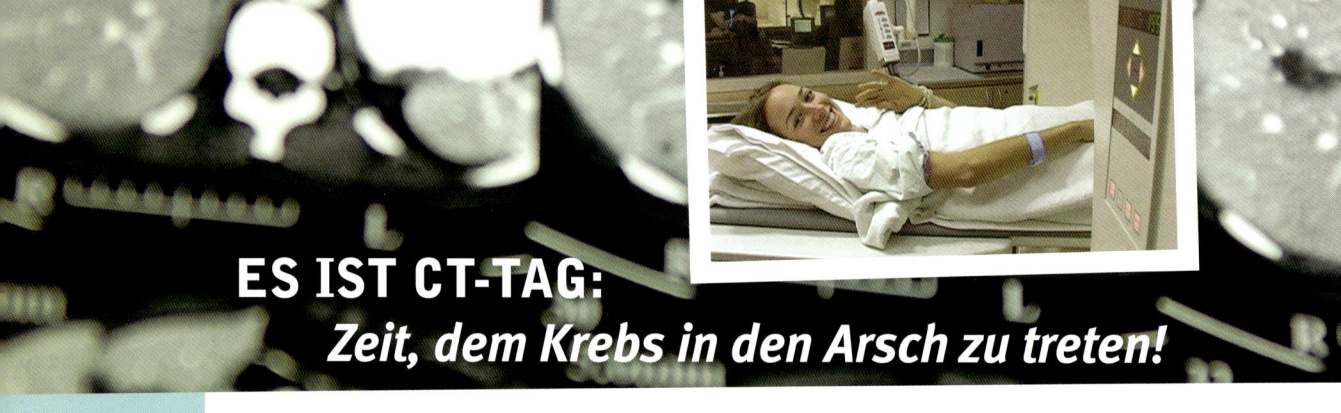

ES IST CT-TAG:
Zeit, dem Krebs in den Arsch zu treten!

DIE TOUR DURCH DEN VERSICHERUNGS-DSCHUNGEL ist zu Ende und es ist nun an der Zeit, das auf der Krebs-Uni Erlernte auch zu erproben und sich den Herausforderungen der Behandlungen zu stellen. Die erste Herausforderung ist die Angst vor dem CT-Tag. Man schwitzt Blut! Rechne bitte damit, dass der Stresspegel am Tag der Untersuchung ins Unermessliche steigt und dich fast zum Platzen bringt.

Es folgen nun ein paar Ratschläge, die dir hoffentlich dabei helfen werden, ein wenig runterzukommen.

Tipp Nr. **26**

LASS DIR IMMER CT-TERMINE FRÜH AM MORGEN GEBEN,
damit du nicht den ganzen Tag fasten musst

WENN DU BIST WIE ICH, lässt du nur ungern eine Mahlzeit aus. Du musst deine Termine vielleicht schon einige Monate im Voraus machen, also denk daran, dass du dir vielleicht einen Gefallen tust, wenn du die Termine auf morgens legst. Warum sich das frühe Aufstehen noch lohnt: Wenn du ein wenig Druck machst, bekommst du deine Ergebnisse vielleicht noch am selben Tag und entgehst so den nächtlichen Panikattacken. Aber sei höflich und reiß dich zusammen. Erinnerst du dich an Schwester Ratchet?

Der Umgang mit aufdringlichen, selbstgefälligen Zicken hat sie sicher nicht netter werden lassen.

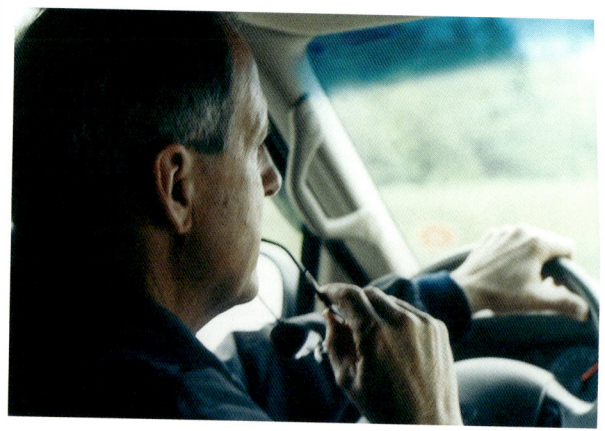

Dad, mein Steuermann

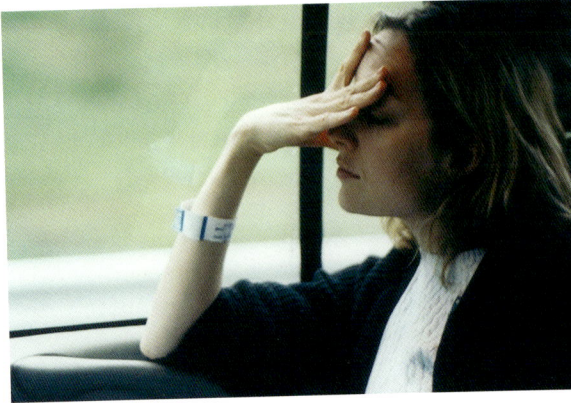

Stress am CT-Tag

Tipp Nr. 27

BESORG DIR MASSENWEISE KLATSCHZEITSCHRIFTEN,
um dich abzulenken ...

WENN MÖGLICH, ruf in der Praxis deines Arztes an und erkundige dich, ob es eventuell später wird. Wartezimmer können ziemlich deprimierend sein und man will so wenig Zeit wie möglich darin verbringen. Aber wenn du doch dort festsitzen solltest, vertiefe dich in Blödsinn. Es ist schwierig, sich dort mit anspruchsvollen Dingen zu befassen, also sei nachsichtig mit dir. Verfolg Brangelinas neueste Kinder-Shoppingtour oder Britneys letzten peinlichen Auftritt. Verlass dich nicht darauf, dass das Krankenhaus up to date ist, was die Auswahl an Klatschmagazinen angeht. Ansonsten endest du wahrscheinlich mit zerlesenen Exemplaren von *Bunte* und *Schöner wohnen* aus den Neunzigern. Oder noch schlimmer: mit einer *Sportbild*. Das wäre die reinste Folter.

Tipp Nr. 28

TRAG EINEN SPORT-BH
ohne Metallteile

AUF DIESE WEISE KANNST DU vermeiden, dass du jedes Mal, wenn du einen Arm hebst oder deine Position auf dem CT-Bett veränderst, deine Brüste zur Schau stellst. Ich wette, Krankenhaushemden wurden von einem Mann erfunden! Egal wie stylish du aussiehst mit deinen Designer-Schuhen, der hippen Jeans und dem sündhaft teuren Lippenstift, in dem Moment, in dem du das blöde Hemd anziehst, fühlst du dich krank, nackt und absolut unstylish. Einige Krankenhäuser haben mittlerweile Hemden und Hosen, aber andere verlassen sich immer noch auf das rückenfreie Modell, das einem ein leichtes Rausschlüpfen – oder, Gott bewahre, Reingreifen – erlaubt. Wo haben sie bloß diese Muster her, aus dem Malunterricht im Kindergarten? Wenn du dich in dieser entwürdigenden Notlage wiederfinden solltest, bitte um ein zweites Hemd, um deinen Hintern bedecken zu können. Andernfalls wird jedes Geheimnis gelüftet sein, wenn du in die Radiologie gebracht wirst.

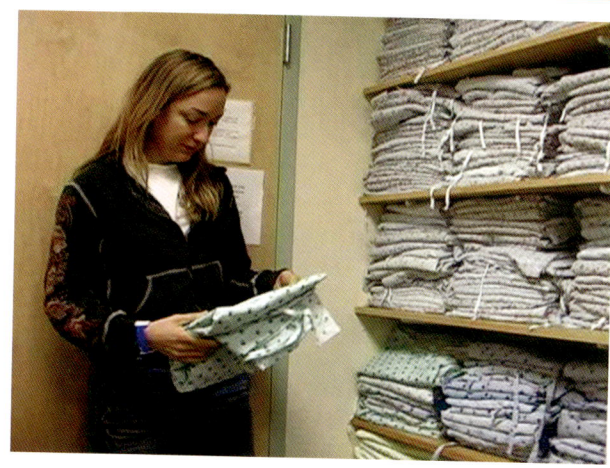

Tipp Nr. 29

NIMM EINEN *Freund mit*

CHEMO ANGELS

Während der Chemo brauchst du so viele Engel an deiner Seite, wie du nur kriegen kannst. Wenn du noch einen Engel brauchst, sieh dir mal diese Webseite an: www.chemoangels.net. Diese Organisation bringt Patienten, die gerade wegen einer Chemotherapie eine schwere Zeit durchmachen, und Engel zusammen, die mit kurzen Nachrichten, Karten und kleinen Geschenken aufmuntern und Mut zusprechen wollen.

BITTE EINEN FREUND oder einen Verwandten, dich zu deinen Arztterminen zu begleiten. In meinem Fall ist es eine gute Möglichkeit für ein Familientreffen – nur ohne Fotoalben und Gin Tonics! Bitte deine Begleitung, Notizen für dich zu machen (wenn du niemanden findest, der mit dir kommt, bring ein Diktiergerät mit). Auf diese Weise musst du nicht zum Stenografen werden. Du hast vielleicht nur ein paar Minuten mit deinem Arzt. Wenn du von deinen Gefühlen überwältigt werden solltest, bekommst du wahrscheinlich ein paar wichtige Informationen nicht mit. Ersatzohren (und eine Schulter zum Anlehnen, falls die Tränen fließen sollten) sind ein absolutes Muss!

Tipp Nr. 30

PLAUDERE MIT DER *Krankenhausbelegschaft*

FREUNDE DICH MIT DER SCHWESTER AN. Sie ist die Frau (aus irgendeinem Grund ist es nie ein Mann), die dir Blut abnimmt. Wenn du nett bist, überlegt sie es sich vielleicht zweimal, bevor sie den Ärger über ihre kürzliche Scheidung an deinem Arm auslässt. Sei auch freundlich zu der Schwester, die deinen Blutdruck und deine Temperatur misst und dein Gewicht notiert. Mit ein wenig Überzeugungskraft lässt sie dich vielleicht fünf Kilo für Lippenstift und Schuhe abziehen.

KRANKENHAUS-GASTFREUNDSCHAFT

Halte eine Schale mit Süßigkeiten – nur erstklassiges Zeug – in deinem Zimmer für Besucher und Schwestern bereit. Du wirst überrascht sein, wie viele Menschen gerade in dem Moment zufällig vorbeischauen, in dem dir die Fernbedienung runterfällt.

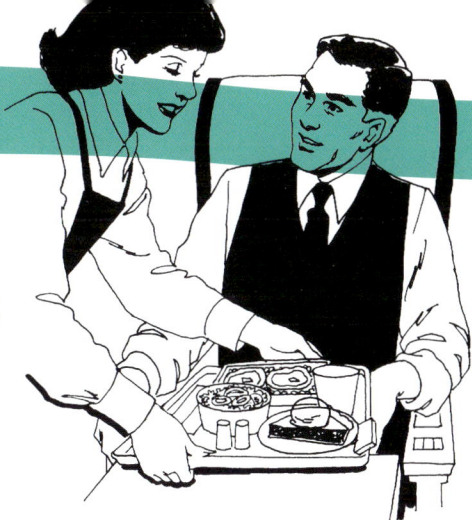

Tipp Nr. **31**

FREUNDE DICH MIT EINER

Stewardess an

DANK DER CHEMO musst du vielleicht auf der Liste deiner Krebs-Accessoires »Kotztüten« ergänzen. Wenn dich nicht gerade eine Stewardess massenhaft damit versorgt, gibt es ein paar andere Quellen für Chemo-bedingte Notfall-Beutel:

- Normale, schlichte Brech- und Spuckbeutel sind zum Beispiel in Apotheken erhältlich oder – wenn du da nicht hingehen möchtest – in Onlineapotheken.
- Wenn du auf der Suche nach einer Tüte mit ein wenig britischem Flair bist, sieh dir mal die Seite www.chuckiebags.com an.

- Wer eine verlässliche Kotztüte ohne Schnickschnack sucht, geht einfach zu www.sicksaver. com. Allerdings erregt die Zeichnung des sich übergebenden Strichmännchens vielleicht mehr Aufmerksamkeit, als man will.
- Wenn dich interessiert, was es alles für verschiedene Kotztüten gibt, dann schau doch mal im Kotztütenmuseum vorbei: www.kotztueten-museum.de.

Tipp Nr. **32**

MACH DIE KLEINE *Tour*

SUZANNE DONALDSON ist nicht nur eine megatalentierte Fotografin und fantastische Redakteurin bei der Zeitschrift *Glamour*, sondern auch meine wundervolle Cousine. Nicht einmal vier Monate, nachdem sie ihren großartigen Mann Steve geheiratet hatte, wurde bei ihr Haarzellenleukämie diagnostiziert, ein seltener Blutkrebs, bei dem buchstäblich haarig aussehende Zellen entstehen. Ich schätze, wir können jetzt offiziell sagen, dass Krebs mit verrückten Namen bei uns in der Familie liegt. Super!

Suzanne hat einen guten Tipp, wie man sich auf seinen ersten Behandlungstag vorbereiten kann: Bitte darum, das Chemotherapie-Zimmer und die anderen Räume, in denen du Zeit verbringen wirst, vorher sehen zu dürfen, damit du weißt, was dich erwartet. Denn es kann ein Schock sein, wenn du das nicht tust.

SUZANNE: Ich wünschte mir so sehr, sie hätten mir die Räumlichkeiten schon mal an einem ruhigen Tag gezeigt, bevor meine Behandlung begann. Ich bin mir sicher, dass ich besser vorbereitet gewesen wäre, wenn ich eine Vorstellung von dem Ort gehabt hätte, an den sie mich brachten, und von dem, was passieren würde. Aber nein.

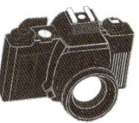

SUZANNE DONALDSON

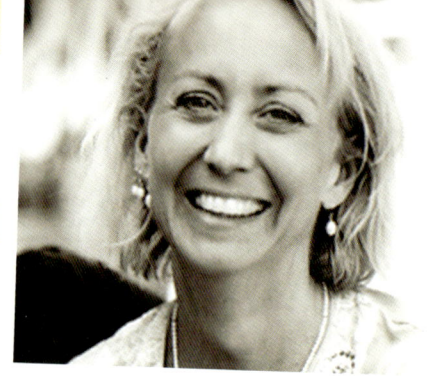

Suzannes Symbol:

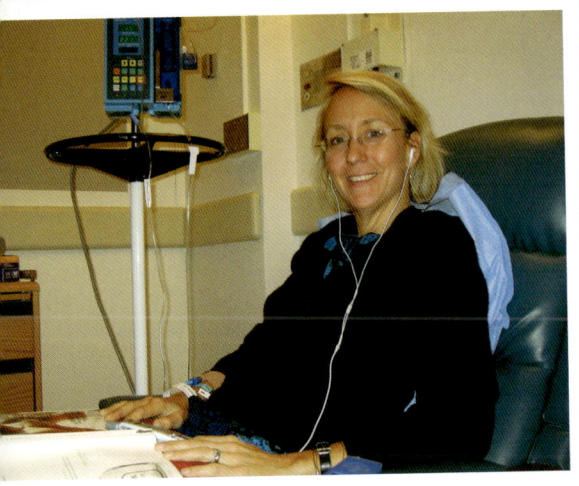

ALTER: 45

HAARFARBE: blond!

AUGEN: blau

GRÖSSE: 1,75 Meter

GEWICHT: nach einer Darmspülung 57 Kilogramm

HEIMAT: ursprünglich Washington, D.C., aber jetzt New York City

BERUF: Fotoredakteurin bei der Glamour

LIEBLINGSSPRUCH: »Lass es los.«

BESTER TIPP: Such dir ein Symbol oder eine Art Prüfstein, um dich jeden Tag an deine Ziele zu erinnern. Für mich ist das die Freiheitsstatue. Sie ist meine Metapher für eine starke, mächtige Frau.

Stattdessen war mein erster Tag superlang, voller EKGs und Anmeldungen.

Ich erinnere mich daran, wie ich in einem Warteraum saß, zusammen mit Patienten aller Altersstufen und in verschiedenen Krebsstadien. Kein schöner Ort. Wir saßen in einer Ecke und beobachteten all die kranken Menschen mit ihren Partnern oder Freunden. Wir gehörten nicht dorthin. Als ich endlich aufgerufen wurde und in das Chemo-Zimmer gehen sollte, traf es mich. Dieser Krebs – der bisher ein sehr fernes Thema gewesen war, das nicht zu mir gehörte, etwas, über das man mich einfach nur informiert hatte – wurde plötzlich sehr real. Zeit zum Durchdrehen! Die Tränen kamen und wollten nicht mehr aufhören. Ich wollte schreien: »Schaff mich hier raus! Ich fühle mich nicht krank! Ich brauche das nicht, seht mich nicht so traurig an! Ich habe Angst und ich will das nicht machen!«

Als sie uns in das Chemo-Zimmer brachten, drehte ich völlig durch! Ich weinte die ganze Zeit wie verrückt. Das war es; ich musste das jetzt durchstehen, es in Ordnung bringen. »Es« war das Ding in mir, das ich nicht einmal spürte und das kaum echt zu sein schien.

Was ich im Folgenden beschreibe, war hauptsächlich deshalb so beängstigend, weil ich nicht darauf vorbereitet war. Man brachte mich zum Chemotherapie-Stuhl.

An meinem Oberarm wurde ein Shunt angelegt und man machte einen Bluttest. Dann bekam ich eine Salzlösung, die meine Venen durchspülen sollte, und danach einen patientenspezifischen Cocktail; in meinem Fall Cladribin, das einige Stunden durch meine Venen tropfte. Ich weinte die ganze Zeit. Mein Mann flippte aus und brach zusammen.

Als es endlich vorbei war, gab es ein Sandwich mit Erdnussbutter und Marmelade, viel Wasser und ich versuchte, meine Probleme zu vergessen.

Weitere Chemo-Tipps *VON SUZANNE*

- Nimm eine gute Freundin oder ein Familienmitglied mit zu deiner Chemotherapie (jemanden, mit dem du wirklich gern zusammen bist).
- Bring einen mp3-Player oder so was mit, um die Geräusche um dich herum ausblenden zu können.
- Denk daran, dir eine Decke oder Ähnliches mitzubringen – diese Zimmer können recht kalt sein.
- Nimm viel Wasser und gesunde Snacks mit – Obst, Nüsse, Karottenstäbchen.
- Ruh dich aus! Die Chemo macht dich alle, also schone und pflege dich.

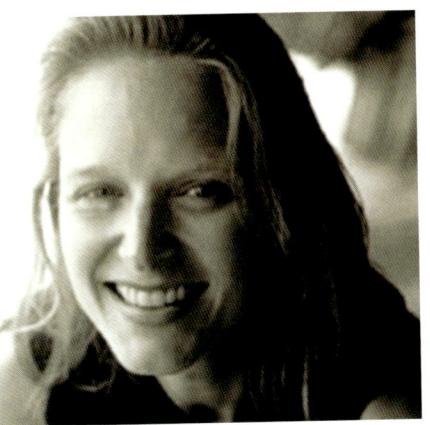

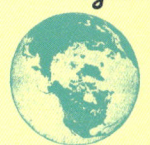

Heidis Symbol:

Steckbrief
HEIDI ADAMS

ALTER: 39 (Ich reize mein Dasein als junge Erwachsene so weit aus, wie ich kann.)

HAARFARBE: blond

AUGEN: blau

GRÖSSE: 1,72 Meter

GEWICHT: Diese Information wird nur an Berechtigte weitergegeben. (Das heißt, nur an Ärzte, die mir Medikamente verschreiben, und an das Laufband im Fitnessstudio.)

HEIMAT: Austin, Texas

BERUF: Gründerin/Geschäftsführerin von Planet Cancer; Mutter von Zwillingen

LIEBLINGSSPRUCH: »Das Atmen nicht vergessen.«

BESTER TIPP: Sei immer voll bei der Sache. Wenn du arbeitest, arbeite. Wenn du mit deinen Kindern oder deinem Mann zusammen bist, konzentriere dich auf sie und lass dich nicht von tausend anderen Dingen ablenken. Und sag immer »danke«, »gut gemacht« und »ich liebe dich«.

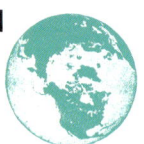

LASS DICH VON DER KRANKENHAUSROUTINE NICHT ÜBERFAHREN
wie von einer Dampfwalze

DAS COOLSTE am Krebs (ja, es gibt einen Silberstreif am Horizont) sind die Menschen, die man kennenlernt und die ohne die Krankheit nicht in dein Leben getreten wären. Mein »Ehrenzwilling!«, Heidi Adams, ist ein solcher Mensch. Wir sind nicht verwandt, aber alle denken, dass wir Zwillinge sind, die bei der Geburt getrennt wurden, weil wir uns von der Art her so ähnlich sind. Sie ist die Einzige, mit der ich meine geheime Parfümmischung teile. Heidi hat Planet Cancer gegründet – eine Gemeinschaft für junge Erwachsene mit Krebs (in der Welt des Krebses jeder von 15 bis 40). Wie sie es ausdrückt, das Alter zwischen »pädiatrisch« und »geriatrisch«, bei dem keiner weiß, ob er dir einen Lolli schenken oder mit dir über die ausreichende Aufnahme von Ballaststoffen reden soll! Mit 26 wurde bei Heidi das Ewing-Sarkom diagnostiziert, ein seltener Knochenkrebs, der meist bei Kindern auftritt. Im Folgenden berichtet sie von ihren Erfahrungen bei der Behandlung.

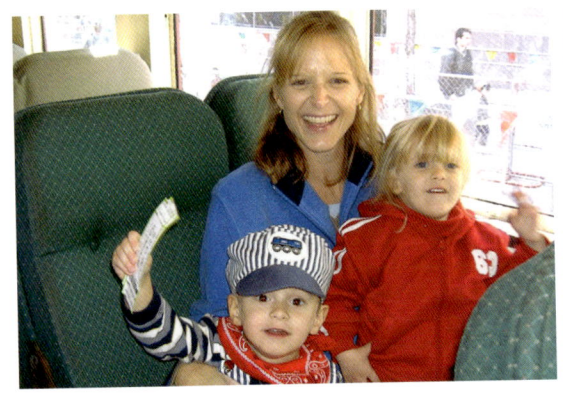

Heidi mit Lance Armstrong

HEIDI: Ich packte immer viele Zeitschriften für meinen Aufenthalt im Krankenhaus ein, wo ich alle sechs Wochen oder so behandelt wurde, denn meine Aufmerksamkeitsspanne reichte nicht für Bücher. Das Erste, was ich nach meiner Ankunft tat, war, ein Schild an meiner Tür anzubringen: KEIN PAPIER. KEINE TABLETTS. KEIN EIS. ICH WIEGE 61 KILOGRAMM. Ich machte das, damit mich die Leute nicht so früh weckten. Es war wesentlich für mich, herauszufinden, was wichtig und was einfach nur dumme Krankenhausbürokratie war. Ich verbat mir jegliche Störungen, die nicht unbedingt nötig waren. Aus Spaß habe ich immer die Schwestern veräppelt, so zum Beispiel bei einem Vorfall: Ich hatte Schmerzen und fühlte mich fiebrig. Als die Schwester reinkam, sagte ich: »Ich habe Schmerzen und fühle mich fiebrig.« Sie fragte: »Waren Sie in letzter Zeit mit irgendwelchen kranken Menschen zusammen?« Ich sah sie an und musste laut lachen: »Sie meinen, außer all den Krebspatienten?!«

Heidi und ihre Zwillinge

HEIDI: PLANET CANCER

Ich gründete Planet Cancer, weil ich nicht wollte, dass andere junge Frauen und Männer genauso einsam waren wie ich, als ich in Behandlung war. Ich habe während der gesamten 14 Monate meiner Behandlung nur vier Menschen in meinem Alter kennengelernt – durch Zufall, nicht durch Selbsthilfegruppen oder Ähnliches. Was noch schlimmer ist, drei von ihnen sind gestorben. Ich war von Leuten umgeben, die so alt waren wie meine Großeltern. Nicht dass sie nicht nett gewesen wären und ihre eigenen Probleme gehabt hätten, aber sie konnten einfach nichts mit den Problemen anfangen, die ich in meinem Alter hatte. So was wie keine Verabredungen mehr zu haben, das Gefühl, dass es im Leben meiner Freunde vorwärtsgeht, während meines still steht, sich das erste Mal mit der eigenen Sterblichkeit auseinanderzusetzen, wieder bei den Eltern einzuziehen und wieder von ihnen abhängig zu sein, die Angst, keine Kinder bekommen zu können.

Nachdem ich Planet Cancer im Jahre 2000 gegründet und mich näher damit auseinandergesetzt hatte, wurde mir klar, dass junge Erwachsene auf einer ganz anderen Ebene durch das Raster fallen: Wir sind die in klinischen Studien am wenigsten repräsentierte Gruppe, es ist wahrscheinlicher, dass wir spät diagnostiziert werden, und unsere Überlebenschancen haben sich in dreißig Jahren nicht verbessert. Planet Cancer stellt also nicht nur Kontakt zu Gleichaltrigen her, sondern tritt für junge Erwachsene mit Krebs ein und gibt seinen Mitgliedern hoffentlich die Kraft, für sich selbst einzutreten. Mehr Informationen gibt es übrigens auf www.planetcancer.org.

Tipp Nr. 34

DU ZIEHST EIN?? *Dann renoviere!*

WENN DU ALSO LÄNGER als für eine Pyjamaparty im Krankenhaus oder einer anderen medizinischen Einrichtung bleiben musst, zieh dort ein! Du wirst dich viel wohler fühlen, wenn du deine eigenen Sachen um dich hast. Warum sollte man sein Zimmer nicht ein wenig dekorieren? Ich bin immer glücklicher, wenn mein Nest gemütlich ist.

Wenn dein vorübergehendes Zuhause ein steriler Kasten ist, verwandle es in einen luxuriösen Palast, einen englischen Garten oder ein Schweizer Schloss. Vielleicht wärst du auch lieber in Bali oder Singapur? Wo auch immer du lieber wärst, erschaff dir diesen Ort! Bring dein eigenes Kissen und deine Decke mit, Hausschuhe und einen Bademantel. Umgib dich mit Fotos der Menschen, die du liebst, und mit Dingen, die dich inspirieren. Atmosphäre ist alles, also schnapp dir ein paar Lichterketten und schaff eine Atmosphäre der Gesundung.

SAMMLE (ODER NÄH)

Designer-Krankenhaushemden

WIE BEREITS ERWÄHNT, ist Krankenhaus-Schick ein Oxymoron. Aber warum sollte man das übliche Kankenhaus-Grau oder -Blau tragen, wenn man sich so etwas wie einen »Hostess-Schlafanzug« von Diane von Furstenberg machen kann? Hier ist ein bisschen Handarbeit gefragt, näh dir deine eigene Designerkleidung! Lade deine Clique ein und macht daraus einen Mädchenabend. Man kann sich Schnittmuster aus dem Internet herunterladen (www.lazygirldesigns.com) oder eines seiner alten Kleidungsstücke aufpeppen. Also los, schnappt euch Nadel und Faden, meine Damen! Denkt aber daran – kein Metall. Leider vertragen sich Messing, Stahl, Silber und Pailletten nicht mit dem CT-Gerät (weil es magnetisch ist). Aber das, was du in deinem Zimmer trägst, sollte bezaubernd sein! Es folgt eine Aufzählung von Dingen, mit denen du deine Krankenhauskleidung zu etwas Einzigartigem machen kannst:

- **BÄNDER (statt der rauen Kordeln)**
- **KNÖPFE, vintage und neu (denk an Chanel)**
- **VINTAGE-STOFFE und süße Schnitte (künstlerisch)**
- **KLEINE SPIEGEL (Bollywood-Schick)**
- **WILDLEDER- ODER LEDERFRANSEN (Western-Look)**
- **BLUMEN-APPLIKATIONEN (Frühling!)**
- **PERLENBESETZTE ZIERLEISTEN (elegant und einfach)**

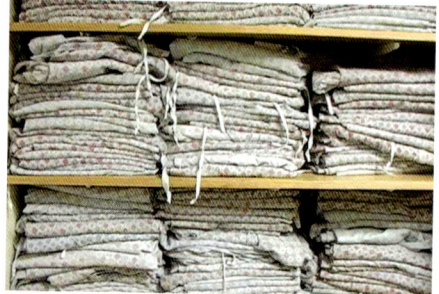

HEILUNGSGARN

Wenn dir nicht nach Handarbeit zumute ist, aber du trotzdem etwas Stylishes im Krankenhaus tragen möchtest, sieh dir diese Webseite mal an: www.spirited-sisters.com. Die Kollektion von Krankenhaushemden auf dieser Seite kommt in Lila, Pink und Grün daher. Außerdem hat man die Wahl zwischen verschiedenen Modellen, zum Beispiel »the casual« (das Legere), »the elegant« (das Elegante) oder »the wrap« (das Gewickelte). Diese Kleidungsstücke sind eine tolle Alternative zur üblichen entwürdigenden Krankenhauskleidung. Zur Ausstattung gehören Innentaschen an der Vorderseite für persönliche Sachen oder Drainagebeutel, und Schlitztaschen. Die Sachen haben Rückenteile, die man ganz leicht aufmachen kann, wodurch sie genauso funktional sind, wie sie sein sollen.

Kapitel drei im Überblick

Denk daran:

Mach dir klar, was genau Krebs ist und was nicht.

Niemand kann die Zukunft voraussagen. Lass dich von dem, was du hörst, nicht unterkriegen. »Unheilbar« ist keine Feststellung, sondern eine Herausforderung.

Geh deinen Kampf gegen den Krebs an, als würdest du deine eigene Firma aufmachen. Das Ziel deines neuen Unternehmens: Tritt dem Krebs in den Arsch!

Versammle ein Team aus den besten Ärzten und Heilpraktikern um dich.

Sei bereit, deine Stadt, dein Bundesland oder sogar das Land zu verlassen, um die bestmögliche Behandlung zu bekommen.

Nicht jeder Arzt, den du aufsuchst, wird zu dir passen. Sieh dich um und gibt dich nur mit dem Besten zufrieden.

Hol eine zweite und eine dritte Meinung ein!

Verteile Aufgaben an deine Familie und deine Freunde, um dir das Leben zu erleichtern und alles auf die Reihe zu bekommen.

Schaff dir einen Ordner an, in dem du Informationen und medizinische Dokumente ordentlich aufheben kannst.

Informiere dich über deine Versicherungsansprüche und -leistungen.

Lass dir für deine CTs Termine früh am Morgen geben, damit du nicht den ganzen Tag fasten musst. Bring dir Klatschmagazine mit, um dich abzulenken.

Bitte einen Freund oder Verwandten, dich zu deinen Arztterminen zu begleiten. Wenn du allein gehen musst, nimm ein Diktiergerät mit.

Bevor deine Behandlung beginnt, solltest du dir den Behandlungsraum ansehen, damit du weißt, was dich erwartet.

Wenn du für längere Zeit ins Krankenhaus musst, verschönere dein Zimmer! Umgib dich mit Dingen, die du magst, und mach es dir gemütlich.

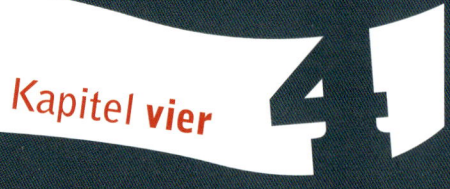

Wann werde ich zur *Kämpferin?*

{ Kämpferin ist nicht nur ein Wort – es ist eine Einstellung }

MIT KÄMPFERINNEN VERHÄLT ES SICH DOCH SO: Man weiß nicht, wie stark sie sind, bis sie ins kalte Wasser geworfen werden. Wann kannst du dich also als Kämpferin bezeichnen? Heute, Mädchen, heute! Eine Kämpferin ist eine Frau, die sich trotz einer Notlage oder Gefahrensituation nicht kleinkriegen lässt. Das trifft doch auf dich zu, oder? Dieses Kapitel sollte vielleicht am Ende des Buches stehen, aber für viele Leute ist es jeden Tag aufs Neue eine Herausforderung, mit dem Krebs zu leben. Jede von euch hat das Recht, ihr eigenes Ding durchzuziehen. Mach das, was du für richtig hältst.

Meiner Meinung nach bist du von dem Tag an eine Kämpferin, an dem du deine Diagnose erhältst.

Sei nicht so schüchtern, sprich es laut aus und sei stolz darauf. Es gibt keinen Grund, erst auf grünes Licht vom Herrn Doktor zu warten. Feiere! Mach den Champagner auf und bestell eine dreistöckige glasierte Torte. Achte darauf, dass sie dick macht, und gib niemandem etwas davon ab. Na los, ich fordere dich heraus, geh zum Spiegel und sag es! »Ich bin eine Kämpferin!«

ERSETZE DAS WORT *PATIENTIN* DURCH

das Wort Kämpferin

ICH HABE NICHT IMMER so gedacht. Eigentlich habe ich mich bis vor Kurzem nicht getraut, dieses Wort zu benutzen. Es ist eine besondere Bezeichnung für außergewöhnliche, starke Menschen. »Kämpferinnen« gehörten in einen vornehmen Country Club, in dem ein Dresscode galt, ein Ort, an dem der krebsfreie Jetset verkehrte und sich selbst feierte. Ich wollte unbedingt dazugehören. Aber ich presste nur neidisch meine Nase von außen gegen die Fensterscheibe. Ich dachte, der einzige Weg durch die Smaragdtore wäre Remission, oder vielleicht ein Job als Tellerwäscherin oder Caddy. Warum nicht? Brauchten die Elite-Kämpferinnen nicht jemanden, der ihre Last schleppte, wenn sie diese erst einmal abgeworfen hatten? Ich hätte sie gern geschleppt, um auf der anderen Seite des Krankseins zu stehen.

Als krebskranke Frauen leben wir jeden Tag mit einer unbeschreiblichen Last auf unseren Schultern.

Wir balancieren auf der Schneide der Sterblichkeit, eine Hand berührt den Himmel, die andere klammert sich an die Erde. Wir jonglieren mit Leben und Sterben, während wir Rechnungen bezahlen, Lebensmittel einkaufen, die Kinder abholen, das Öl wechseln, das undichte Rohr reparieren, das den neuen Fußboden verzogen hat, und mit unserem bösen Chef fertig werden, dem wir kein Zeichen von krebsbedingter Schwäche zeigen wollen. »Kämpfen« wir denn nicht, während wir die Anforderungen des alltäglichen Lebens bewältigen? Die Erde hört nicht auf, sich zu drehen, und wartet, bis es uns besser geht,

also warum sollten wir das tun? Und warum sollte uns jemand für etwas anderes halten als für die dynamischen heißen Bräute, die wir sind?

Ob du den Kampf nun überstanden hast oder immer noch im Schützengraben liegst: Champagner und Applaus für alle – nicht nur für die »Gewinner«. Als ich anfing, mich als Kämpferin zu bezeichnen, veränderte sich meine Einstellung von Grund auf. Ich ließ den Krebs hinter mir (auch wenn ich immer noch in Stadium IV war) und begann, wieder zu leben.

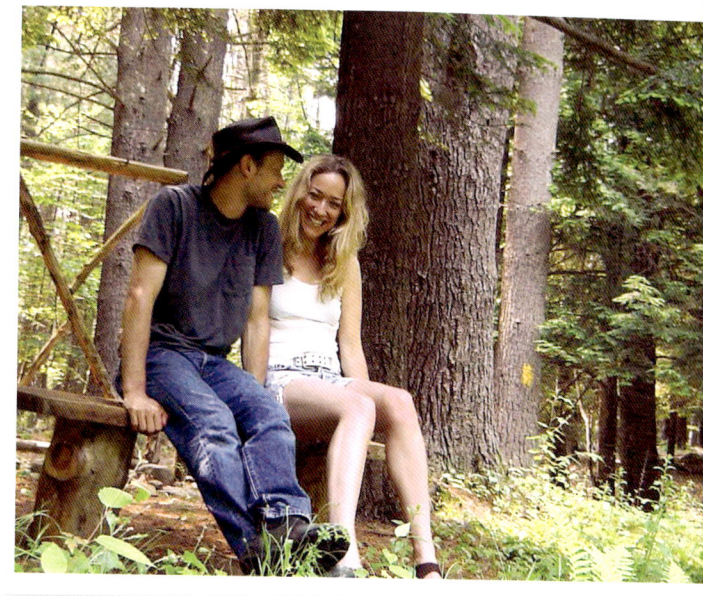

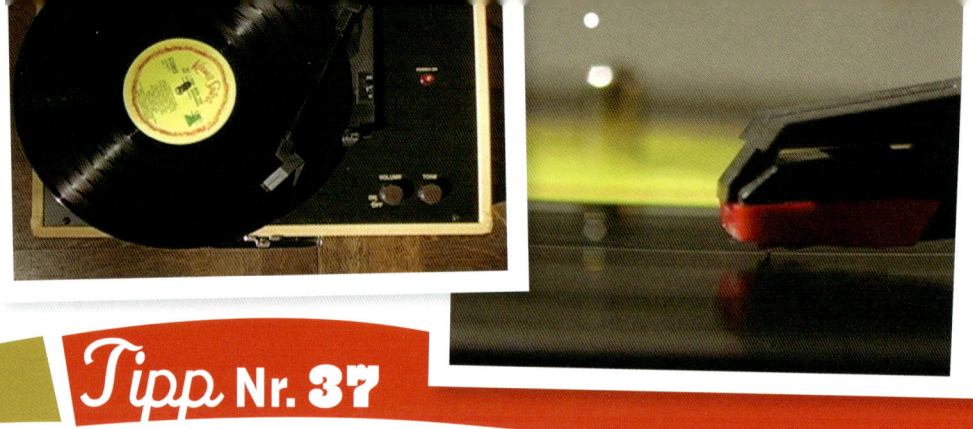

Tipp Nr. 37

HÖR »I WILL SURVIVE« VON GLORIA GAYNOR SO LAUT,

dass die Nachbarn die Polizei rufen.

ICH TANZE TOTAL GERN BARFUSS, spiele in Unterwäsche Luftgitarre und singe (schlecht) unter der Dusche. Dabei fühle ich mich frei. Manchmal tue ich so, als wäre ich ein Showgirl aus Las Vegas in einem paillettenbesetzten Lamé-Kostüm. Ich stelle mir vor, dass die Heilkraft umso größer ist, je peinlicher und dümmer ich mir vorkomme. Täglich hallen Duschkonzerte durch mein Haus. (Haarbürsten eignen sich hervorragend als Mikrofon.) Meine Shows berauschen mich.

Vielleicht sollte ich das mit dem Schreiben vergessen und auf Tour gehen! Wer sonst kann *Whole Lotta Love* von Led Zeppelin mit so viel Leidenschaft und Herz zum Besten geben? Man ist nie zu krank, um Luftgitarre zu spielen! Selbst wenn ihr im Bett liegen müsst, könnt ihr eure Zehen im Rhythmus bewegen, Musik hören und mitsingen. Wie sie am Anfang von Martin Scorseses Film *The Band* über deren Abschiedskonzert sagen: SPIEL ES LAUT!

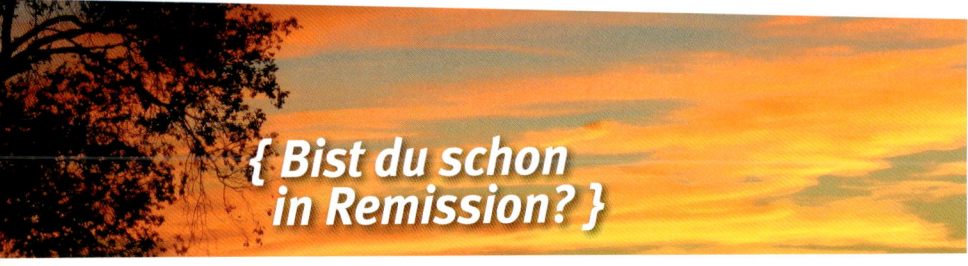

{ Bist du schon in Remission? }

DER BEGRIFF »REMISSION« kann einen verwirren. Wir wollen ihn alle für uns selbst benutzen. Wir flehen und machen den hohen Tieren Versprechungen, um ihn in das Vokabular, mit dem wir uns selbst beschreiben, aufnehmen zu können. Aber manchmal trifft es einfach nicht zu – oder es ist nicht der ganz große Wurf, den wir uns erträumt haben, besonders da Krebsbehandlungen einige Folgen haben können: neurologische Störungen, chronische Müdigkeit, sexuelle Beeinträchtigung, frühzeitige Menopause, wenig

Selbstwertgefühl und traumatische Angst vor einem Rückfall. Scheibenkleister! Sind die starken Frauen, die nie in Remission sein werden, im Fegefeuer der Dauerkrankheit verloren? Oder noch schlimmer, sind sie Opfer? Das geht auf gar keinen Fall.

Eine der ersten Fragen, die mir Leute stellten, wenn sie erfuhren, dass ich ein Buch schrieb und einen Film über meine Erfahrungen mit dem Krebs drehte, war: »Hast du den Krebs besiegt? Bist du schon in Remission?« Schon? Oh, dieser

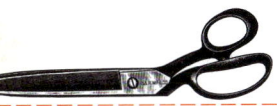
Druck! Zuerst hat mir diese gefürchtete Frage den Wind aus den Segeln genommen. Ich hatte das Gefühl, die Leute würden in meine Privatsphäre eindringen und waren neugierig. Als ob ich zu meinem Wert befragt wurde, oder noch schlimmer zu meinem Gewicht! Aber tief drinnen schämte ich mich zuzugeben, dass ich es noch nicht geschafft hatte. Wenn ich mir nur mehr Mühe gegeben hätte, würde ich vielleicht zu diesem auserwählten Kreis dazugehören. Um die Wahrheit zu sagen, ich hasste es einfach, dass sich die Leute Sorgen um mich machten und für mich Kerzen anzündeten. Ich wollte es hinter mir lassen.

Tipp Nr. 38

DENK DIR EINEN EIGENEN BEGRIFF ZUR
Beschreibung des Krebses aus

REMISSION: *keine Anzeichen von Krebs mehr im Körper*

GEHEILT: *nach fünf Jahren der Remission wird man als geheilt betrachtet*

FALLS KEINER DIESER Begriffe auf dich zutrifft, ärgere dich nicht – denk dir einen eigenen aus! Ich habe mir den Kopf darüber zerbrochen, wie ich den Leuten den Krebs, den ich habe, erklären kann.

Aber so sehr ich mich auch bemühte, ich hatte keinen Erfolg. Sie kratzten sich am Kopf und sahen mich verwirrt an, mit einem Blick, der zu fragen schien, was mit mir wohl passieren würde. Aber sobald ich die Bezeichnung »progressionsfreie Remission« – faule und (zum Glück) unproduktive Tumore, die wie Couch-Potatos einfach nur rumhängen – erfunden hatte, verstanden sie es. Endlich! Ich habe Dr. D. davon erzählt und er hielt die Bezeichnung für kreativ und sehr passend. Ich gründe jetzt meinen eigenen Club und wenn du denselben Krebs hast wie ich, bist

du herzlich eingeladen, beizutreten. Wir lachen zu laut, wir werfen uns in Schale und wir glauben ganz fest an die Kraft des Feierns.

Zugegeben, ich fühlte mich anfangs ein wenig komisch, wenn ich meine neue Bezeichnung benutzte – als ob ich etwas vortäuschen, mich als jemand verkleiden würde, der ich nicht war. Dann dachte ich: Was, wenn ich mich nun selbst mit einem Fluch belegt hatte? Forderte ich das Schicksal heraus? Wenn ich eines Tages krebsfrei sein sollte, würde es durch die jahrelange Verwendung dieser Bezeichnung enttäuschend sein? Wie wenn man sagt, dass man 16 ist, obwohl man erst 15 ½ ist. Oder wenn man die Geschenke schon vor der Bescherung aufmacht. Wenn es vorbei ist, kriegt man Depressionen, weil man weiß, dass am nächsten Morgen nur Zahnbürsten, antibakterielle Seife und Handwärmer auf einen warten. Toll.

Nach einer Weile wurde mir klar, dass meine Bezeichnung, »progressionsfreie Remission«, notwendig war, damit ich mit der chronischen Krankheit fertig werden konnte, mit der ich vielleicht für den Rest meines Lebens zurechtkommen muss. Also, wenn es hilft!

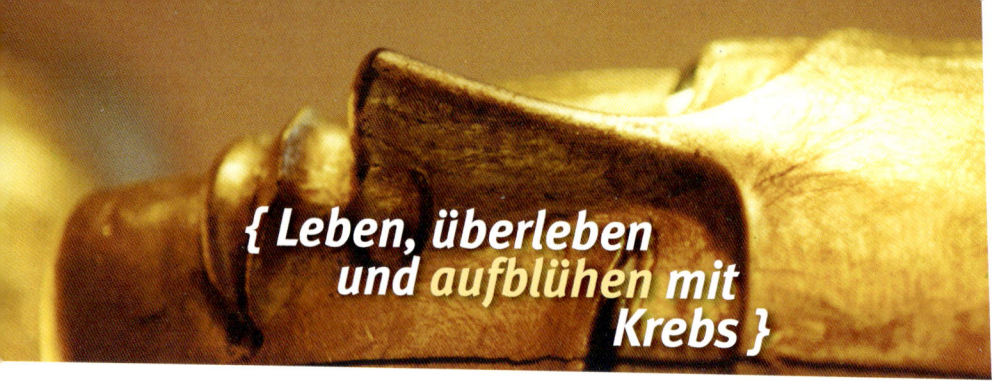

{ Leben, überleben und aufblühen mit Krebs }

OBWOHL ES VIELLEICHT NICHT SO SCHEINT, ist dies die Zeit, um Risiken einzugehen und die Zukunft zu planen. Ja genau, deine Zukunft ist kein Luxus. Es gibt keine Kristallkugeln und fliegende Teppiche lassen sich einfach schwer sauber machen, also hör auf, deine Zeit zu verschwenden und fang endlich an, Spaß zu haben! Krebs oder nicht, jeder weiß, wie es ist, Sehnsucht zu haben. Die meisten von uns sehnen sich in ihren Zwanzigern und Dreißigern nach dem oder der Richtigen und dem perfekten Job.

Wenn wir das erreicht haben, verzehren wir uns nach unserem Traumhaus (oder die Stadtmenschen nach der Traumwohnung). Wie oft denken wir, dass unser Leben erst *richtig* beginnt, wenn *es* passiert?

Warum muss unser Leben erst in Gefahr sein, damit wir uns erlauben, richtig zu leben?

Warum akzeptieren wir das Geschenk des Lebens nicht als unser Geburtsrecht?

Tipp Nr. 39

MACHE EINE LISTE MIT ZEHN DINGEN, DIE DU SCHON IMMER MACHEN WOLLTEST *und probier sie aus*

ICH NENNE DIESE ÜBUNG »Gute Vorsätze im Juni«. Schreib das Erste auf, was dir einfällt, und klebe den Zettel irgendwohin, wo du ihn sehen kannst. Lass dich nicht von irgendwelchen praktischen Schwierigkeiten abschrecken und verändere es nicht. Malen? Kochen? Schreiben? Fallschirmspringen? Karate? Eine neue Sprache lernen? Deiner Fantasie sind keine Grenzen gesetzt.

Ich schreibe meine Vorsätze gern mit knallrotem Lippenstift auf Spiegel. Immer wenn ich mich wie besessen mustere (wie Dad immer sagte: »Du bist immer noch hier!«), erinnere ich mich daran, dass ich mich besser mit meiner Cellulitis versöhne und mich auf das konzentriere, was wichtig ist: das Leben zu führen, das ich führen will.

Diese Übung erscheint vielleicht lächerlich, wie rührseliger Selbsthilfe-Kram. Aber es ist eine Brücke zwischen dir und deinem inneren Kind, das vernachlässigte kleine Gör, das spielen möchte, weil die Krebs-Erwachsenen einfach zu ernst sind! Wenn du den Anflug eines Wutanfalls spürst, ist das sicher dein ruheloses inneres Kind, das dich daran erinnert, lockerer zu werden. Sei neugierig und mutig, leg die Fesseln ab und setz dir Ziele. Wenn du noch einen draufsetzen willst, stell einen Zeitplan auf. Träume im großen Stil, aber sei flexibel. Dein endgültiger Plan ist vielleicht sogar besser, als du ihn dir je vorstellen könntest! Und denk daran: »Sei vorsichtig, was du dir wünschst – es könnte in Erfüllung gehen.«

Okay, der Teil mit dem Krebsfrei lief nicht nach Plan und ich bin auch nicht nach Kuba oder Vietnam gefahren, aber es ist fast unheimlich, wie viele von den anderen Dingen passiert sind: Ich habe den Film verkauft, ein Buch geschrieben, einen anständigen Kerl kennengelernt und geheiratet! Ich schätze, die da oben haben gedacht: »Mann, das Mädel stellt Ansprüche. Was soll's, sie hat eine Menge durchgemacht. Erfüllen wir ihr ein paar Wünsche.«

Ersetzt die Ausflüchte durch ein »Warum zur Hölle nicht?«!

Wir können den Lauf unseres Lebens verändern, egal welche scheinbar unüberwindbaren Hindernisse uns im Weg stehen. Das ist der Schlüssel: Lass die Nörgelei und das Rumgetue. Du weißt schon, das dumme Gelaber, das dich aufhält. Das »Das und das bin ich nicht« und das »Ich bin zu sehr dies und jenes«. Solche Gedanken sind wie eitrige Wunden. Die Symptome reichen von allgemeinem Unwohlsein bis zu lähmenden Episoden von Unwürdigkeit. Ich nenne es »Birnenkrebs«. Es ist sehr gefährlich, aber zum Glück gibt es ein Heilmittel: Tu das, was dir ein gutes Gefühl gibt! Wenn du etwas nicht magst, mach es nicht. Und wenn du nichts Nettes über dich sagen kannst, dann halt um Gottes willen deine große Klappe!

> **»Wir haben das Geschenk des Lebens, und die einzige Tragödie scheint mir zu sein, dass wir einem Teil von uns erlauben zu sterben – entweder unserem Geist, unserer Kreativität oder unserer Einzigartigkeit.«**
> **GILDA RADNER,**
> **Comedian und Schauspielerin**

MEIN FÜNFJAHRESPLAN

Als ich meine Diagnose erhalten hatte, stellte ich einen Lebensplan als Teil meines emotionalen Überlebensplans auf. Ich entschied mich für einen Zeitrahmen von fünf Jahren, weil dies der magische Krebs-Zeitraum zu sein scheint.

2003: Aus meiner Wohnung ausziehen. Ich rede schon lange davon, etwas verändern zu wollen. Tu es! Außerdem: die Schauspielerei aufgeben, selbst einen Film drehen, oh, und gesund werden.

2004–2005: Krebsfrei! Die Dokumentation beenden. Mich unsterblich in einen tollen Typen verlieben, der witzig, klug und kreativ ist und gerne reist. Ich denke, dass ich ihn noch nicht kenne, aber ich bete, dass er in mein Leben treten wird. Vielleicht ist er Fotograf?

2006: Den klugen Seelenverwandten heiraten. Den Film verkaufen. Verreisen! Wie ist es in Vietnam oder Kuba?

2007: Anfangen ein Buch zu schreiben.

2008: Eine Familie gründen (mit 36 Jahren!). VERDAMMT! Kann ich das alles wirklich so schreiben? Warum zur Hölle nicht, es ist doch meine Zeit!

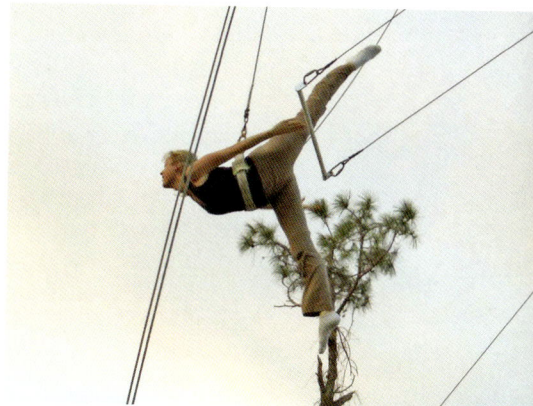

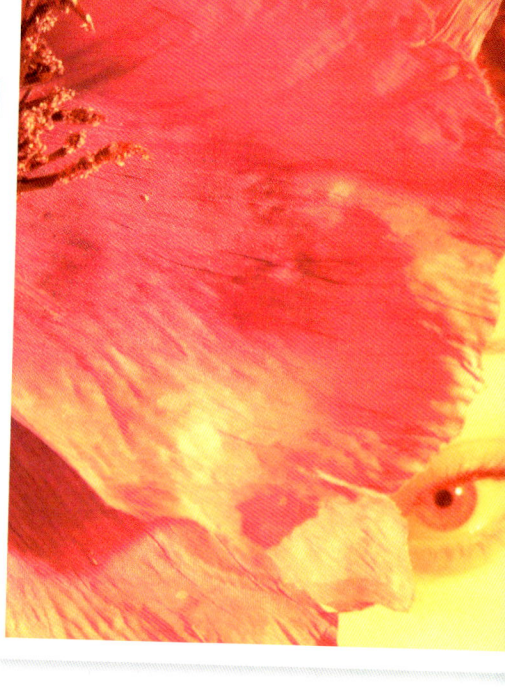

Tipp Nr. 40

ERWECKE DEIN

künstlerisches Talent!

WIE KANN MAN SEIN kreatives Potenzial besser beleben als mit einem Künstlerdate? Komm schon, wir sind Frauen! Wir lieben es, uns aufzubrezeln und die Stadt unsicher zu machen! Nur eins noch: Bei diesem Date bist du allein. Du brauchst niemanden um dich, der dich ablenkt und deinen kreativen Raum einengt. Auch wenn es sich anfühlt, als müsstest du sie dir aus den Rippen schneiden, nimm dir jede Woche ein wenig Zeit, um deine kreative Seite zu fördern. Man muss dafür nicht den Malkasten rausholen, oder die Kamera oder ein Tagebuch. Verwöhn dich selbst, mach einen Schaufensterbummel, sieh dir einen alten Film an – was auch immer deine persönliche Muse inspiriert. Sieh das als deine Pause an und schütze sie vor Störenfrieden.

Jede von uns besitzt ein inneres Reservoir, ein tiefes Becken, aus dem wir Heilwasser schöpfen. Aber wenn wir nicht aufpassen oder uns zu sehr verausgaben, trocknen wir die Quelle aus und der Zaubertrank versiegt. Wenn euer Becken leer sein sollte, ist es an der Zeit, es wieder aufzufüllen. Finde heraus, was dich interessiert. Hör dir bei einem Glas Wein alte Platten an, mach einen Bauchtanz-Kurs, kauf dir eine übergroße Sonnenbrille und kurve draußen herum, mach ein Selbstporträt – vielleicht nackt. (Wir leben im digitalen Zeitalter, niemand wird es sehen. Wenn es dir nicht gefällt, drückst du auf LÖSCHEN.) Probier ein exotisches Rezept aus. Wenn es danebengeht, geh auswärts essen und lach darüber. Was du auch tust, du solltest dich wie eine Diva fühlen!

»Es gibt eine Lebensfreude, eine Lebenskraft, eine Energie, eine Dynamik, die durch dich ausgedrückt wird, und weil es dich nur einmal gibt, ist dieser Ausdruck einzigartig. Und wenn man es blockiert, wird es nie durch ein anderes Medium ausgedrückt werden und verloren gehen.«

MARTHA GRAHAM
Choreografin

Steckbrief
MARISA ACOCELLA MARCHETTO

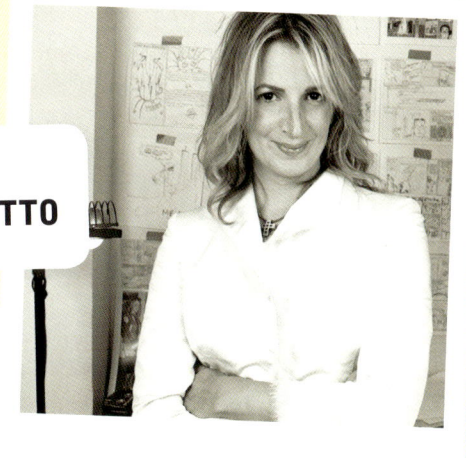

ALTER: 46

HAARFARBE: Das weiß nur mein Friseur ganz sicher.

AUGEN: schwarz

GRÖSSE: in Stöckelschuhen groß

GEWICHT: Ratet mal ...

HEIMAT: New York City

BERUF: Comiczeichnerin

LIEBLINGSSPRUCH: »Gleich und gleich gesellt sich gern.«

BESTER TIPP: Sieh in allem das Positive.

Marisas Symbol:

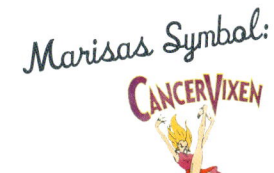

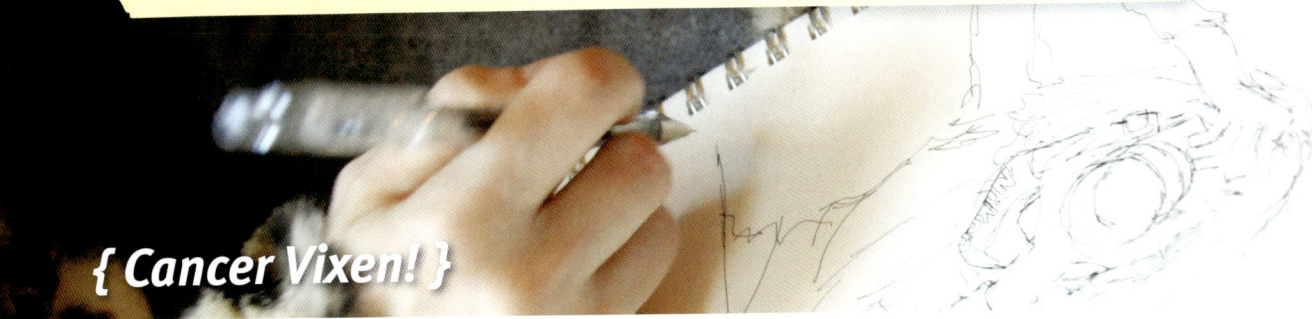

{ Cancer Vixen! }

MARISA: Kurz nachdem Brustkrebs bei mir diagnostiziert wurde, erhielt ich einen Anruf von meiner Redakteurin bei der *Glamour*, für die ich regelmäßig freiberuflich arbeitete. Sie rief mich an, um zu fragen, wie es mir ginge. »Was macht das Leben?«, fragte sie. Ich erzählte ihr von meiner Diagnose. Nachdem sie den ersten Schock verdaut hatte, fragte sie mich, ob ich etwas über meine Erfahrung schreiben wolle. Mir war sofort klar, dass ich genau das wollte. Das ergab einfach Sinn. Alles, was ich mache, ist sowieso irgendwie biographisch, und um ehrlich zu sein, hatte ich bereits begonnen, mir Notizen zu machen. Der Comicstrip, den ich dann für die *Glamour* zeichnete, entwickelte sich zu gezeichneten Memoiren, die bei Alfred A. Knopf veröffentlicht wurden.

Anfangs wusste ich nicht, wie ich meine Geschichte nennen sollte. Mein ursprünglicher Titel war *Breast Case Scenario*. Aber dank eines Freundes kam er nicht durch. Wir tranken Kaffee und ich stellte ihm die *Breast Case Scenario*-Idee vor. Er nahm kein Blatt vor den Mund und sagte, dass er es schrecklich finde. Er musterte mich von Kopf bis Fuß und sagte: »Sieh dich doch an! Sieh dir an, was du trägst! Du siehst aus wie ein Opfer! Du läufst in Trainingshose und Turnschuhen herum. Geh nach Hause und zieh dir deine Stöckelschuhe an, sei ein Vamp! So solltest du dein Buch nennen: Cancer Vixen!« Und damit war Cancer Vixen geboren.

Die Arbeit an der Geschichte nahm der Behandlung etwas den Schrecken. Cancer Vixen erzählt die Geschichte meines elfmonatigen Kampfes gegen den Krebs. Das Buch wurde mit folgendem Satz angekündigt: »Was passiert, wenn eine von Lippenstiften besessene, Wein schlürfende, Pasta verdrückende Modefanatikerin mit einem Schuhtick und einem aufregenden Leben einen Knoten in ihrer Brust entdeckt?« Der kreative Prozess bei der Entstehung des Buches gab mir das Gefühl, dass ich den Krebs besiegen konnte und würde. Mit dem Buch konnte ich dem Krebs buchstäblich ins Gesicht lachen! Wie das eine Mal, als mein

Arzt die Untersuchung vorbereitete und sagte: »Wir müssen herausfinden, ob die Zellen wütend sind.« An jenem Tag bin ich nach Hause gegangen und habe sie als kleine grüne Widerlinge gemalt, die mir den Stinkefinger zeigen.

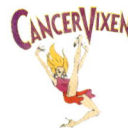

Wie Marisa hat meine Freundin Oni den Krebs als Inspiration genommen. Von Anfang an hat Oni, eine erfolgreiche Schauspielerin, Stückeschreiberin und Autorin, beschlossen, ihre Erfahrungen in Kunst zu verwandeln. Auf der Liste ihrer künstlerischen Werke seit ihrer Diagnose steht auch ein preisgekröntes Stück über Brustkrebs mit dem Titel Tough Titty.

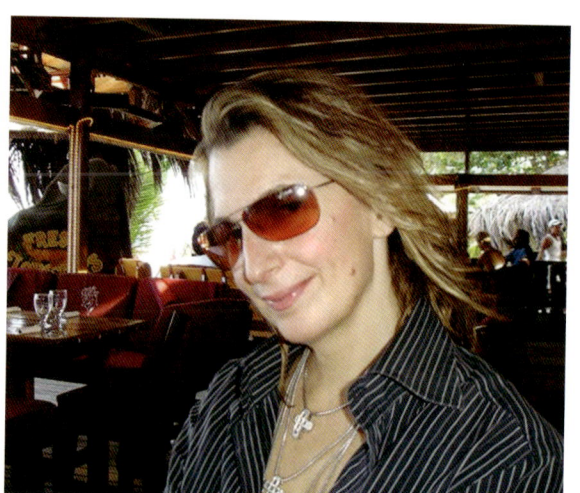

ONI: Ich fühle mich nicht klüger, weil ich Krebs habe, aber ich akzeptiere meine eigene Menschlichkeit mehr. Und in dieser Hinsicht fühle ich mich mit jedem mehr verbunden. Ich bin froh, dass es die Poesie und das Theater gibt, denn so ist das Leben einfach und vieles ist metaphorisch. Jeder hat irgendetwas. Entweder man akzeptiert es oder man kämpft sein ganzes Leben dagegen an. Was willst du also tun? Gegen die Wirklichkeit ankämpfen oder dich darauf einlassen, weil vielleicht etwas Wertvolles dabei herauskommt?

Als Künstlerin verarbeite ich Ereignisse, indem ich darüber schreibe. Seit Jahren, als sich die Dinge nach der Diagnose entwickelten, ist mir klar, dass in jedem Ereignis ein nützlicher Kern steckt. Mein Stück Tough Titty ist wundervoll. Das habe ich noch nie über irgendetwas gesagt, das ich in meinem Leben gemacht habe, nicht einmal über

Onis Symbol:

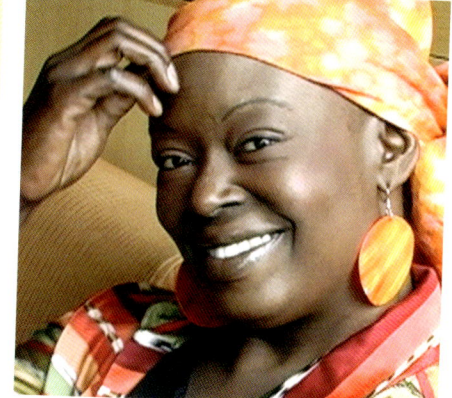

Steckbrief
ONI FAIDA LAMPLEY

ALTER: in den Vierzigern

HAARFARBE: schwarz

AUGEN: braun

GRÖSSE: überlebensgroß

GEWICHT: Bin mir nicht sicher, habe meine Waage gespendet.

HEIMAT: Oklahoma City

BERUF: Stückeschreiberin und Schauspielerin

LIEBLINGSSPRUCH: »Man kann sich entscheiden, etwas zu lernen, aber man kann nicht entscheiden was.«

BESTER TIPP: Heute Morgen bin ich bei vollem Verstand und relativ gesund aufgewacht. Ich fühle mich gesegnet.

---

einen Kuchen, den ich gebacken habe, aber über dieses Stück sage ich es. Darin geht es um eine 37-jährige schwarze Frau, die Brustkrebs hat. Das Stück beschäftigt sich mit den Auswirkungen, die Behandlung und Wiederkehr der Krankheit auf ihr Leben haben. Am Ende schafft es die Figur, die Vorstellung, wie das Leben sein »sollte«, loszulassen.

Ich habe die Hoffnung, dass alle Frauen, aber besonders schwarze Frauen, die das Stück sehen, in der Hauptfigur ein Vorbild sehen. Als ich meine Diagnose erhalten hatte, sehnte ich mich danach, in die Gesichter schwarzer Frauen zu sehen, die den Krebs besiegt hatten. Ich wuchs in den Siebzigern in Oklahoma City auf und kannte keine Frau, die zugegeben hätte, Krebs zu haben. Sicher gab es jemanden, aber die Leute redeten einfach nicht über diese Dinge. Ich ging in die Bibliothek und fand das Buch *Celebrating Life*

von Sylvia Dunnavant. Darin gab es Fotos von schwarzen Frauen, die den Krebs besiegt hatten. Ihre Geschichten füllten mein spirituelles Arsenal. Ich werde niemals sagen, dass ich dankbar für den Krebs bin, aber Tatsache ist, dass ich dieses Stück ohne die Krankheit nie geschrieben hätte. Manchmal habe ich das Gefühl, dass der Krebs mir dieses kleine Geschenk in einem Schächtelchen mit einer Schleife darum gegeben hat – das Stück. Aber jetzt ist der Krebs zu lange da und ich wünschte, er würde verschwinden, das Schächtelchen hier lassen und gehen.

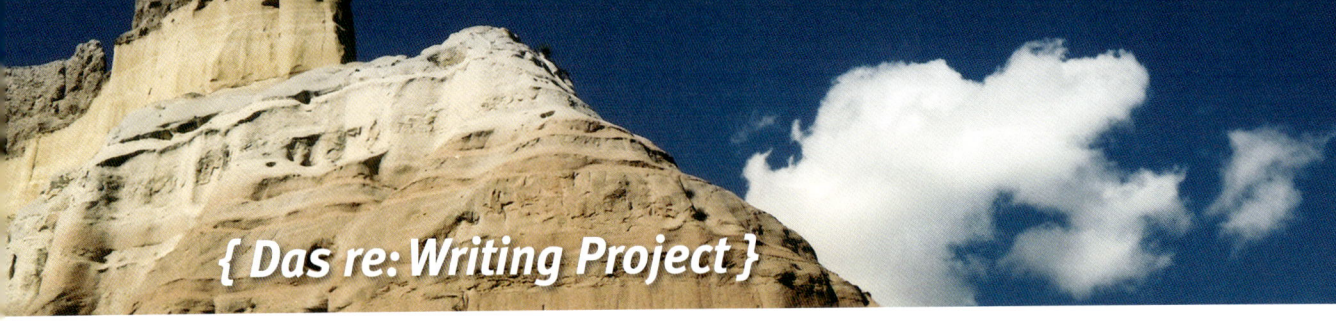

EINE ANDERE AUS MEINER CLIQUE, Jodi Sax, hat sich die therapeutische Wirkung des Kreativseins ebenso zu eigen gemacht. Dank Jodi haben viele Menschen, die den Krebs besiegt haben, die Möglichkeit bekommen, ihre Erfahrungen aufzuzeichnen, um sie zu veröffentlichen. Jodi ist die Gründerin von The New York LifeLab, einer Organisation, die Menschen in ihren Zwanzigern und Dreißigern, die den Krebs besiegt haben, hilft, in ihrer Umgebung Mentoren zu finden, um sich neue Fähigkeiten anzueignen oder eine neue Karriere anzugehen. Ein einzigartiger Kurs mit dem Titel »The re:Writing Project« ist das Herzstück der Organisation.

Steckbrief
JODI SAX

Jodis Symbol:

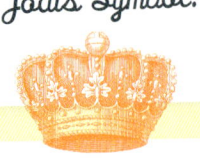

ALTER: um die 39 und daran festhaltend (Ich muss Teil meiner eigenen Zielgruppe bleiben können!)

HAARFARBE: blond

AUGEN: braun

GRÖSSE: 1,62 Meter

GEWICHT: 56 Kilogramm (Nun ja, mein Chemo-Gewicht. Und das ist alles, was ihr aus mir rausbekommen werdet!)

HEIMAT: Los Angeles, Kalifornien

BERUF: Anwältin für Urheberrecht; Gründerin und Geschäftsführerin von LifeLab (www.nylifelab.org)

LIEBLINGSSPRUCH: »Ich gebe mein Bestes.«

BESTER TIPP: Schenk den kleinen Dingen in deinem Leben Beachtung, steh für dich ein, fürchte dich nicht davor, deinen Arzt etwas zu fragen (und/oder den Arzt zu wechseln, wenn nötig).

JODI: Ich war 37 Jahre alt, als man im November 2002 Darmkrebs bei mir feststellte. Ich war damals eine erfolgreiche Anwältin für Urheberrecht. Zunächst sagte man mir, dass mein Krebs inoperabel sei und ich eine Palliativbehandlung bekommen würde (zum Glück wusste ich damals noch nicht, was palliativ bedeutet). Ich bewies den Ärzten, dass sie falsch lagen, und heute bin ich krebsfrei. Es gab einige Rückschläge und ich fühle mich sicher nicht fantastisch, aber ich habe keinen Krebs mehr.

Für mich war das Schwierigste nicht unbedingt, krank zu sein, sondern weiterzuleben, nachdem einem gesagt wurde, dass man vielleicht sterben wird. Ich würde nun ungewollt kinderlos bleiben, konnte keine Kinder gebären. Ich war manchmal zu müde, um aufzustehen. Und ich interessierte mich nicht mehr für die Probleme, über die meine Klienten jammerten. Wie soll man das verarbeiten, besonders wenn man zu einem Zeitpunkt in seinem Leben mit diesen Problemen fertig werden muss, an dem man sich noch nicht richtig niedergelassen hat? Ich bekam mit, dass viele meiner Altersgenossen, die Krebs hatten, die gleichen Antworten suchten. Um die Suche zu erleichtern, gründete ich New York LifeLabs, ein Programm, das sich darauf konzentriert, ohne Krebs zu leben, nachdem man mit dem Krebs gelebt hat.

Beim re:Writing Project hilft die Organisation ihren Mitgliedern, Lebensfragen zu stellen und zu beantworten. Die Teilnehmer dieses Kurses arbeiten mit einem professionellen Lehrer zusammen. Es werden zwei verschiedene Stufen angeboten. Im ersten Kurs lernen die Teilnehmer etwas über Erzählformen und -techniken, das Werkzeug, mit dem sie sich ausdrücken können. Wir unterrichten Lyrik und Prosa, machen Gruppenübungen und arbeiten an Projekten, die zu Hause verwirklicht werden. Viele der Kursteilnehmer wollen ein Buch über ihre Erfahrungen schreiben, und von uns bekommen sie das Handwerkszeug dafür. Am Ende stellen wir eine Sammlung von Texten zusammen.

Wir haben außerdem ehrenamtliche Mentoren, die unseren Teilnehmern helfen und Beziehungen herstellen. Letztes Jahr hatten wir den Cheflektor von Little, Brown, einen Lektor von Simon & Schuster, jemanden von Warner Books und einen Agenten von William Morris zu Gast. Ein ziemlich hohes Niveau also. Am Ende des Kurses veröffentlichen wir eine Zusammenstellung von Arbeiten der Teilnehmer und veranstalten eine Buchpräsentation. Wir haben auch einen Kurs für fortgeschrittene Anfänger, der an den ersten Teil des Kurses anschließt. Er läuft wie ein Workshop für kreatives Schreiben an der Uni ab (die Leute schreiben zu Hause etwas und dann werden ihre Arbeiten kritisch begutachtet). Das Ziel ist es, einen Text für eine Veröffentlichung vorzubereiten. Einige unserer Teilnehmer konnten in großen Verlagen veröffentlichen!

Das Ziel des Kurses war es, den Leuten das Handwerkszeug mitzugeben, damit sie Schriftsteller werden können, aber er erwies sich auch als große emotionale Hilfe und ermöglichte es den Teilnehmern, schwierige Dinge zu verarbeiten. Sie konnten über Dinge schreiben, über die sie nicht reden konnten. Das half ihnen, ihre Gefühle auszudrücken. In gewisser Weise verwandelte es die Erfahrung in Kunst oder vergegenständlichte sie zumindest ein wenig.

TAGEBUCHFÜHREN IST THERAPIE *für wenig Geld*

ICH SCHREIBE GERN TAGEBUCH; es ist eine kostengünstige Möglichkeit, mich selbst zu therapieren! Du würdest dich wundern, wie einfach es ist, seiner inneren Stimme näherzukommen, wenn man seine Gedanken zu Papier bringt. Wenn du gerade erst anfängst, Tagebuch zu schreiben, und auf eine leere Seite starrst, kannst du das Eis mit ein paar einfachen Übungen brechen und anfangen:

- Beschreibe dich in zweihundert Worten oder weniger selbst.
- Nenne deine fünf liebsten Dinge. Nenne die fünf Dinge, die du am wenigsten magst.
- Schreibe über jemanden, der dich inspiriert hat.
- Beschreibe eine deiner glücklichsten Kindheitserinnerungen.

- Schreib dir selbst einen Brief aus heutiger Sicht und einen von dir in zehn Jahren. Beschreib all die coolen Dinge, die in deinem Leben passiert sind.
- Schreib einen Brief, den du nie abschicken wirst.

ERIN: Für mich als Perfektionistin und Listenfanatikerin war der Kontrollverlust eines der beängstigendsten Dinge am Krebs – Tag für Tag aufs Neue nicht zu wissen, was mich erwartet, keine Kontrolle über das Ergebnis meiner Behandlung oder über meine Zukunft zu haben. Der einzige Weg, wieder ein wenig Kontrolle zu bekommen, war etwas Gutes aus meiner schlimmen Situation zu machen. Für mich hieß das, meine Geschichte mit anderen zu teilen (in meiner Kolumne, bei Spendensammlungen und schließlich in meinem Blog) und natürlich Geld zu sammeln und Blutkrebs ins öffentliche Bewusstsein zu bringen. Anfangs schrieb ich alles auf, um es aus meinem Kopf zu bekommen. Es war befreiend und ich gewann tatsächlich etwas Abstand zu meiner Situation. Manchmal fühlte ich mich wie eine Reporterin, die undercover ermittelt – als Krebspatientin getarnt. Dann wurde mir klar, dass ich anderen Leuten half, sich nicht so einsam zu fühlen, indem ich mich öffnete, meine verrückten, banalen, peinlichen Gedanken niederschrieb. Das ist ein großartiges Gefühl. Ich glaube wirklich, dass ich die letzten fünf Jahre ohne das Schreiben nicht überlebt hätte.

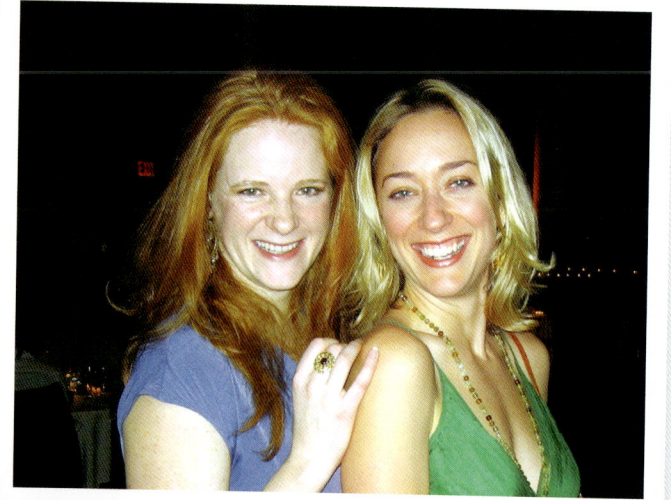

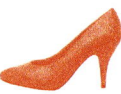

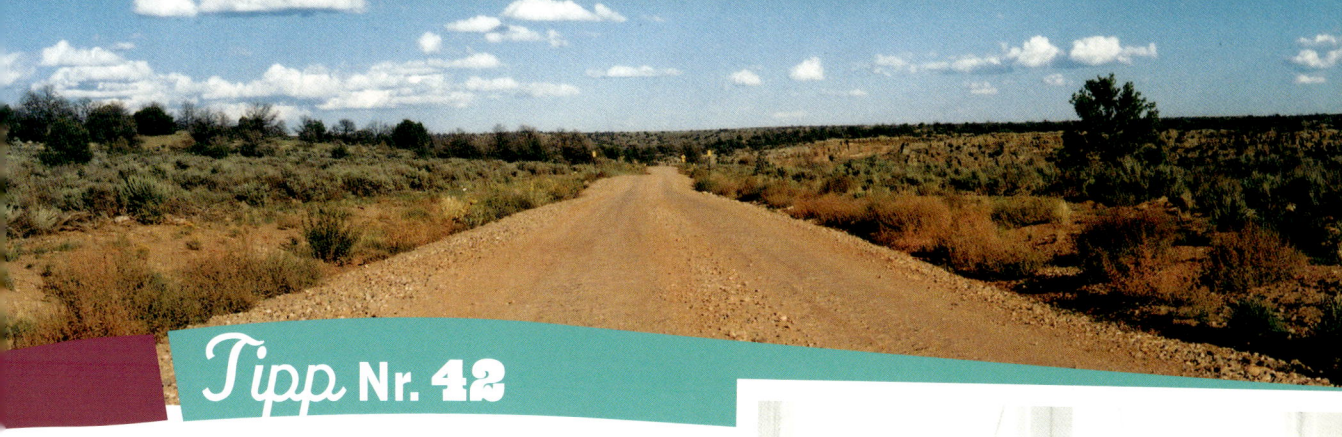

Tipp Nr. 42

NIMM DIR EINE

Auszeit

MANCHMAL RAUSCHT DAS LEBEN einfach zu schnell an einem vorbei. Egal wie viel man erledigt, man ist immer im Rückstand. Schon mal das Gefühl gehabt, dass dein Leben dich lebt? Als ob das »könnte, würde, hätte« dich auffressen würde? Die ständige Hetzerei, um mal zu relaxen, macht einen verrückt. Man braucht eine Pause vom Alltag. Wenn einem alles zu viel wird … fahren viele einfach weg! Auch wenn es nur ein verlängertes Wochenende ist, lade deine Batterien bei einem Kurztrip wieder auf. Jeder Zufluchtsort kann dir helfen, all die Veränderungen, die dein Leben durch den Krebs erfahren hat, zu überdenken und zu verarbeiten. Wenn du es dir nicht leisten kannst oder dich nicht fit genug fühlst, eine längere Reise weit weg von zu Hause zu machen, verwöhn dich mit einem kleineren Ausflug: Geh Antiquitäten kaufen oder mach einen langen Spaziergang auf einer staubigen Straße. Selbst wenn man nur einen Nachmittag auf einer weichen Decke in einem schönen Park herumliegt, kann das Wunder für die Seele wirken. Wie geht dieser Spruch noch mal? Manchmal muss man seine Heimat verlassen, um sie zu finden.

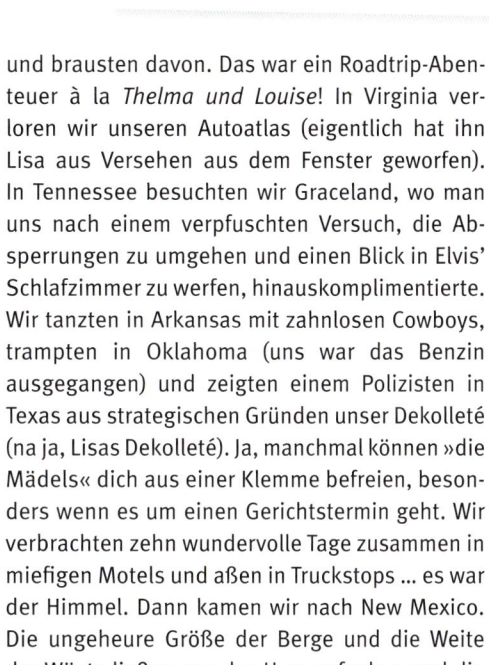

Vor meiner Diagnose fuhren meine beste Freundin Lisa (die Google-Queen) und ich von New York nach Los Angeles. Lisa träumte davon, für Sitcoms zu schreiben und ich wollte ein paar Castings an der Westküste mitmachen. Wir luden neun Koffer in »Maxie«, Lisas alten Nissan, und brausten davon. Das war ein Roadtrip-Abenteuer à la *Thelma und Louise*! In Virginia verloren wir unseren Autoatlas (eigentlich hat ihn Lisa aus Versehen aus dem Fenster geworfen). In Tennessee besuchten wir Graceland, wo man uns nach einem verpfuschten Versuch, die Absperrungen zu umgehen und einen Blick in Elvis' Schlafzimmer zu werfen, hinauskomplimentierte. Wir tanzten in Arkansas mit zahnlosen Cowboys, trampten in Oklahoma (uns war das Benzin ausgegangen) und zeigten einem Polizisten in Texas aus strategischen Gründen unser Dekolleté (na ja, Lisas Dekolleté). Ja, manchmal können »die Mädels« dich aus einer Klemme befreien, besonders wenn es um einen Gerichtstermin geht. Wir verbrachten zehn wundervolle Tage zusammen in miefigen Motels und aßen in Truckstops … es war der Himmel. Dann kamen wir nach New Mexico. Die ungeheure Größe der Berge und die Weite der Wüste ließen uns das Herz aufgehen und die

Kinnladen runterklappen. Zwei Mädels, die über jedes kleinste Detail eines Ereignisses sinnieren konnten, bis es nichts mehr zu sagen gab und alle Adjektive ausgeschöpft waren … waren sprachlos. Für mich war es Liebe auf den ersten Blick.

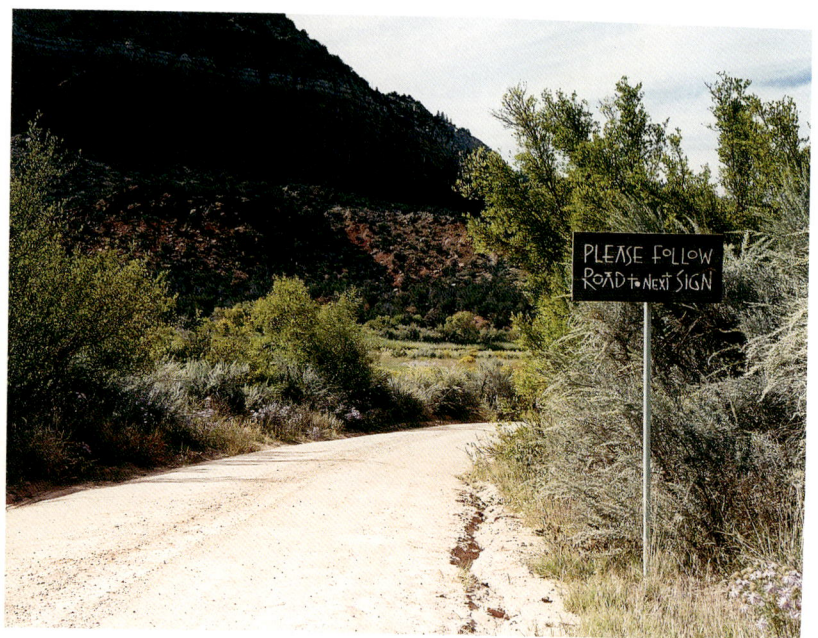

Zwei Jahre nach unserer großen Reise erhielt ich die Diagnose. Als ich mir also mal eine Auszeit vom Krebs nehmen wollte, wusste ich genau, wo die Reise hingehen sollte.

Die innere HEILERIN finden

Ich rief Lisa an und fragte sie, ob sie mit mir das Leben schwänzen wollte. Sie dachte ganze dreißig Sekunden nach und fing dann sofort an, Reiseziele zu googeln. Da sie sich beruflich gerade neu orientierte (Übersetzung: arbeitslos war) und ich unter Schock stand und von meinen Ersparnissen lebte, war es der perfekte Augenblick, um die Stadt zu verlassen. Wir beide brauchten eine Pause von unseren Leben und da wir endlich keine Schulden mehr hatten, war das die Chance, unsere Kreditkarten auszureizen und gen Westen zu fahren! Unsere Reise begann mit Tee, tiefgründigen Unterhaltungen und reinigenden Tränen – wir nannten das »die Banane schälen«. Mir war nicht klar gewesen, wie viel Kummer ich hinuntergeschluckt hatte. Ich schätze, es ist einfach, die Gefühle, die unter der Oberfläche brodeln, zu ignorieren, wenn man den Kopf voll hat. Wir bezeichneten unser spirituelles Abenteuer als »nach innen gerichtet«. Jeden Tag fuhren wir zu Kirchen und Klöstern und besuchten Vorträge und Workshops. Uns ist sogar ein attraktiver Priester auf einem Pferd begegnet! Wirklich, wir spazierten gerade durch einen Wald, als er wie aus dem Nichts in engen Jeans und Priesterkragen erschien. Wow! Vielleicht war die Kirche doch gar nicht so übel! Lisa, eine zum Glauben zurückgekehrte Katholikin, stimmte mir zu.

Rückkehr zu MIR SELBST

Die Reise inspirierte mich dazu, endlich wieder meine Kamera in die Hand zu nehmen. Vor dem Krebs hatte ich jeden Tag fotografiert. Meine Nikon hatte an meiner Hüfte geklebt wie ein Körperteil. Nach meiner Diagnose war das einzige Bild, das ich bewahren wollte, das von meinem früheren gesunden Leben.

Es war August und in Santa Fe fand gerade der Indian Market, ein Kunstmarkt, statt. Amerikanische Ureinwohner aus dem ganzen Land kamen zusammen, um ihre Kunstgegenstände zu verkaufen. Es war ein Fest für die Augen, überall gab es Schmuck, Töpfe, Körbe und Trommeln. Als ich über den Markt schlenderte und die Atmosphäre in mich aufsog, spürte ich meine eigene Kreativität wieder erwachen. Genau in diesem Moment entdeckte ich inmitten der Menschenmenge zwei kleine Mädchen, die Fangen spielten und ausgelassen herumtobten, ihr Lachen zerschnitt die Luft wie winzige Donnerschläge. Eines der Mädchen war Indianerin, das andere war blond. Sie hatten beide geflochtene Zöpfe und waren sechs oder sieben Jahre alt.

»Mein Herz hüpft«, sagte die eine zu der anderen. »Hüpft dein Herz auch?«

»Was?«

»Hüpfen!«

»Ja«, antwortete ich leise. »Ja.«

Während ich sie so herumtoben sah, fragte ich mich, was wohl passieren würde, wenn ich so herumtoben würde. Würde mein Herz so sehr hüpfen, dass es in tausend winzige Teile zerspringen würde? Vielleicht brauchte ich genau das: mein Herz zerspringen lassen, es befreien, so dass das Licht hindurchscheinen konnte. Vielleicht war alles, was ich brauchte, in mir. Wenn ich lernen könnte, innerlich zur Ruhe zu kommen, dann könnte ich Berge versetzen!

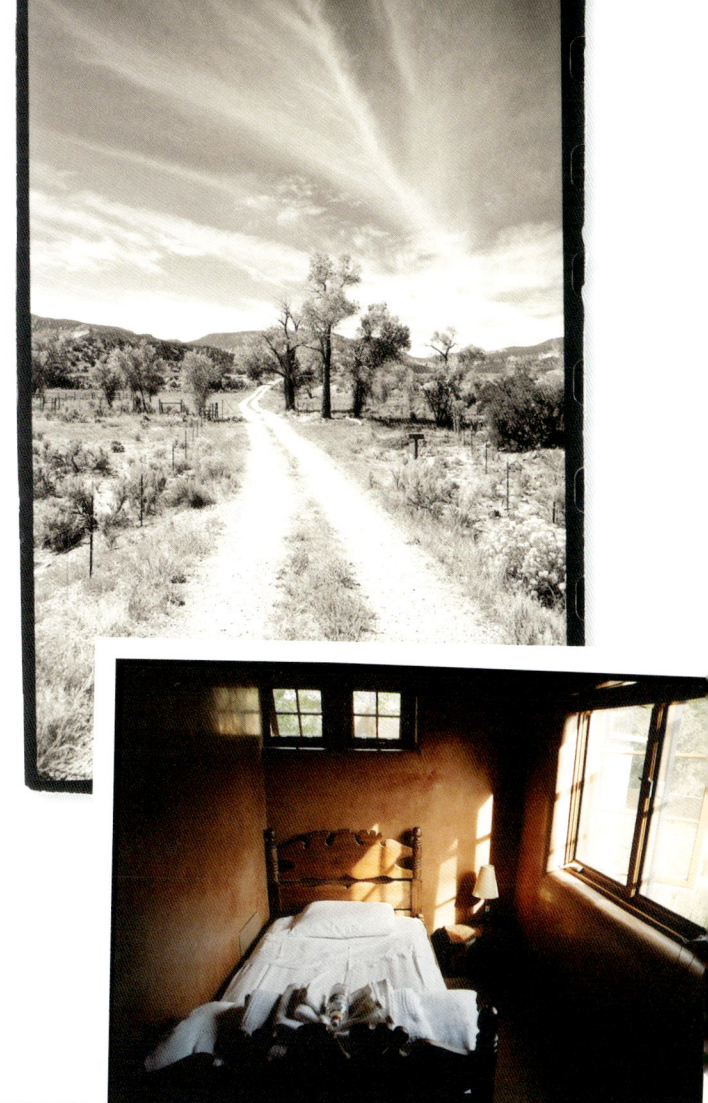

Upaya und der INNERE ZENDO

Eingekuschelt in das Gebirge Sangre de Cristo liegt ein schönes Zen-Kloster namens Upaya, ein Begriff aus dem Sanskrit, den man ungefähr mit »ein Mittel« übersetzen könnte. Wenn du schon einmal einen Yogakurs gemacht hast, kennst du die nervigen letzten fünf Minuten, in denen man gezwungen wird, einzuatmen und auszuatmen und loszulassen. Für mich waren diese letzten Minuten immer eine Qual. Ich und meditieren? Wenn ich stillsäße, würde ich ausrasten! Aber als ich im Upaya-Kloster herumlief, hatte ich das Gefühl, dass die Stille in diesen Mauern mir die Möglichkeit geben würde, mein Inneres zu erkunden.

Die Frau, die das Kloster gegründet hat, Roshi Joan Halifax, hatte eine elektrisierende Ausstrahlung. Ich hatte noch nie zuvor einen weiblichen Mönch gesehen. Sie hatte stechend blaue Augen und einen kahl geschorenen Kopf. Sie sah aus wie jemand Cooles, der den Krebs besiegt hatte, nur dass sie weite Gewänder trug und alles über Buddha wusste, was man nur wissen kann.

Ich besuchte einige ihrer Meditations- und Dharma-Vorträge, Gespräche

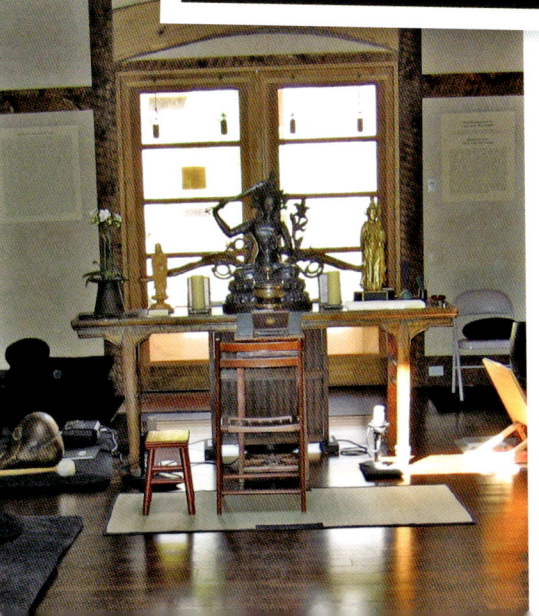

TAGEBUCH-EINTRAG

Ich habe Lisa heute Morgen zum Flughafen von Albuquerque gebracht und den ganzen Weg zurück nach Santa Fe geweint. Ich bin jetzt allein. Nur ich, und ich habe Schmerzen. Bin zurück zu dem Haus gegangen, das wir gerade zugeschlossen hatten, wusste nicht, wo ich sonst hingehen sollte, außerdem musste ich mal. Ich kann erst um drei in das Zen-Zentrum einchecken und es ist noch nicht einmal Mittag. Ich fühle mich wie ein an einem fremden Ort ausgesetztes Hündchen. Obwohl ich schon sechs Wochen in Santa Fe bin, wirkt nichts vertraut. Was zur Hölle mache ich? Ich bekomme kalte Füße wegen meiner Entscheidung, freiwillig in die buddhistische Isolation zu gehen. Warum flippe ich wegen ein bisschen Meditation und Einsamkeit so aus? Ich gehe ja nicht ins Irrenhaus!

darüber, dass das Leben eine Illusion ist, und dass das, was passiert, nicht so wichtig ist wie unsere Einstellung zu dem, was passiert – verstanden? Obwohl sich mein Rücken nach der vielen Sitzerei anfühlte, als müsse ein Chiropraktiker ran, wurde ich fast abhängig davon. Das Problem war nur, dass es Zeit war, zu gehen! Nach sechs Wochen war unser Kreditkartenlimit (wieder einmal) ausgereizt und die Wirklichkeit wartete auf uns. Ein Schauer lief mir über den Rücken, als mir eines klar wurde: Ich musste zu dem Kloster nicht nur weiterhin hingehen, ich musste dort einziehen.

Als ich ziellos durch die Stadt schlenderte, um die Zeit totzuschlagen, hörte ich ein leises Wimmern. Das Geräusch verursachte mir eine Gänsehaut und schien mich zu verfolgen. Komisch, dachte ich, das Geräusch kommt aus mir selbst. Ich gab winzige Schmerzenslaute von mir. Nicht jetzt, bitte Kris, reiß dich zusammen. Es war

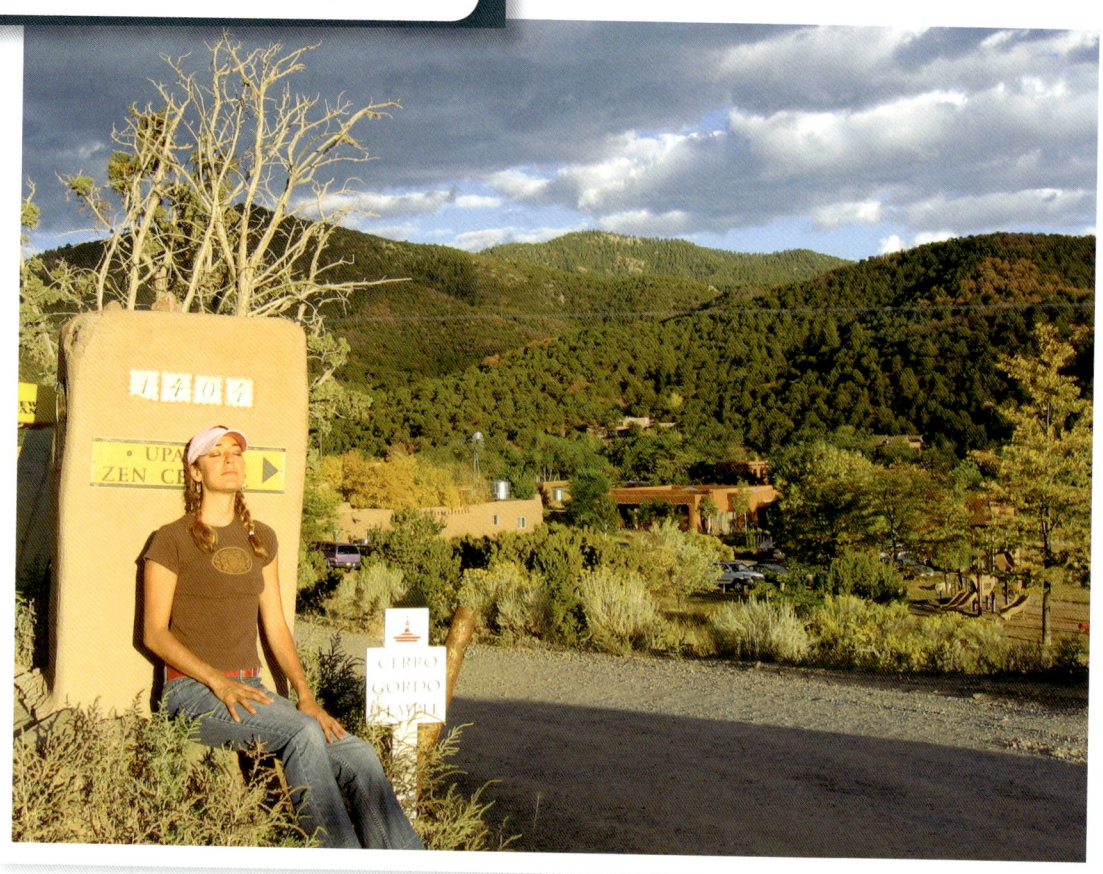

AUSATMEN ...

Apropos Atem, ist dir schon mal aufgefallen, wie häufig wir die Luft anhalten? Es stimmt! Die meisten von uns merken gar nicht, dass wir ständig unter Stress stehen, und halten das für den Normalzustand. Wir haben uns so daran gewöhnt, ständig unter Beschuss zu stehen, dass wir den hohen Stresspegel mit Normalität gleichsetzen. Ob du es glaubst oder nicht, es gibt eine richtige und eine falsche Art zu atmen. Schnelles, oberflächliches Atmen – die Art, wie die meisten Menschen in unserer geschäftigen Gesellschaft ihren Sauerstoff zu sich nehmen – kann zu vielen gesundheitlichen Problemen führen, physischer und mentaler Art. Wenn man lernt, richtig zu atmen, kann man sicher sein, dass der Körper all den leckeren Sauerstoff bekommt, den er braucht. Wie weiß man, dass man richtig atmet? Wenn man richtig atmet, hebt sich beim Einatmen der Bauch und nicht der Brustkorb leicht an. Beim Ausatmen senkt sich der Bauch ein wenig. Achtung: Eine schlechte Körperhaltung behindert den Luftfluss und die Arbeit des Zwerchfells. Also erinnere dich an die nervenden Ermahnungen deiner Mutter und setz dich gerade hin!

2:45 Uhr, Zeit zu gehen! Meine Augen füllten sich mit Tränen, während ich den Berg hinauffuhr. Würde ich hallo sagen können, ohne in Tränen auszubrechen? Wie würde es sein, in einem buddhistischen Zen-Kloster zu leben?

Nach meiner Ankunft zeigte mir eine freundliche Frau, die im Büro arbeitete, meine winzige (aber dennoch geschmackvolle) Zelle. Ich ließ mein Gepäck mit dem Leopardenmuster mitten im Raum fallen und weinte. Ich weinte bis zur Erschöpfung. Danach starrte ich eine Ewigkeit an die Decke. Was jetzt? Eine Abendmeditation im Tempel! Oh, welch Vergnügen. Als ich auf dem Kissen saß und meinen Atem zählte, überkam mich erneut eine Gefühlswoge. Ich konnte mich nicht erinnern, wann ich mich das letzte Mal so nackt gefühlt hatte. All der Dreck floss aus mir heraus und ich konnte mich nicht verstecken. Es war peinlich und doch erlösend, mich von der Last, die ich mit mir herumgeschleppt hatte, zu befreien.

Nach der Meditation war es Zeit für ein Essen mit den Mönchen. Brot und Suppe. Ich war dankbar dafür. Bis das Weinen wie aus dem Nichts wieder einsetzte. Stopp! Stopp! Ich flehte mich selbst an aufzuhören, aber meine Tränendrüsen waren auf Autopilot gestellt, und es gab keine Möglichkeit, das System zu überlisten. Ich wollte nicht der neue Freak sein, der ins Kloster gekommen war, um mit seinen Problemen fertig zu werden. Aber genau das war ich. Zum Glück war das Gespräch am Tisch nicht so ernst. Die Mönche hatten sich Margaret Chos *Notorious C.H.O.* angesehen und unterhielten sich darüber, dass der Film besser war als *Even Cowgirls Get the Blues*. Ich war dankbar für das Zen-freie Gerede. Ich hatte das Gefühl, dass sie solche Gefühlsausbrüche schon einmal gesehen hatten und nicht wollten, dass ich mich unwohl fühlte.

In jener Nacht jaulte ein Rudel Kojoten vor meinem Fenster und ich schlief wie ein Baby. Am nächsten Morgen schien alles besser zu sein. Als die Wochen vergingen (ja, Wochen), blühte ich auf. Je tiefer ich tauchte, desto mehr Perlen entdeckte ich. Unter meinem inneren Gerümpel kam unglaubliches Heilungs-Potenzial zum Vorschein. Ich habe sogar gelernt, länger als vier Atemzüge zur Ruhe zu kommen! Meinen Atem zu beruhigen hat meinen Geist beruhigt, was wiederum meinen Körper beruhigt hat. Da war ich also, ganz ruhig. Ahhh.

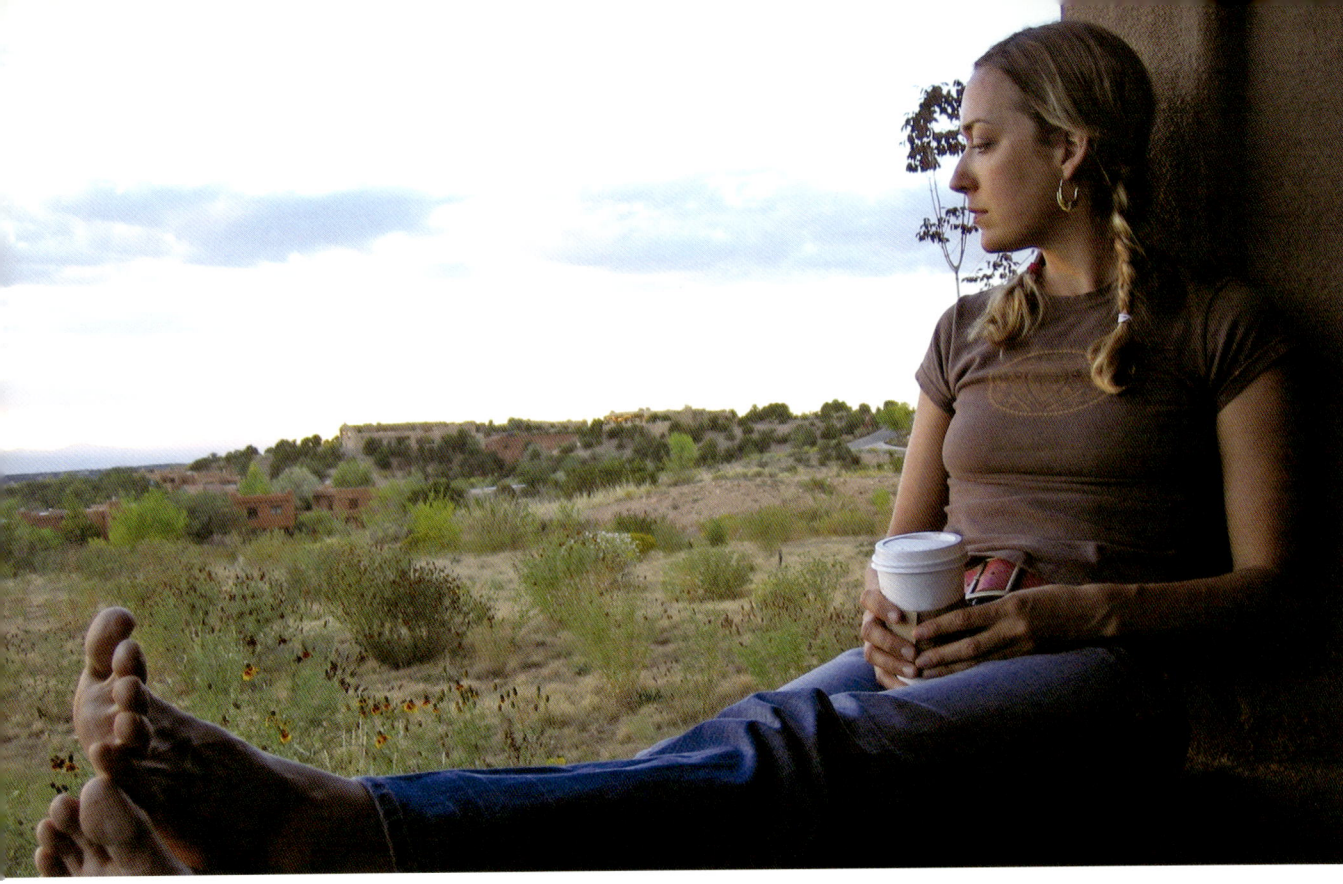

Buddha-CAMP

Das Leben im Kloster war das genaue Gegenteil zu dem schnellen, hektischen Leben, das ich normalerweise führte. Jeder Tag im Upaya-Kloster bestand aus einstündigen Meditationen und Hausarbeiten wie Karottenschneiden, Fegen, Gartenarbeit – alles, was getan werden musste, um den Ort zu erhalten. Ich erhielt für meine Hilfe und meinen Einsatz ein Zimmer und drei einfache vegetarische Mahlzeiten. Die Beschäftigungsmöglichkeiten reichten von Kalligrafie über Yoga bis hin zu vielen Meditationen. Ich fand alle Kurse bis auf einen toll. Allein vom Titel bekam ich eine Gänsehaut. Er hieß »Leben mit dem Tod« und ich schwor mir, mich beim Aufrufen rar zu machen. Pustekuchen!

Gerade als ich all die Verbeugungen und Zendo-Benimmregeln gelernt hatte (zum Beispiel, dass nur der oberste Abt den Tempel von hinten betreten darf), wollte Roshi Joan Halifax mich sprechen ... unter vier Augen. *Schluck.* Es war wichtig. Es hatte sogar einen offiziellen Namen, Dokusan. Das Protokoll war sehr kompliziert. Man musste sich verbeugen, auf die Knie fallen (drei oder vier Mal, ich konnte es mir nie merken) und dann erst sprechen. Dann das Ganze in umgekehrter Reihenfolge und gehen. Nachdem ich damit fertig war, mich zum Affen zu machen und die Tradition zu entehren, erzählte ich Roshi, dass der Workshop »Leben mit dem Tod« mich fertigmachte. Ich befürchtete, dass ich meinen eigenen Tod heraufbeschwören würde. Da ich glaubte, dass man gerade die Dinge, die man nicht will, heraufbeschwört, indem man sich zu viele Gedanken um sie macht, wollte ich den Workshop nicht besuchen! Sie lachte und versprach mir, dass es mich nicht umbringen würde und dass ich jederzeit gehen könne. Übersetzung: Ab in den Kurs mit dir, ich behalte dich im Auge!

Der WIE KRATZE ICH AB-Workshop

Der gefürchtete Workshop begann mit einer Schreibübung. Perfekt, dachte ich, kein rührseliger Vorstellungsmist! Ja, klar, schön wär's gewesen. Zwei Sätze später fielen schon die ersten Tränen auf die Seite vor mir.

1. **Wie sieht dein Tod im günstigsten Fall aus? (Dass ich gar nicht sterbe!)**
2. **Wie sieht dein Tod im schlimmsten Fall aus? (Macht mal halblang!)**
3. **Wie fühlen sich dein Körper und dein Geist nach dieser Übung? (Was denkst du denn? Beschissen!)**
4. **Wie möchtest du sterben und wer wird dabei sein? (Ich will nicht sterben; ich möchte raus aus diesem blöden Workshop!)**
5. **Was musst du loslassen, damit der günstigste Fall eintreten kann?**

Okay, ich hab's kapiert: In dem Workshop ging es nicht ums Sterben, sondern darum, das emotionale Schleifpapier zu erkunden, das das Leben so rau und kratzig macht. Also bin ich geblieben.

WERDE ZUR PYROMANIN

Am Abend nach dem Workshop machte ich im Wald ein kleines Lagerfeuer und verbrannte die Schreibübung. Während ich zusah, wie sich das Papier krümmte und zerfiel, stellte ich mir vor, dass meine Sorgen (und meine Tumore) schmelzen würden wie Eisstückchen. Das war ein gutes Bild, besonders der Teil mit den Tumoren. Seine Ängste aufzuschreiben und dann zu Asche werden zu lassen ist eine überraschend zufriedenstellende Methode, sie dem Universum zu überlassen.

Tipp Nr. 43

NIMM DIR ZEIT,
um zur Ruhe zu kommen

ICH WAR GESCHOCKT, wie wenig Kontrolle ich über meinen Geist hatte. Meine Gedanken schweiften ununterbrochen in zig Millionen Richtungen ab. Ich konnte meinen Atem zählen, Schuhe online bestellen, mir vornehmen, das Fitnessstudio nicht mehr zu meiden, und über den sexy Typen drei Kissen rechts von mir nachdenken. Ob er eine Freundin hat? Ob er schwul ist? Ich wette, er macht das oft; ich muss das auch oft machen ... Wenn Denken eine Form des Sprechens wäre, wäre ich eine Quasselstrippe! Es folgen ein paar Strategien, um das innere Gequatsche abzustellen:

- **Konzentriere dich darauf, einen klaren Kopf zu bekommen. Stell dir deinen Kopf wie ein Champagnerglas vor: Wenn es bis zum Rand mit Blödsinn gefüllt ist, ist kein Platz mehr für Lebensfreude.**
- **Suche dir einen gemütlichen Platz (ein Kissen, einen Stuhl oder dein Bett) und überprüfe deinen Körper auf Anspannungen. Korrigiere, wenn nötig.**
- **Bleib sitzen und konzentriere dich auf einen Punkt. Du kannst deinen Atem zählen, eine Kerze fixieren oder Musik hören. Wenn du deinen Atem zählst, gelten Ein- und Ausatmen als**

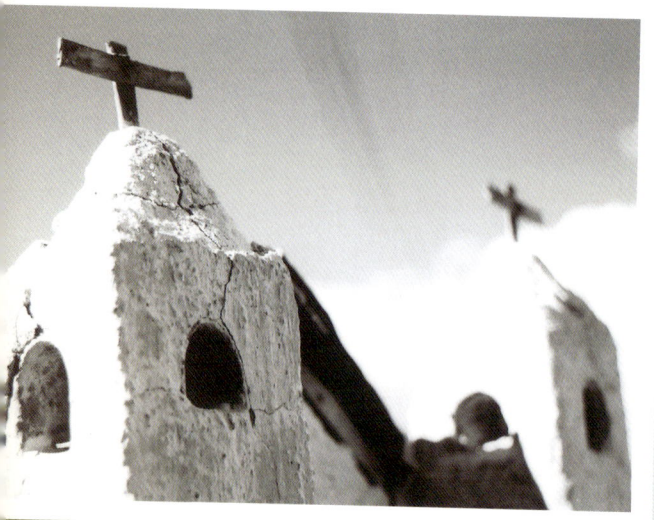

ein Atemzug. Versuch, bis zehn zu kommen, ohne in ein Gedankenchaos zu stürzen. Wenn deine Gedanken abschweifen, konzentriere dich neu und fang noch einmal an.

- Stell dir einen Wecker, so dass du nicht ständig auf die Uhr guckst, um zu sehen, ob die fünf Minuten schon um sind.

- Je mehr du übst, einen klaren kopf zu bekommen, desto besser wird es klappen. Wenn du es wie ein Hobby angehst, wirst du Hobby-Ergebnisse bekommen. Auch dein Geist braucht regelmäßiges Training, wie alle Körperteile, von denen du nicht willst, dass sie schlaff werden!

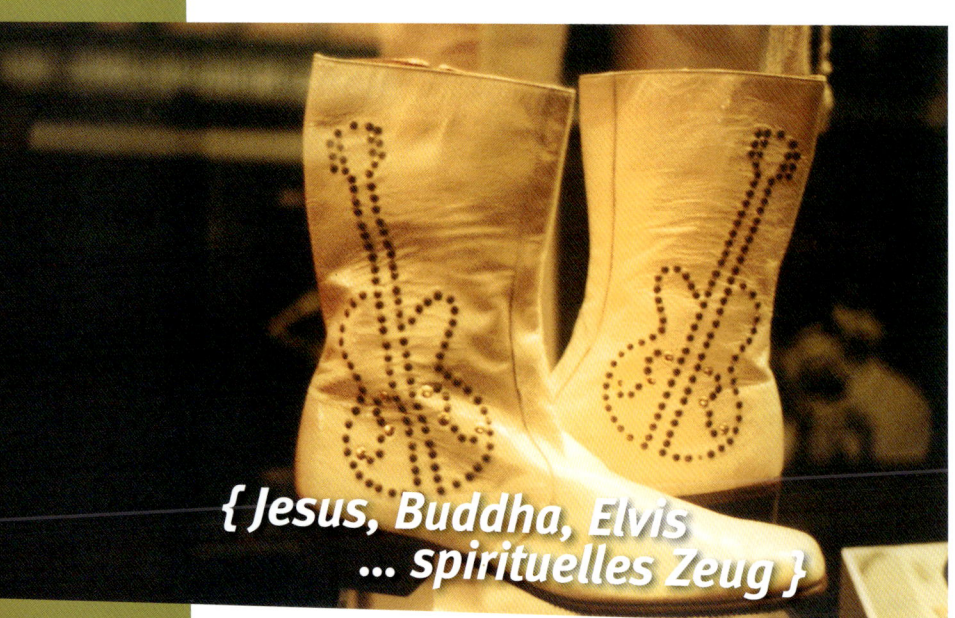

{ Jesus, Buddha, Elvis ... spirituelles Zeug }

BETEN IST EINE WEITERE MÖGLICHKEIT, dein geistiges Reservoir zu füllen, und am besten ist das, was für dich funktioniert. Aber nur weil du krank bist, brauchst du nicht plötzlich deinen Heiland zu finden. Wenn dir Gebete helfen, schieß los. Wenn nicht, na und? Kein Problem. Spiritualität ist eine sehr persönliche Sache.

In meiner Vorstellung gibt es nur einen Tempel, eine Kirche, eine Moschee. Wir gehen jeder auf unsere besondere Weise dorthin. Es ist ein in-neres Heiligtum, in dem du und dein Gott euch begrüßt und euch wie alte Freunde unterhaltet. Traditionelle Religionen sind nicht für jeden etwas. Es gibt das Vorurteil, dass einem ein Licht aufgeht, wenn man eine Diagnose bekommt, und dass einem plötzlich alles klar ist. Man genießt »den Augenblick« mehr und lebt jeden Tag, als ob es der letzte wäre. Leichter gesagt als getan. Ich schreie immer noch Taxis hinterher und schmolle, wenn mein Mann die Fernbedienung nicht mit

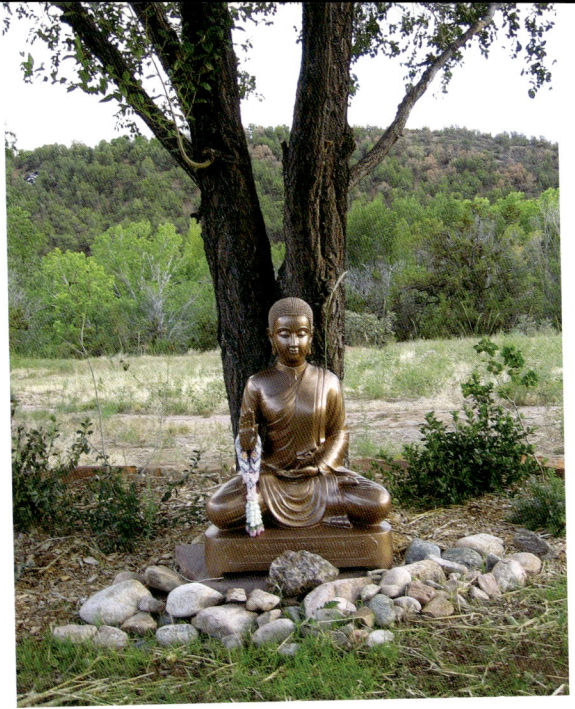

»Wenn man loslässt,
ergibt sich alles
von selbst.«

LAOTSE
taoistischer Weiser

mir teilen will. Ich flippe aus, wenn ich ein Kilo zunehme, und wünsche mir ständig, nicht so ein »ausgeprägtes« Profil zu haben.

Aus dem Ersten Weltkrieg stammt der Spruch: »Es gibt keine Atheisten in Schützenlöchern.« Anfangs dachte ich, dass es auf Krebsstationen auch keine geben würde. Ich habe versucht, wirklich spirituell zu werden. Ich dachte mir, dass ich sterben würde und mich deshalb wohl besser mal am Riemen reißen sollte! Ich kaufte mir sogar ein paar weite Kleider. Warum nicht auch optisch in die Rolle passen? Vielleicht würde meine neue Garderobe meiner heiligen Verwandlung helfen. »Sie hat zwar Krebs, aber wie weise sie jetzt ist. Ich wette, sie weiß etwas, das ich nicht weiß.« Nicht ganz. Ich habe mein pseudo-spirituelles Outfit zweimal getragen, aber da ich mir darin wie eine Hippie-Lesbe mittleren Alters vorkam, griff ich wieder auf meine zerrissene Jeans und meine Cowboystiefel zurück, einfach, aber elegant.

Ich bin halb als Christin und halb als Hexe erzogen worden. Gott war verwirrend. Erst zündeten wir Kerzen an und beteten den Rosenkranz und im nächsten Augenblick schrieben wir die Namen von Leuten, die uns nervten, auf einen Zettel und legten ihn in den Kühlschrank. Sagen wir einfach,

wir hielten es für besser, meiner Großmutter nicht auf die Füße zu treten – sie würde uns einfrieren! Als ich in der zweiten Klasse war, brachte sie mir etwas über Tarotkarten und Flüche bei. Ich erinnere mich, wie ich versuchte, sie an den gemeinen Mädchen auf dem Spielplatz auszuprobieren, aber meine Zaubersprüche müssen nach hinten losgegangen sein, denn alle bekamen Brüste, nur ich nicht!

An wichtigen Feiertagen wurde ich mit einem Kamm angegriffen und gezwungen, ein Kleid zu tragen, um in die Kirche zu gehen. Für einen Wildfang wie mich war das eine Katastrophe. Ich spüre immer noch, wie mein (damals) knochiger Po von der splitterigen Holzbank schmerzt. Kirche bedeutete Langeweile. Zum Glück dachte meine Großmutter genauso, so dass ich die Qual nur zweimal im Jahr ertragen musste. An meinem siebten Geburtstag verkündete meine Mom, dass ich mir meine Religion selbst aussuchen dürfte. »Toll«, sagte ich, »ich will jüdisch sein.« Sie erstarrte. Ich hatte keine Ahnung, was »jüdisch sein« bedeutete; ich wusste nur, dass es irgendwas mit Geschenken und einer großen Party war. Mein religiöses Territorium abzustecken schien mir eine große Zeitverschwendung zu sein. In meiner Vorstellung war ich Gott, ein Glaube, den ich mit meiner damals fünfjährigen Schwester teilte. Das war großartig (und praktisch)! Ich hatte meine ganz eigene Kirchengemeinde (alias einen Sklaven), bis meine Eltern dahinterkamen und sagten: »Lass den Quatsch!«

Viele Menschen ballen ihre Fäuste und schreien Gott an. Das wollte ich nie tun, aber ich habe mich oft gefragt, was es damit auf sich hat. Dann habe ich angefangen zu beten. Ich zögere etwas, dieses Wort zu benutzen, denn eigentlich redete ich eher mit meinen Leuten aus dem Jenseits. Manchmal antworteten sie sogar! Das ist kein Witz. Nachdem meine Großmutter gestorben war,

bat ich sie um einen wirklich wichtigen Rat und ich schwöre, dass sie sagte: »Iss mehr Bohnen.« Was erwartet ihr von einer Kolumbianerin?

Das funktioniert jedenfalls für mich. Was sagt euch zu? Womit fühlt ihr euch wohl? Man kann Jesus, Buddha, Elvis oder wen auch immer überall finden. Gestalte deine persönliche spirituelle Reise selbst. Denk daran, du allein musst das machen, aber du musst es nicht allein machen. Die Bäume können deine Kirche sein. Du kannst sogar eine spirituelle Erfahrung in deinen Beziehungen machen. Ein Strandkorb kann dein heiliger Ort sein oder ein Café dein Aschram. Ganz egal. Der göttliche Geist ist ein Wildpferd in dir. Lass es laufen.

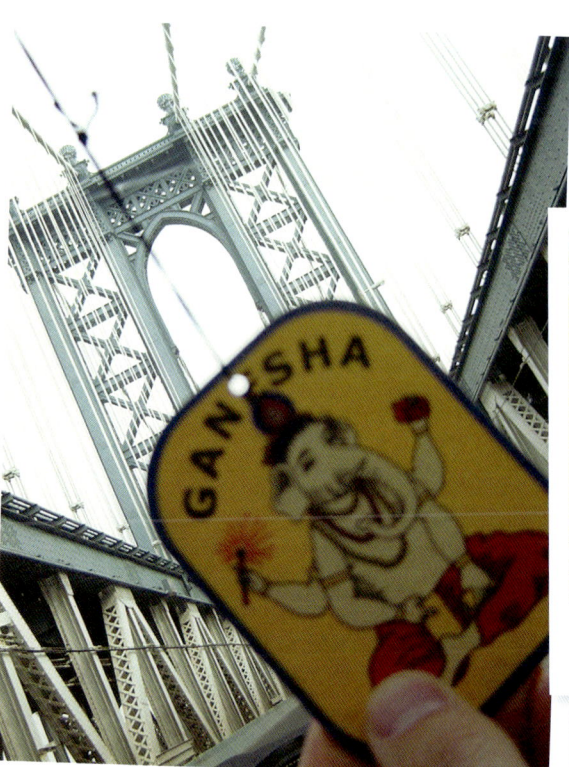

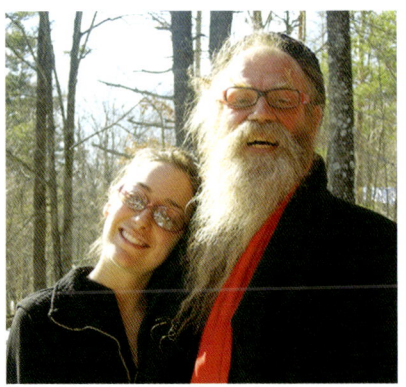

»Es läuft immer
auf eines hinaus,
mit Liebe loszulassen.
Mach es mit Liebe.
Was es auch ist,
wenn du keine Liebe
dafür hast, tu es nicht!«

BHAGAVAN DAS
spiritueller Guru

TU DAS, WOMIT DU DICH BESSER FÜHLST

und was dir Hoffnung gibt

MARISA: Mein Kampf gegen den Krebs hat meine spirituelle Seite wiedererweckt. Davor dachte ich, dass all das spirituelle Zeug nicht wichtig war; jetzt ist mir klar, dass alles wichtig ist. Das, was man ins Universum entlässt, bekommt man zurück. Der Krebs hat mich zunächst einmal wieder eine Katholikin werden lassen. Als ich in Behandlung war, haben alle meine Freunde und eine Kirchengemeinde für mich gebetet. Aber was mich wirklich angesprochen hat und immer noch anspricht, ist Kabbala. Ich bin in die Kabbala verliebt. Ich gehe ganz ruhig mitten am Tage ins Zentrum und spreche mit meinem Rabbi unter vier Augen. Manchmal nehme ich an Kursen teil, aber normalerweise mache ich mein eigenes Ding. So füttere ich meine spirituelle Seite, aber mein Tipp an andere Frauen, die gegen den Krebs kämpfen, ist, das zu tun, womit sie sich besser fühlen und was ihnen Hoffnung gibt. Wenn es sich anfühlt wie Mist, dann tu es nicht. Mach nichts, weil du das Gefühl hast, du solltest es tun. Mach es, weil du es machen willst!

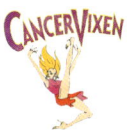

ONI: Mehr als zehn Jahre nach meiner ersten Diagnose fühle ich mich wieder mit einer Glaubensrichtung meiner Kindheit verbunden – im Grunde der Glaube daran, dass die Welt freundlich und gütig ist. Ich habe immer daran geglaubt und glaube immer noch, dass ich nicht hier bin, um zu leiden. Wenn ich mich also nur mit der Krebsdiagnose beschäftigen würde, was auch Leiden bedeutet, dann würde ich etwas verpassen. Ich glaube, dass es mehr geben muss. Aber jetzt, nach einem Jahrzehnt auf dieser Krebs-Reise, weiß ich, dass es nicht meine Aufgabe ist, etwas Gutes daraus zu erzwingen. Ich weiß, dass ich mich entscheiden kann, etwas zu lernen, aber ich kann nicht entscheiden, was das ist.

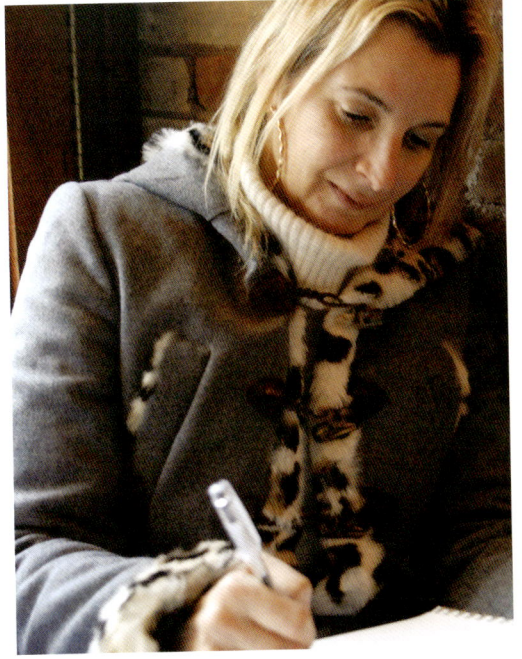

NIMM DIR EINEN MOMENT ZEIT UND WÜRDIGE DIE MITKÄMPFER

in deinem Leben

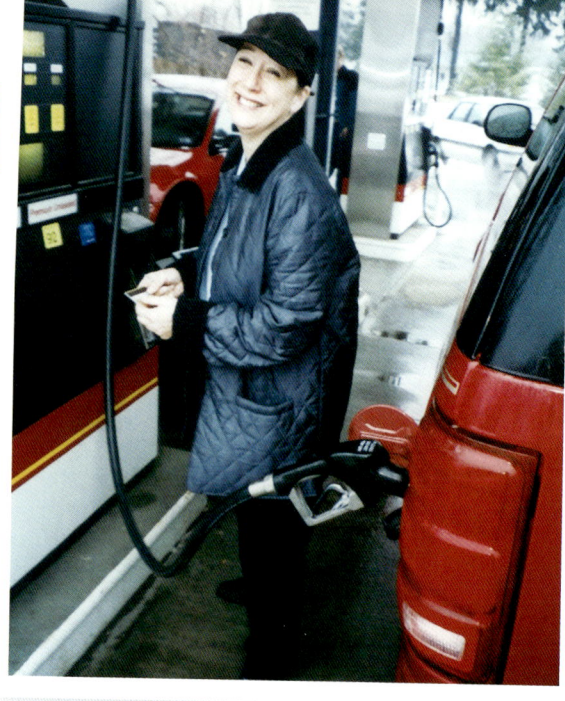

MITKÄMPFER SIND deine Clique, deine wunderbare Familie, deine besten Freunde und sogar Haustiere, die an deiner Seite sind und mit dir durch dick und dünn gehen. Sie sind die starken Menschen hinter den Kulissen, die dafür sorgen, dass die Show weitergeht. Diese Leute haben Mut, Anstand und Rückgrat. Lass sie wissen, wie dankbar du ihnen bist – sie brauchen das. Oft reichen eine einfache Geste, eine liebevolle Nachricht oder ein besonderes kleines Geschenk, um deine Anerkennung zu zeigen.

Wir denken, dass niemand verstehen kann, was wir durchmachen, und dasselbe gilt für die Menschen, die mit uns im Boot sitzen. Häufig ist es für sie nicht nur eine emotionale Belastung, sondern auch eine körperliche, seelische und finanzielle. Bevor ich meine Wohnung verkauft habe, um die alternativen Behandlungen bezahlen zu können, haben meine Eltern für die Suche nach der Heilung geblecht. Meine Mutter stand mir zur Seite. Sie wusste, wie einsam ich mich fühlte, und sie wollte nicht, dass ich allein auf die Jagd gehe. Wir sind auf der Suche nach Antworten durch das ganze Land gefahren.

Wir meldeten uns für verrückte Kurse an, fasteten, harmonisierten unsere Chakras, spielten auf indischen Pauken und schlugen tibetische Klangschalen an. Wir ließen nichts unversucht. Meine Mom erhielt sogar ihr Yoga-Zertifikat, was uns alle schockierte. Diese Frau kam nie ins Schwitzen, stattdessen »glühte« sie. Außerdem macht sie keine halben Sachen. Also wurde sie

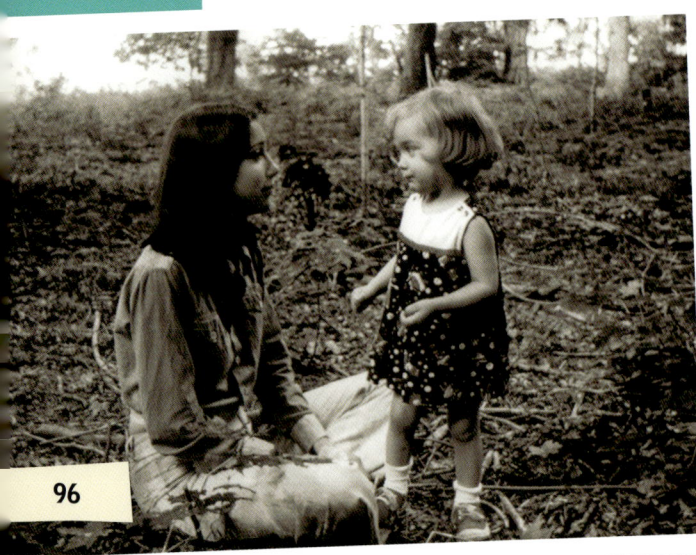

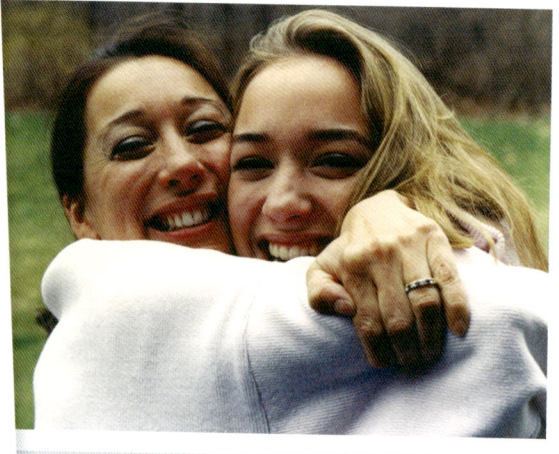

mit 53 eine professionelle Yogini. Meine Diagnose hatte sie in ein anderes Leben und einen Panikmodus katapultiert.

Ein Heilpraktiker, den wir aufsuchten, stellte uns 800 Dollar für eine zweistündige Sitzung in Rechnung. Er gab mir ein paar Heilmittel und sagte mir, dass ich in sechs Monaten geheilt sein würde. Wow, sechs Monate! Warum wusste der Rest der Welt nichts davon? Er hatte Autogramme von berühmten Leuten wie John Lennon und Gwyneth Paltrow an der Wand. Ich war fasziniert. Wir bedankten uns lächelnd und überschwänglich bei ihm und gingen zur Tür. In diesem Moment entdeckten wir die zwei Päckchen Zigaretten, die auf seinem Altar neben Fotos von seiner Frau und seiner Tochter lagen (die beide an Krebs gestorben waren). So etwas nimmt einem den Wind aus den Segeln!

In den vier Jahren, die ich mit dem Krebs lebe, habe ich nur einmal erlebt, dass meine Mom zusammenbrach. An jenem Tag wurde ich daran erinnert, dass sie mehr war als meine Heilungs-Freundin, sie war ein Elternteil und ihr Job war es vor allem, mich zu beschützen.

»Sweet Pea« – so nennt sie mich – »ich mache mir Sorgen, dass du dich zu sehr auf deine alternativen Behandlungsmethoden versteifst. Ich sehe, dass du dich selbst in ein Gefängnis sperrst, und ich möchte dir helfen, daraus auszubrechen.«

»Mom, vertrau mir. Bitte unterstütze mich und zweifle nicht an dem, was ich versuche. Du weißt, dass es keine Heilung für meinen Zustand gibt und ich nur mein Bestes geben kann.«

»Du hast recht, tut mir leid. Ich möchte nur, dass du glücklich bist.«

Später kam sie mit Tränen in den Augen zu mir. »Es ist nicht so, dass ich deinem Urteilsvermögen nicht vertrauen würde, aber ab welchem Punkt saugt diese Heilung das Leben aus dir? Wir brauchen eine Pause.«

In diesem Augenblick wurde mir klar, dass ich nicht die Einzige war, die das durchmachte.

Meine Mom und meine Familie waren auch Kämpfer. Sie teilten meine Höhen und auch meine Tiefen. Sie weinten, fluchten, beteten

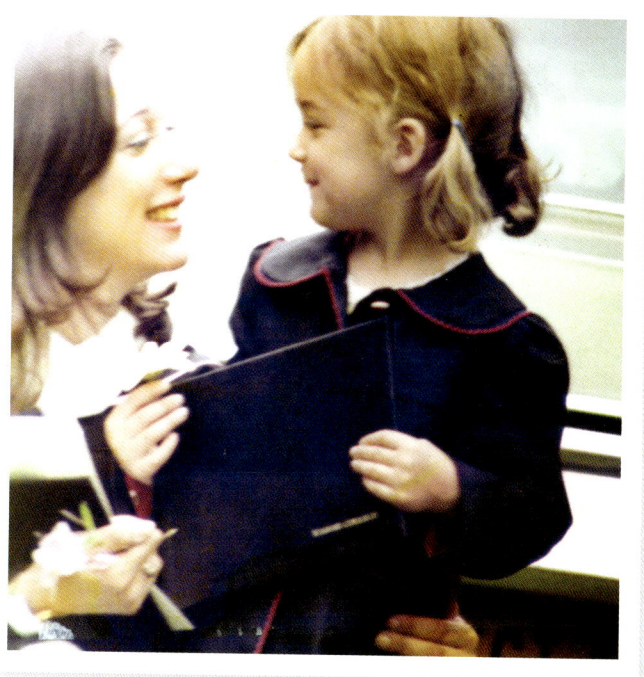

und zitterten, wenn sie allein waren. Vergiss auch ihre Gefühle und Schmerzen nicht.

Überrasch die Menschen, die in deinem Leben wichtig sind; sag ihnen aus heiterem Himmel, wie dankbar du ihnen bist. Das wird ihnen mehr bedeuten, als du dir vorstellen kannst. Danke, Mom.

**»Mut heißt,
sich zu Tode zu fürchten,
aber das Pferd
trotzdem zu satteln.«**

JOHN WAYNE
Schauspieler

VERSTECK DICH NICHT VOR DEINEN *Mitkämpfern*

ZEIG DICH, AUCH WENN ES DIR SCHWERFÄLLT.
Verkrieche dich nicht in deinem Loch: Die Menschen, die dich unterstützen, werden vor Sorge fast umkommen. Greif zum Telefonhörer, verschick eine persönliche E-Mail, geh auswärts essen, kümmere dich um deine Beziehungen. Selbst wenn du dich nicht danach fühlst, nimm dir die Zeit, um für deine Mitkämpfer da zu sein.

An dem Wochenende, bevor ich mit Brian (meinem damaligen Freund/heutigen rechtschaffenen Ehemann) zusammenzog, fand sein zwanzigjähriges Klassentreffen statt. »Möchtest du mit mir in meine Heimat nach Pittsburgh fahren?«, fragte er mich.

»Wow, das würde ich total gern!« Lüge! Das war der letzte Ort, an den ich fahren wollte!

»Hi, ich bin Kris, die Freundin von Brian.«

»Schön, dich kennenzulernen, Kris. Brian war auf dem Schulhof der Anführer.«

»Ja, das habe ich schon gehört.«

»Du musst etwas ganz Besonderes sein. Womit verdienst du dein Geld?«

»Krebs.«

Ich war ein nervöses Wrack. Aber da Brian mein Steve McQueen war, mein »Fuck Krebs und lebe am Limit«-Mann, war dies das Mindeste, was ich tun konnte. Wir sind nach meiner Diagnose zusammengekommen, was ihm viele Punkte bei mir einbrachte. Brian fuhr Motorrad und besaß eine Yogamatte. Er hörte Bob Dylan und las Alan Watts. Er war mein Traummann.

Die Leute aus seiner Schulclique standen sich immer noch sehr nahe. Sie nannten sich »die Blase«. Alle Outsider, die in die Blase einheirateten (egal ob männlich oder weiblich), wurden als »Blasen-Partner« bezeichnet, ein Titel, der mir Anlass zur Sorge gab. Da die Blasen-Leute von meiner Krankheit wussten, wollte ich unbe-

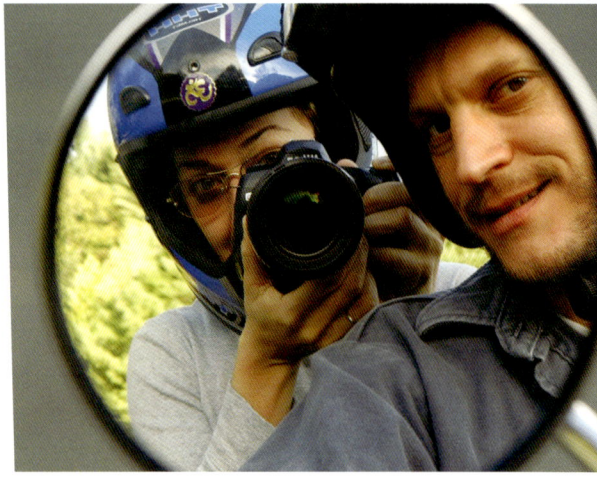

dingt nach dem Gegenteil aussehen – gnadenlos schön. Für diese Gelegenheit kramte ich einen wirklich kurzen Rock, einen Push-up-BH, ein enges Oberteil und pinkfarbene Stöckelschuhe heraus. Ich wollte aussehen wie eine sexy Barbie und ich war damit erfolgreich.

Es war ein toller Abend. Um zwei Uhr nachts hielt ich auf dem Frauenklo Hof mit meinen neuen besten Blasen-Freundinnen. Wir machten um fünf Uhr sogar einen Ausflug zu einem Fastfoodrestaurant, um fettige Pommes zu essen (ein leckeres Vergnügen, das Galaxien von meiner »gesunden Ernährung« entfernt war). Die Jungs hatten sich zu viel hinter die Binde gekippt, während sie über die »guten alten Zeiten« sinnierten, also spielte ich mit Brians Pick-up den Chauffeur. Habe ich erwähnt, dass es kein Automatikwagen war? Natürlich bestand ich den Coole-Freundin-Test mit fliegenden Fahnen. Am nächsten Tag sagte Brian mir (durch den Dunstschleier seines Katers), dass er stolz sei, eine so wunderbare Freundin zu haben. Auftrag ausgeführt!

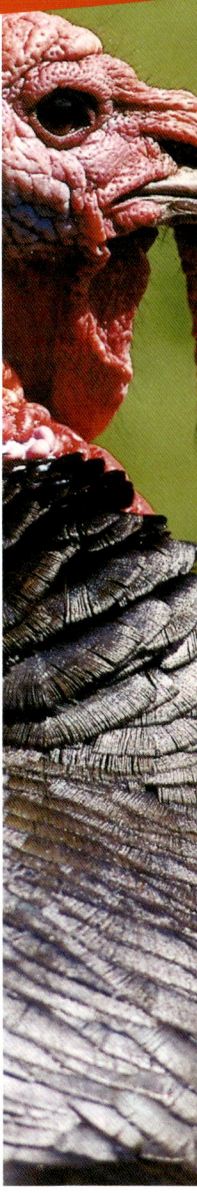

DENK DIR EIN CODEWORT AUS – *Truthahn!*

CODEWÖRTER SIGNALISIEREN DEINEM PARTNER, dass er besser aufhören sollte, wenn ein Gespräch zu schwierig wird. Das klingt vielleicht albern, aber Paare benutzen diese Technik schon seit Generationen beim Sex der anderen Art. Warum? Weil man eine Taschenlampe und eine kugelsichere Weste braucht, wenn man das Unbekannte erforschen will! Ich benutze das Wort »Truthahn«. Leider mussten Brian und ich das auf die harte Tour lernen.

Auf dem Klassentreffen war alles wie geschmiert gelaufen. Aber die Heimfahrt war eine große Katastrophe. Ohne ein Radio auf einer siebenstündigen Fahrt hatten wir viel Zeit, um über alles zu reden … und ich meine wirklich alles. Kindheitserinnerungen, erste Lieben, Verhaftungen und natürlich Krebs. Wir versuchten, unsere Fantasie zu bändigen. Aber sie bockte und bäumte sich auf und galoppierte mit uns über ein Feld voller Sätze mit »Was …, wenn«. Brian ist ein ziemlich gelassener und eher introvertierter Typ, der andere Leute nicht gern mit seinen Problemen belastet. Außerdem fühlt er sich, wenn er seine Gefühle mitteilen soll, in seinen eigenen Worten »ein bisschen schwul«.

Ich als seine coole Freundin gab ihm also das Okay, damit er sein Herz ausschütten konnte. »Halte dich nicht zurück, du musst es rauslassen, ich kann damit umgehen.« Er zuckte zusammen und erzählte mir von einigen seiner Ängste. Es überraschte mich, wie gut ich zuhörte (eine Fähigkeit, an der ich immer noch arbeitete). Aber dann wollte ich ganz plötzlich unbedingt wissen, wie seine langfristigen Pläne aussahen. Wider besseres Wissen bohrte ich nach und quetschte ihn aus. 24 Stunden vor dem großen Umzug hätte der

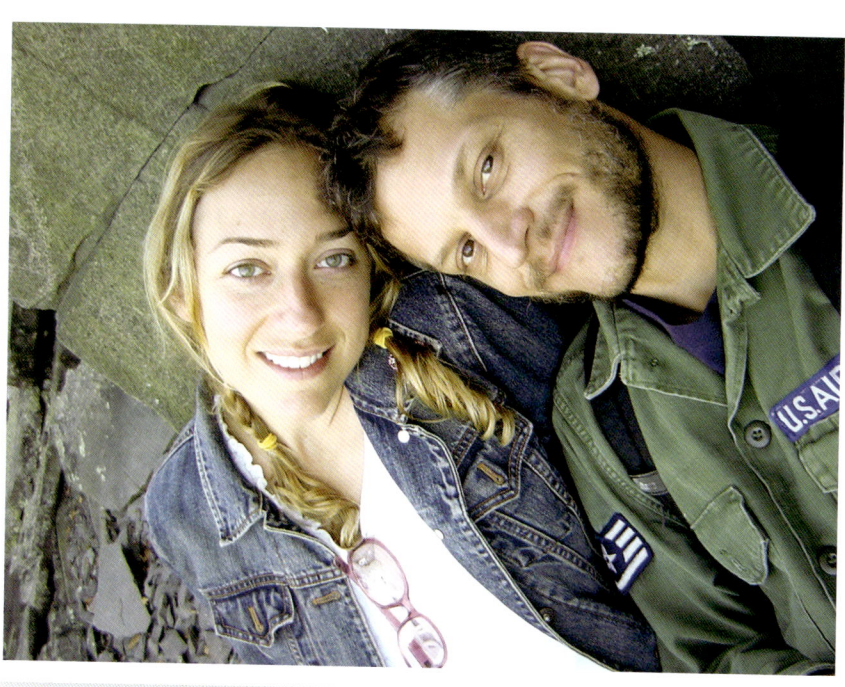

Zeitpunkt nicht schlechter gewählt sein können. »Willst du mich irgendwann heiraten?«, fragte ich. Wir führten eine offene und ehrliche Beziehung, also dachte er, dass er ruhig ehrlich sein konnte. Er ahnte nicht, dass er geradewegs auf einen Truthahn zusteuerte.

»Wir werden sehen. Gehen wir es langsam an. Ich bin glücklich, aber ich bin mir nicht sicher, ob das auf lange Sicht funktioniert.«

»Hä?«

»Um ehrlich zu sein, denke ich manchmal, dass es in schweren Zeiten noch einen Ausweg für mich gäbe, wenn ich nicht heiraten würde.«

»Was?«

»Ich habe Angst davor, völlig erschöpft und nicht fähig zu sein, mit schweren Zeiten umzugehen.«

»Du hast Angst!?«

»Außerdem will ich Kinder und da du möglicherweise keine bekommen kannst, muss ich darüber nachdenken.«

»TRUTHAHN!«

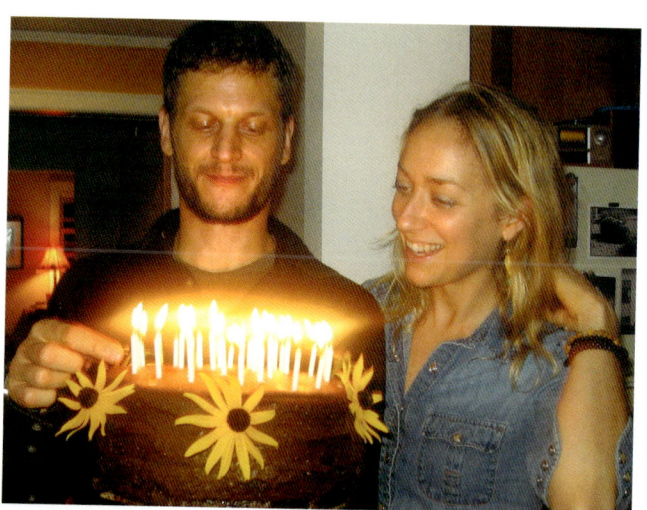

Ich brach in Tränen aus und weinte, bis wir zu Hause waren. Wenn er Sicherheit wollte, konnte er sich eine langweilige, durchschnittliche Frau suchen! Wenn er etwas Außergewöhnliches wollte, auch wenn es nur für 15 Minuten war, dann war ich seine Frau. Obwohl er sich tausend Mal entschuldigte, brauchte ich einen Whiskey, um mich besser zu fühlen. Natürlich hatte er ein Recht auf seine Gefühle. Wer würde die Zukunft nicht in Frage stellen, wenn er sich in eine Krebspatientin verliebt? (Ups, ich meine Kämpferin!) Aber der Gedanke, dass ich ihn wegen meiner dummen Krankheit verlieren könnte, machte mich wütend und gab mir das Gefühl, gefangen zu sein. Am nächsten Tag kamen meine Kartons an. Er küsste mich, entschuldigte sich weitere sieben Mal und ging zur Arbeit. Ich saß einfach nur da, wie betäubt. Da war ich nun, in seiner Wohnung, von meinen Kartons und Gefühlssplittern umgeben.

Es ist schwer, wenn einem die Fantasie den eigenen Sarg vor Augen führt. Es ist noch schwerer, wenn es die Fantasie von jemand anderem tut. TRUTHAHN! Wenn du nicht damit umgehen kannst, tu es nicht. Setz psychologische Grenzen und schlag vor, dass dein Partner sich zusätzlich woanders Hilfe holt. Und bohr nicht nach. Stopp die dunklen Fantasien: Sie richten nur verheerenden Schaden an!

Mitkämpfer fühlen sich oft hilflos. Die Angst, dich zu verlieren, kann überwältigend sein, darum brauchen sie einen sicheren Ort (zum Beispiel die Praxis eines Psychotherapeuten), um ihren Gefühlen Luft machen zu können. Sei bereit, zu reden, aber schütze dich selbst. So sehr ihr es auch versucht, es ist für keinen von euch einfach, objektiv zu bleiben.

Kapitel vier im Überblick:

Denk daran:

Vom Tag deiner Diagnose an bist du eine Kämpferin!

Jetzt ist genau die richtige Zeit, um Risiken einzugehen und die Zukunft zu planen.

Schreib dir eine Liste mit den zehn Dingen, die du schon immer machen wolltest, und mach sie.

Wir können den Lauf unseres Lebens verändern, egal welche scheinbar unüberwindbaren Hindernisse uns im Weg stehen.

Lass deiner Kreativität freien Lauf.

Tagebuch zu führen ist eine kostengünstige Möglichkeit, sich selbst zu therapieren.

Eine innere Einkehr oder ein Kurztrip können dir helfen, nachzudenken und all die Veränderungen, die der Krebs in dein Leben gebracht hat, zu verarbeiten.

Finde die Heilerin in dir.

Gestalte deine persönliche spirituelle Reise selbst – und gucke, ob es dein Ding ist!

Vergiss nicht die Schmerzen, die deine Mitkämpfer, deine Engel, haben.
Sag ihnen, wie dankbar du ihnen bist.

Nimm dir Zeit, um dich um deine Mitkämpfer zu kümmern.

Stell mit deinem Partner psychologische Grenzen auf. Schlag vor, dass er oder sie sich zusätzliche Unterstützung holt.

Truthahn!

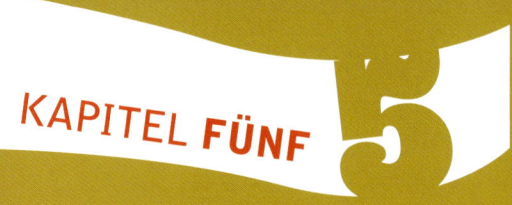

Na los – SPIEL DIE
Krebs-Karte aus

HERZLICHEN GLÜCKWUNSCH! Sie erhalten die Genehmigung für eine Mitgliedschaft im Krebs-Club samt Platinum Card! Es ist zwar ätzend, dass Sie Krebs haben (und das tut uns auch sehr leid), aber die Mitgliedschaft in diesem ständig wachsenden Club bringt einige Vergünstigungen mit sich. Ihre Krebs-Karte verschafft Ihnen jede Menge Bonuspunkte und hat kein Ablaufdatum. Es handelt sich dabei um eine »Ich bin ein Mensch«-Karte und ob es Ihnen nun gefällt oder nicht, Sie können nicht alles allein machen. Und hin und wieder muss man sich auch etwas gönnen.

Manchmal reicht das Wissen, dass man die Karte im Notfall oder an einem verregneten Tag einsetzen könnte, um runterzukommen.

Es folgen einige Clubregeln, die man sich merken sollte:
1. Deine Mitgliedschaft beginnt am Tag deiner Diagnose.
2. Sie ist nicht übertragbar.
3. Es gibt keinen Jahresbeitrag, keinen Zinssatz und keine Schulden.
4. Du kannst deine Karte großzügig nutzen, aber wir bitten dich um Diskretion. Tragischerweise kann die Karte abgelehnt werden. Also nimm dir wie bei allen wichtigen Kreditkarten die Zeit, das Kleingedruckte zu lesen!

KRANKENHAUSAUFENTHALT:
$10,000

MASSGEFERTIGTE PERÜCKE:
$1,500-6,000

MEDIKAMENTENZUZAHLUNGEN:
$3,000

DIE KREBS-KARTE AUSSPIELEN, UM NICHT MIT DER CHEFIN UND IHREN KINDERN ZUM BRUNCH ZU MÜSSEN:
Unbezahlbar

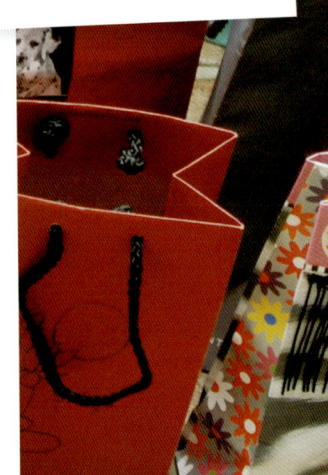

Tipp Nr. 48

BENUTZE DIE KARTE,
aber missbrauche sie nicht!

AN MEINEM ERSTEN TAG am Dana-Farber Cancer Institute bekam ich eine kleine blaue Plastikkarte, die mein Leben veränderte. »Das ist dein neuer Ausweis, Kris. Bitte bring ihn IMMER und ÜBERALLHIN mit.« Es gab kein Zurück mehr, ich war im System. Für ein Mädel, das sich gern bedeckt hält (man weiß ja nie, wann man mal ein Alibi braucht), war das ein ziemlicher Eingriff in die Privatsphäre! Einmal die Karte durchgezogen und mein Zustand war für die ganze Krebs-Welt zu sehen. Es überraschte mich, dass so ein winziges Stück Plastik mein Portemonnaie um tausend Kilo emotionale Last schwerer machte. Aber da ich eine »gute« Krebspatientin sein wollte, gehorchte ich und hatte meine Karte immer bei mir. Einmal habe ich sie sogar in der Unterwäscheabteilung bei Bloomingdale's herausgeholt. Sie muss um das oberste Fach in meiner Geldbörse gekämpft haben, den Platz, an dem sonst meine American Express steckt. Mann, hat das für Aufregung gesorgt. Es gibt nichts Schlimmeres, als stumpfsinnig auf seinen Blackberry zu starren, während die Kassiererin laut »Dana-Farber Cancer Institute« vorliest. »Sorry, Baby, diese Karte nehmen wir hier nicht. Aber darf ich Ihnen eine Frage stellen? Sind Sie schon in Remission?« Schon? Behaltet die Höschen, ich bin weg!

Als ich anfing, meine Krebs-Karte auszuspielen, dachte ich, der Himmel würde sich öffnen und ein Blitz auf mich herunterfahren. »Nein, ich kann nicht abwaschen, ich habe Krebs.« BOOM! AUA! KARMISCHE EXPLOSION! Mein Mann hat mich sogar gewarnt: »Benutz den Krebs nicht als Ausrede, um dich vor Sachen zu drücken, außer du meinst es wirklich ernst. Erinnerst du dich an die Geschichte von dem Jungen, der falschen Alarm geschlagen hat?« Begriffen. Benutze sie, aber missbrauche sie nicht. Denn wenn der imaginäre Magnetstreifen abgenutzt ist, war es das. Es gibt keinen Ersatz.

Es gibt viele zulässige Gründe, die Krebs-Karte zu benutzen. Für weitere Informationen über Vorteile und Beschränkungen für Mitglieder bitte weiterlesen.

Um etwas NICHT MACHEN zu müssen

Das ist ein wesentlicher Grund, die Karte zu benutzen, besonders für diejenigen, denen es schwerfällt, ihre Bedürfnisse zu äußern. Wenn man die Krebs-Karte hat, wird man automatisch ein VIP-Patient von höchster Priorität. Mitglieder müssen sich nicht anstellen oder sich zu Fußballspielen, Baby- oder Junggesellinnenpartys, Essen und so weiter schleppen lassen.

- **Ich muss mich ausruhen.** *Ich habe Krebs.*
- **Lass mich mit deinen Problemen in Ruhe. *Ich habe Krebs!***
- **Leider muss ich Ihnen mitteilen, dass ich aufgrund meiner Krebserkrankung nicht zu Ihrer Party kommen kann.**
- **Ich kann heute nicht zur Arbeit kommen. *Ich habe Krebs* (außerdem würde ich die Talkshows verpassen).**
- **Ich muss das Gespräch unterbrechen (du blödes Plappermaul), ich fühle mich nicht so gut. (Eine geschickte Art, um zu sagen: »Der Krebs spielt verrückt.«)**

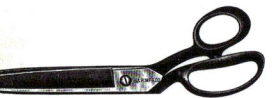

Bei krebsbedingten WUTANFÄLLEN

FAUXPAS!

Manchmal sind wir brave Bürger, die zufällig Krebs haben. Und manchmal sind wir unberechenbare Verrückte MIT KREBS!, die wie wild zwischen Wut und Tränen hin und her schwanken. Wenn du dein Verhalten nach einem Zusammenbruch erklären musst, spiel einfach die Krebs-Karte aus.

> Denk daran, nur weil du Krebs hast, heißt das nicht, dass du dich nicht manchmal entschuldigen musst. Die Krebs-Karte kann dir nicht die Verantwortung abnehmen, wenn deine Gefühle dich haben zu weit gehen lassen und du jemanden verletzt hast.

- Oh mein Gott, ich habe keine Ahnung, warum ich mich so verhalten habe! Das war nicht ich, es war der Krebs!
- Ich muss mich mit diesem Mist nicht abgeben, ich habe Krebs!
- Nein, Sie können diesen Parkplatz nicht haben, ich habe Krebs! Hauen Sie ab!

Für die SHOPPING-THERAPIE
(Mehr über die Shopping-Therapie folgt.)

- Ich habe nichts anzuziehen und ich habe Krebs? (Das ist einfach nicht fair.)
- Ich habe eine CT vor mir, also möchte ich mich mit etwas Neuem belohnen.
- Ich habe eine CT hinter mir, also möchte ich mich mit etwas Neuem belohnen.

- Ich hasse CTs, also möchte ich mich mit etwas Neuem belohnen.
- Ich habe meine CT abgesagt, also möchte ich mich mit etwas Neuem belohnen.
- Ich bin traurig, ich brauche etwas Neues.
- Meine Wohnung braucht Feng-Shui für die Heilung, ich kaufe besser etwas Neues.
- Ich bin fett, ich brauche etwas Neues.
- Ich bin spindeldürr ... die Liste ist endlos!

Tipp Nr. 49

BUMMELN STÄRKT
dein Immunsystem

HAST DU SCHON MAL das Wort »shoppinghigh« gehört? Das ist ein körperlicher Zustand, der durch die Ausschüttung großer Mengen Serotonin und Dopamin im Körper verursacht wird. Diese stimmungshebenden Substanzen werden auch ausgeschüttet, wenn man Schokolade isst oder sich Hals über Kopf verliebt! Okay, ich bin keine Wissenschaftlerin, aber das scheint mir ziemlich einfach zu sein. Wer ist nicht schon einmal völlig aus dem Häuschen gewesen, wenn man die perfekte Jeans gefunden hat, die den Hintern toll aussehen lässt? Fühlt man sich dann nicht einfach glücklich? Doch es geht nicht nur um die reine Freude, wenn man etwas kauft. Studien haben gezeigt, dass es einen Zusammenhang gibt zwischen dem Gehirn und dem Immunsystem. Glücksgefühle stärken die Fähigkeit, sich gegen Krankheiten zu wehren. Also

schnapp dir deine Krebs-Karte und die Kreditkarte obendrauf!

In schweren Zeiten gibt es kein besseres Mit-
telchen als eine kleine Shopping-Therapie. Ein
paar Runden in einem Einkaufszentrum können
die Stimmung ungemein heben. Man muss auch
nicht unbedingt etwas kaufen; Umschauen hilft
auch schon. Eine kleine Shopping-Therapie kann
dich vom Stress befreien, dich entführen, in eine
Welt der Spielereien, der Mode und Parfüms,
der sündigen Süßigkeiten. Oder wie wäre es mit
schönen Dingen, um dein Zuhause gemütlich zu
gestalten? Manchmal können die richtigen Vorhänge, die die Welt aussperren, den Unterschied
machen.

**Außerdem ist Shopping – sehen wir den Tat-
sachen doch ins Auge – ein Sport.**

Man kann ihn allein oder im Team (deine Clique)
ausüben. Und wenn man es wirklich ernst meint,
empfehle ich ein Paar guter Turnschuhe. Warum
sollte man nicht zwei Fliegen mit einer Klappe
schlagen und gleichzeitig etwas trainieren? Es
ist hilfreich, im Vorfeld die Beine gut zu deh-
nen. Nichts ist schlimmer als ein abgebroche-
ner Shoppingausflug, weil man Krämpfe in den
Beinen hat. Selbst wenn ich nur ziellos umher-
schlendere und all die visuellen Reize in den
Geschäften aufnehme, habe ich danach bessere
Laune.

Gut auszusehen und sich gut zu fühlen ist
wichtig für Mädels, die mit Operationen und
Nebenwirkungen der Krebsbehandlung fertig
werden müssen. Egal ob die Veränderungen
sichtbar sind oder nicht, die psychologischen
Effekte können das Selbstbewusstsein stärken.
Kleidung und Accessoires zu finden, die einen
Portkatheter, unterschiedlich große Brüste, ein
Stoma oder einfach die deprimierende Stimmung
verstecken helfen, kann einem das Gefühl geben,
seine Würde und die Kontrolle zu behalten.

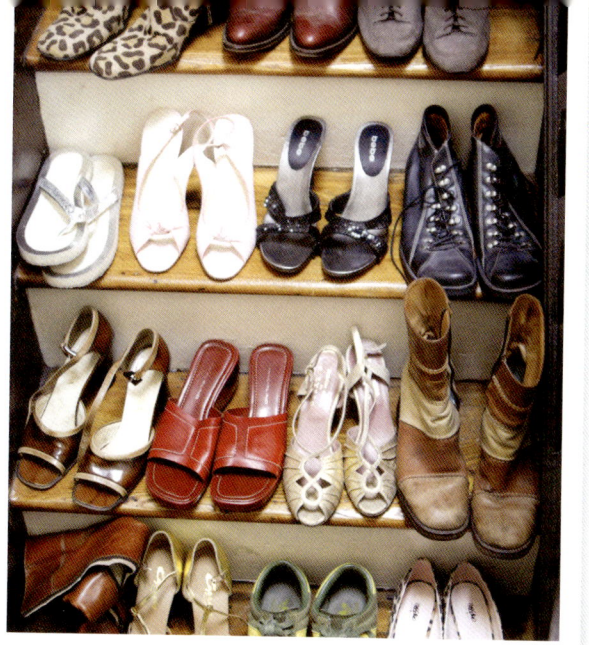

**Mach dir keine Gedanken um das, was du hat-
test oder verloren hast; betone das Positive!
Kleide dich individuell und verwende um Gottes willen Accessoires! Ein Leben ohne Mode-
schmuck ist tragisch.**

Kleide dich farbenfroh. Beschränk dich nicht auf
Beerdigungsschwarz (außer natürlich, du lebst
in New York City – dann ist Schwarz, ob man will
oder nicht, ein Muss).

Farben können die Stimmung wirklich heben
und den Stil auflockern. Ich liebe Smaragdgrün
– das betont meine Augen und passt super zu
meiner Haut. Es ist auch die Farbe des Herz-
Chakras, es symbolisiert Harmonie, Kreativität,
Gesundheit und Wohlstand – ist das nicht toll?!
Wenn es dich interessiert, dann hol dir Bücher
über die heilenden Kräfte von Farben.

Viele Frauen, die ich kenne, richten sich mit
ihrer Garderobe nach Farbtherapien, sogar mit
ihren Perücken. Warum nicht? Aber übertreib es
nicht. Du willst doch nicht aussehen wie eine
Mischung aus einem Weihnachtsbaum und einem
Clown …

MACH DICH *schön*

ALS ICH KLEIN WAR, habe ich meiner Mom gern dabei zugesehen, wie sie sich für ein Date mit meinem Dad zurechtmachte. Es war faszinierend, wie ein heiliges Ritual mit Parfüm, schönem Schmuck, hübschen Kleidern und tollen Handtaschen.

Ich habe immer gewartet, bis die Luft rein war, und dann in ihrem Schrank gewühlt, um herauszufinden, wie ich als schicke Erwachsene aussehen würde. 25 Jahre später schnappe ich mir meine beste Freundin und überfalle einen viel größeren Schrank in Form eines Geschäftes, um mich schön zu machen. Auch wenn du noch nicht bereit bist, das Aussehen deines neuen Ichs anzunehmen, kannst du Freude daran haben, für dich einzukaufen. Denk aber daran, dass jede Therapie ihre Grenzen hat – genau wie dein Kreditrahmen.

FAUXPAS!

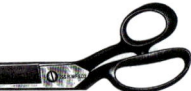

Ein Bankrott ist *nicht* therapeutisch. Krebs ist keine Entschuldigung, um abhängig von der Shopping-Therapie zu werden. Der American Psychological Association zufolge sind ungefähr 15 Millionen Amerikaner kaufsüchtig, das heißt, sie können nicht kontrollieren, wie viel sie kaufen. Neunzig Prozent der Kaufsüchtigen sind Frauen. Ich wette, dass die meisten dieser Mädels Krebspatientinnen sind! Du verdienst zwar Kaviar und emotionalen Kaschmir, aber behalt dein Budget im Auge und heb dir die Shopping-Therapie für Tage auf, an denen du wirklich eine Aufmunterung brauchst. Wenn man mit einer vagen Vorstellung, einer Panikattacke und einer Visakarte aus dem Haus geht, ist eine Katastrophe wahrscheinlich. Warum nicht in Secondhandshops stöbern, bei der Heilsarmee, auf dem Flohmarkt, bei Garagenverkäufen … Die Shopping-Therapie muss nicht kostspielig sein. Das ist einfach eine Einstellungssache.

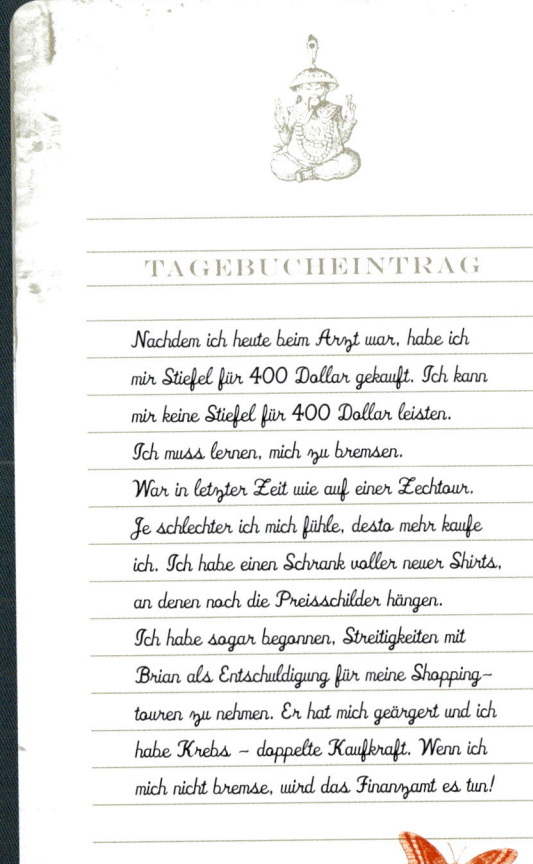

TAGEBUCHEINTRAG

Nachdem ich heute beim Arzt war, habe ich mir Stiefel für 400 Dollar gekauft. Ich kann mir keine Stiefel für 400 Dollar leisten. Ich muss lernen, mich zu bremsen. War in letzter Zeit wie auf einer Zechtour. Je schlechter ich mich fühle, desto mehr kaufe ich. Ich habe einen Schrank voller neuer Shirts, an denen noch die Preisschilder hängen. Ich habe sogar begonnen, Streitigkeiten mit Brian als Entschuldigung für meine Shoppingtouren zu nehmen. Er hat mich geärgert und ich habe Krebs – doppelte Kaufkraft. Wenn ich mich nicht bremse, wird das Finanzamt es tun!

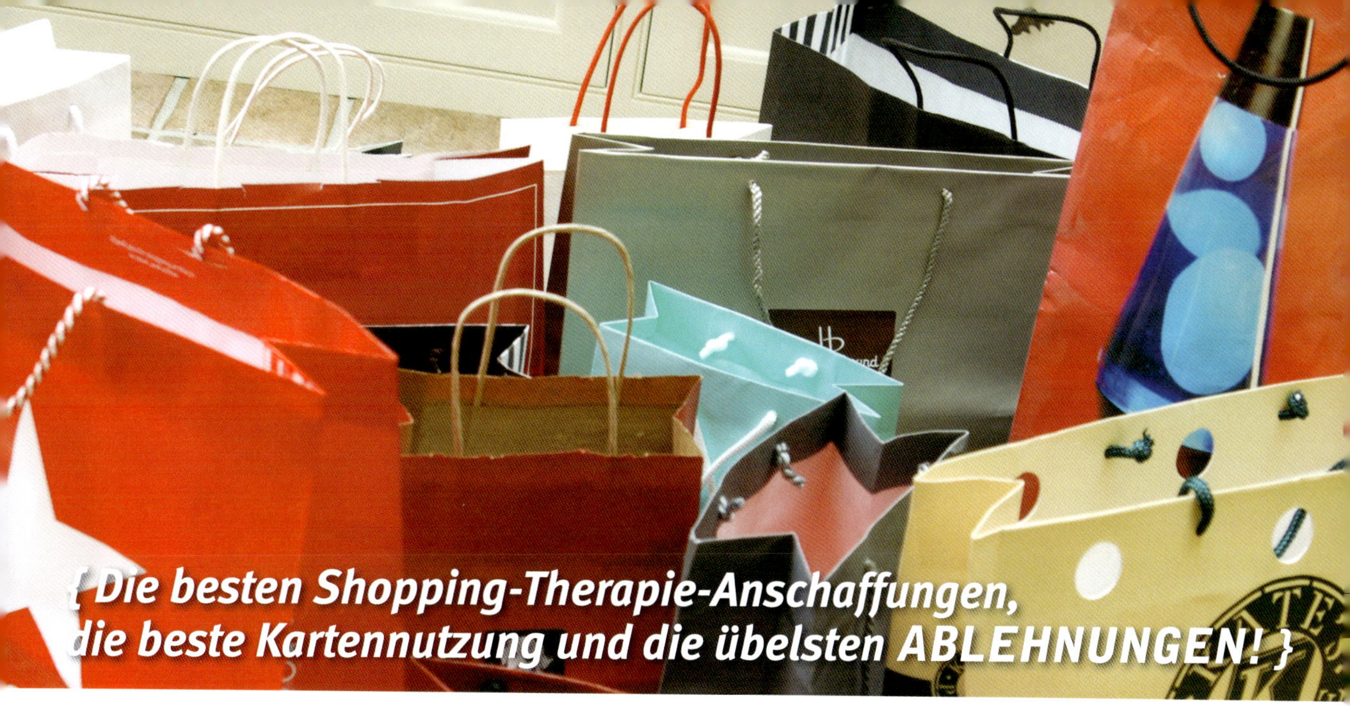

{ Die besten Shopping-Therapie-Anschaffungen, die beste Kartennutzung und die übelsten ABLEHNUNGEN! }

BEI EINER ART KAFFEEKRÄNZCHEN habe ich die Mitglieder meiner Clique gebeten, von ihren besten Shopping-Therapie-Anschaffungen, von den besten »Ich schleich mich irgendwo ein oder manövriere mich irgendwo hinaus«-Kartennutzungen und von ihren übelsten ABLEHNUNGEN zu erzählen! Folgendes hatten diese tollen Frauen, mich eingeschlossen, zu berichten:

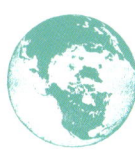

Heidi

BESTE ANSCHAFFUNG Ich war nicht oft einkaufen, als ich in Behandlung war, vor allem weil ich nicht besonders begeistert von meinem Aussehen war. Und durch die Umkleidekabinen mit den drei Spiegeln und der grellen Beleuchtung habe ich mich noch schlechter gefühlt. Deshalb hat sich meine Shopping-Therapie auf Flugtickets konzentriert. Ich habe Ausflüge geplant – Zwischenziele, auf die ich mich während meiner etwas über ein Jahr dauernden Behandlung freute. Das war meiner mentalen Gesundheit sehr förderlich.

BESTE KARTENNUTZUNG Ich habe meine Krebs-Karte häufiger ausgespielt, um etwas zu bekommen, als um mich vor etwas zu drücken. Ich habe sie mir aufgehoben, um mich in einer Schlange vorn anzustellen oder um meine Brüder dazu zu bringen, etwas für mich zu tun.

ABGELEHNT! Ich habe versucht, bei einem Eagles-Konzert im Texas Stadium in den Innenraum zu kommen, um näher an der Bühne zu sein. Vergebens!

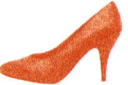

Marisa

BESTE ANSCHAFFUNG Ich brauchte unbedingt Gummistiefel, also verprasste ich mein Geld für ein Paar von Pucci! Ich dachte mir, wenn ich schon im Regen zu meiner Behandlung laufen muss, kann ich auch etwas tragen, das ich mag. Von meiner Mutter bekam ich eine pinkfarbene Pelzmütze geschenkt, die ich immer trug, wenn ich zur Bestrahlung ging. Wenn ich das Zentrum betrat, lächelten die Leute mich an. Ich half nicht nur mir selbst, sondern auch anderen Menschen. Diese pinkfarbene Pelzmütze war ziemlich frech.

BESTE KARTENNUTZUNG Als ich eine Chemo machen musste, habe ich meine Freunde aus dem Comiczeichnerkreis gebeten, mich zu einer bestimmten Uhrzeit anzurufen. Und dann führten wir lustige Gespräche und sie brachten mich zum Lachen. Wenn ich ihnen sagte, was ich gerade tat, fühlten sie sich unwohl. Ich sagte dann: »Nein, fühl dich nicht schlecht, du bist Teil der Therapie, du unterstützt die Chemo, indem du ein Lächeln auf mein Gesicht zauberst.«

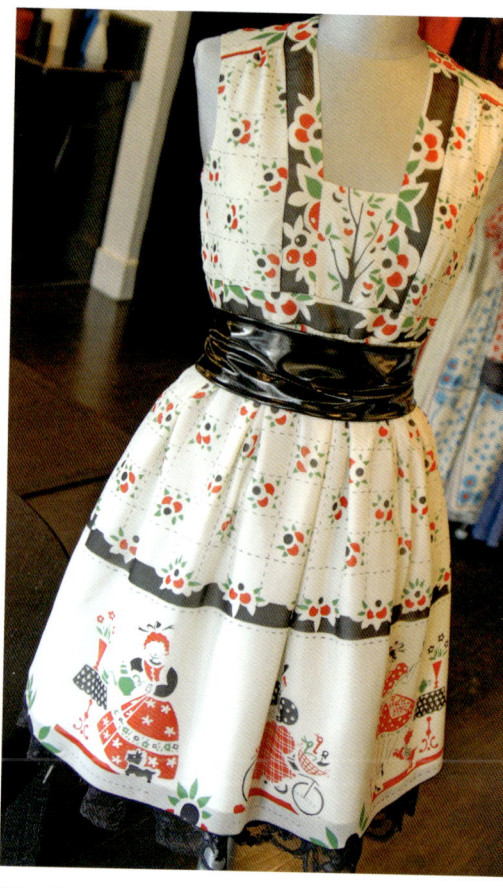

ABGELEHNT! Sharon, eine meiner besten Freundinnen, gab eine Babyparty. Sie hatte schon eine ganze Weile versucht, schwanger zu werden, also war es keine Nullachtfünfzehn-Party, sondern es sollte ein richtiges Fest werden. Ich hatte zwei Tage vor der Party Chemotherapie und die Anzahl meiner weißen Blutkörperchen war ziemlich niedrig. Außerdem hatte ich diese Spritze bekommen, nach der ich mich fühlte, als hätte ich Zement in den Adern. Als Sharon mich anrief und fragte: »Du kommst doch zu meiner Party, oder?«, zückte ich meine Krebs-Karte: »Sharon, ich habe gerade meine Spritze bekommen und meine Behandlung gehabt. Man hat mir gesagt, wenn etwas nicht unbedingt nötig ist, soll ich es nicht tun.« Sie antwortete: »Oh, das ist wirklich schlimm! Wann wirst du hier sein?« Meine Karte wurde also ABGELEHNT!

Erin

BESTE ANSCHAFFUNG Alle sechs Monate fahre ich für eine Knochenmarkbiopsie nach Portland. Nach der Prozedur verwöhne ich mich mit einem Einkaufsbummel und einem Bier. Bei der ersten dieser Shopping-Therapien kaufte ich eine Tasche von Coach für 350 Dollar, was sehr viel Geld für mich ist. Ich verprasse mein Geld sonst nicht; erst nachdem meine Mom ihre Überredungskünste aufgeboten hatte, kaufte ich die Tasche. Aber es hat etwas für sich, einen Batzen Geld auszugeben, besonders wenn man sich nicht mehr wie man selbst fühlt. Es ist ein Rausch und es fühlt sich gut an und man hat am Ende eine schöne Sammlung von Accessoires. Das Beste an meiner Shopping-Therapie ist, dass ich dadurch die Möglichkeit habe, das Geschehen in etwas Positives zu verwandeln. Anstelle von »Ich war in Portland und musste all diese schrecklichen Krebs-Sachen machen« heißt es nun »Ich bin nach Portland gefahren, sieh mal, was für eine tolle Tasche ich da erstanden habe!«

BESTE KARTENNUTZUNG Ich bin der Berufung zur Geschworenen auf unbestimmte Zeit entkommen, was ich ziemlich gut finde. Aber generell spiele ich meine Krebs-Karte eher selten aus, um etwas zu vermeiden, sondern eher um mir Sachen zu erlauben, wie zum Beispiel Pommes zu essen oder teure Taschen zu kaufen oder zehn Stunden zu schlafen.

ABGELEHNT! Meine Karte wird regelmäßig von meinem Mann Nick abgelehnt. Er hat in keinster Weise Mitleid mit mir, und darum liebe ich ihn natürlich auch. Er tut Dinge für mich wie Küche und Bad sauber machen, Wäsche waschen und so weiter – weil er mich liebt und nicht weil ich Krebs habe. Immer wenn ich versuche, diese Karte auszuspielen, verdreht er die Augen. Ich bin schließlich kerngesund.

Melissa

BESTE ANSCHAFFUNG Zwei Tage nach meiner Diagnose kaufte ich mir eine Sonnenbrille von Chanel und eine Windeltasche von Coach. Ich dachte mir, wenn ich schon eine glatzköpfige Mom sein muss, dann aber eine glatzköpfige Mom mit schicken Accessoires!

BESTE KARTENNUTZUNG Während der drei Jahre, in denen ich Krebspatientin war, war ich auf 15 Hochzeiten. Jedes Mal erzählte ich allen Leuten am Tisch, dass ich Krebs hätte und die Tischdeko gerne mit nach Hause nehmen wolle. Niemand hatte je etwas dagegen. Außer mein Mann, der sie später tragen musste.

ABGELEHNT! Da ich meine Krebs-Karte mit meiner Schwester teilen muss, die ebenfalls Krebs hat, hat sie bei meiner Familie weniger Bedeutung und wird regelmäßig ABGELEHNT!

Lindsay

BESTE ANSCHAFFUNG Ich habe meine Wohnung in New York behalten, während ich in San Francisco behandelt wurde und zu Hause wohnte. Diese Wohnung stand für meine Freiheit, die ich wiedererlangen würde, wenn alles vorbei sein würde. Sie zu haben bedeutete, dass ich in mein Leben zurückkehren konnte.

BESTE KARTENNUTZUNG Ich benutze meine Krebs-Karte meistens, um eine bessere medizinische Behandlung zu bekommen. Ich hasse zum Beispiel Nadeln und Schmerzen und ich weiß, wie ich meine Karte einsetzen kann, um das erträglich für mich zu machen. Bei einer künstlichen Befruchtung habe ich so nach der Prozedur Morphium bekommen und alle anderen bekamen Tylenol!

ABGELEHNT! Ich wurde noch nicht ABGELEHNT!

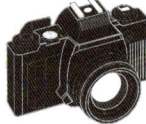

Suzanne

BESTE ANSCHAFFUNG Ich habe immer viel gespart, aber nachdem ich meine Diagnose erhalten hatte, sah ich manche Dinge ein wenig anders. Warum sollte ich das Leben nicht in vollen Zügen genießen? Warum sollten wir nicht das Boot kaufen, von dem mein Mann in einer Tour geredet hatte? Dass wir eine Anzahlung für das Boot machten, war für mich eine Bestätigung, dass ich das überstehen würde! Wir machten unseren ersten Ausflug am Tag, bevor meine Chemotherapie begann. Es war ein tolles Gefühl, mitten auf dem Meer in der Sonne zu sitzen, alles andere war egal!

FAUXPAS!

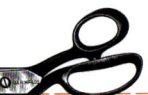

Hüte dich vor Kartendieben! Es wird vielleicht vorkommen, dass andere versuchen werden, deine Krebs-Karte zu benutzen. Ich hatte mal eine Freundin, die mir immer ein schlechtes Gewissen machte, damit ich sie zurückrief, indem sie wirklich aufdringliche und unangemessene Nachrichten auf meinem Anrufbeantworter hinterließ. »Ich habe schon mehrmals versucht, dich zu erreichen, ich mache mir langsam wirklich Sorgen. Geht es dir gut? Wenn du mich nicht zurückrufst, weißt du, was ich denken werde. Bitte nimm Rücksicht auf mich und ruf an.« Also bitte! Wenn ich tot wäre, wärst du die Erste, der ich es sagen würde.

BESTE KARTENNUTZUNG Letzten Herbst war ich gezwungen, meine Stelle bei einer Fotoagentur aufzugeben. Damals war ich der Meinung, dass es das Beste wäre, nicht nachzugeben. Vor Kurzem habe ich meine Krebs-Karte benutzt, um wieder in Kontakt zu treten.

ABGELEHNT! Nachdem er zuerst darauf reagiert hatte, hat dieser potenzielle Arbeitgeber es nicht durchgezogen und sich nicht mehr bei mir gemeldet!

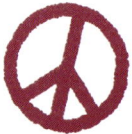

Sharon

BESTE ANSCHAFFUNG Massagen im Bliss Spa (Toll!).

BESTE KARTENNUTZUNG Vor ein paar Jahren, als ich noch in Behandlung war, fuhr ich vom Haus meiner Mutter in Nord-Miami aus zu Gilda's Club in

Fort Lauderdale, um dort an einem Yogakurs teilzunehmen. Es war gerade Rushhour und der Verkehr war zähflüssig. Ich fuhr ziemlich schnell und das auf der Spur für Fahrgemeinschaften, auf der man mindestens zu zweit im Auto sein muss. Dann wurde ich angehalten! Der Polizist fragte mich, wo ich so schnell hin wollte und warum ich auf der Spur für Fahrgemeinschaften fuhr. Ich sagte ihm, dass ich gerade bei meiner Chemotherapie war und zu meiner Yogastunde musste (das war auch die Wahrheit, aber es sprudelte einfach aus mir heraus, bevor ich darüber nachdenken konnte). Er nahm seine Mütze und seine Sonnenbrille ab (typisch Miami!), hockte sich hin und sah mich endlose fünf Sekunden lang an. Ich starrte einfach zurück. Schließlich gab er mir meine Papiere zurück und sagte, ich solle nicht mehr auf der Spur für Fahrgemeinschaften fahren. Dann wünschte er mir einen schönen Tag.

ABGELEHNT! Ich wollte mir eine Perücke für einen Kurzfilm, den ich gerade drehte, kaufen und kam an einem Laden vorbei, der Krebspatienten einen Rabatt gab. Die Verkäuferin wollte einen Nachweis sehen, dass ich Krebspatientin war! Ich fragte sie, ob wirklich schon einmal jemand gelogen und behauptet habe, Krebs zu haben, um zwanzig Prozent Rabatt auf eine Perücke zu bekommen. Sie starrte mich an, völlig unbeeindruckt, und ohne eine Gefühlsregung zu zeigen, bat sie mich nochmals um einen Nachweis. Ich hatte weder meine »Krebspapiere« noch meine Krebsbinde oder mein »Ich hatte Krebs und alles, was ich bekommen habe, war dieses lausige T-Shirt«-Shirt dabei. Ich war fassungslos und völlig verwirrt. Ich zeigte ihr meine zwanzig Zentimeter lange Narbe und sie sagte, dass ich auch schwanger gewesen und einen Kaiserschnitt gehabt haben könnte. Ich wies sie auf die Ironie hin, dass sie einen Rabatt aus barmherzigen Gründen in Aussicht stellte und mit ihrem Verhalten dann alles kaputt machte. Dann fiel mir der Brief mit der Bestätigung meines Termins vom Krebskrankenhaus Sloan-Kettering ein, den ich in meiner Tasche hatte. Ich zeigte ihn ihr und ging – ohne Perücke, aber erhobenen Hauptes.

Jackie

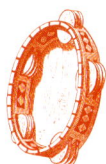

BESTE ANSCHAFFUNG Ein neues Bett, das ich unheimlich mag. Es ist das gleiche Modell, das sie in den Four-Seasons-Hotels haben. Ist für mich in Ordnung.

BESTE KARTENNUTZUNG Ich habe meine Krebs-Karte bisher noch nicht ausgespielt. Ich denke darüber nach und ich würde sie benutzen, wenn ich das Gefühl hätte, dass die Situation das erfordert. Ich sollte besser schnell etwas damit machen, denn ich will sie schon bald zerschneiden!

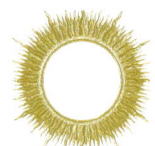

Allison

BESTE ANSCHAFFUNG Nachdem ich meine Chemotherapie beendet und meine erste Operation hinter mir hatte, gönnte ich mir einen »Heilungsurlaub« in Hawaii. Ich schwor mir, den ganzen Urlaub lang meinen Geist, meinen Körper und meine Seele zu pflegen. Ich fand, dass ich mir das schuldig war, nach alldem, was ich durchgemacht hatte. Die erste Woche verbrachte ich zusammen mit Jen, einer Freundin aus Kindertagen. Die zweite Woche verbrachte ich in einem Wellnesscenter. Als ich wieder nach Hause kam, fühlte ich mich wie eine neue Frau! Ich beschloss außerdem, mich mit neuem Bettzeug zu verwöhnen. Wenn ich schon so viel Zeit krank im Bett verbringen musste, dann sollte es auch wirklich schön sein. Mein Bett ist jetzt total weich und gemütlich. Ich habe ihm den Spitznamen »Himmelswolken« gegeben.

BESTE KARTENNUTZUNG Dass ich mir eine einjährige Auszeit von meiner Arbeit genommen und es zugelassen habe, dass sich andere um mich kümmern. Ich bin ziemlich selbstständig und bestimmt, deshalb konnte ich das anfangs schwer akzeptieren. Als ich mich erst einmal daran gewöhnt hatte, merkte ich, wie schön es war, nur das zu tun, was nötig war. (Für mehr hatte ich keine Kraft!) Das hat die Dinge ins rechte Licht gerückt. Krebs zu haben ist keine angenehme Erfahrung, aber sie gibt einem die Möglichkeit, zu wachsen und Dinge zu entdecken. Die Krebs-Karte ermöglicht es einem, nachzudenken, in sich zu gehen und sich nur auf das Hier und Jetzt zu konzentrieren.

ABGELEHNT! Als Ablehnung meiner Krebs-Karte habe ich es empfunden, als ich erkannte, dass es an der Zeit war, in mein »normales« Leben zurückzukehren. Ich konnte nicht für immer in dieser Welt aus Arztterminen und Untersuchungen bleiben. Meine Krebs-Karte ist eigentlich eher abgelaufen. Jetzt habe ich die »Kämpferinnen-Karte«. Ich habe sie immer in der Hosentasche und immer wenn etwas nicht ganz rund läuft, zücke ich sie und erinnere mich daran, dass ich die Dinge relativieren sollte.

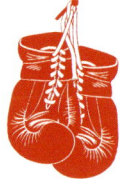

Terri

BESTE ANSCHAFFUNG Das Beste, was ich mir geleistet habe, war Zeit. Ich hörte auf, ein Workaholic zu sein, und die Besuche im Fitnessstudio hatten Priorität. Ich bin schon immer gegangen, habe es aber für andere Verpflichtungen ausfallen lassen. Nach dem Krebs habe ich beschlossen, dass die Besuche im Fitnessstudio nicht verhandelbar waren. Andere Dinge konnten warten und das taten sie auch. Bis heute gehe ich fünf bis sechs Mal die Woche zum Sport.

BESTE KARTENNUTZUNG Ich hatte etwas mit einer Finanzgruppe zu tun und wollte da schon länger raus. Ich habe meine Krebs-Karte benutzt, um knallhart zu verschwinden.

ABGELEHNT! Ich brachte den Mut auf, eine Freundin damit zu konfrontieren, dass sie während meiner Tortur einfach verschwunden war. Ich sagte so was wie: »Wenn du ein Problem mit deiner eigenen Sterblichkeit hast, ist das nicht mein Problem bla bla bla.« Ihrem Gesichtsausdruck nach zu urteilen, hatte sie entweder vergessen, dass ich Krebs hatte, oder sie dachte, »wir waren doch nicht so dicke«. Damit war meine Krebs-Karte ungültig. Unsere Freundschaft war an Ort und Stelle beendet – stellt euch das mal vor!

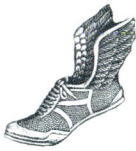

Diem

BESTE ANSCHAFFUNG Das Beste, was ich mit meiner Krebs-Karte gekauft habe, war die Website für meine Organisation, Live for the Challenge. Über die Geschenkelisten meiner Website können die Familien und Freunde einer Kämpferin etwas zu ihrer Shopping-Therapie beisteuern!

Ich erzähle euch mal, wie ich auf die Idee zu meiner Internetseite kam. Eines Tages saß ich am Computer und war deprimiert, weil ich nicht wusste, wie ich meine Medikamente bezahlen sollte, und ich versuchte, einen Weg zu finden, wie ich mir eine echt aussehende Perücke leisten konnte. Ich checkte meine E-Mails und fand unzählige Nachrichten von meinen »gesunden« Freunden, Südstaatenschönheiten in ihren Zwanzigern, die damit beschäftigt waren, zu heiraten und Kinder zu kriegen. In meinem Posteingang warteten Nachrichten, die mich zu ihren Wunschlisten für ihre Babypartys und ihre Hochzeiten weiterleiteten. Und dann kam mir die Idee: Wir feiern

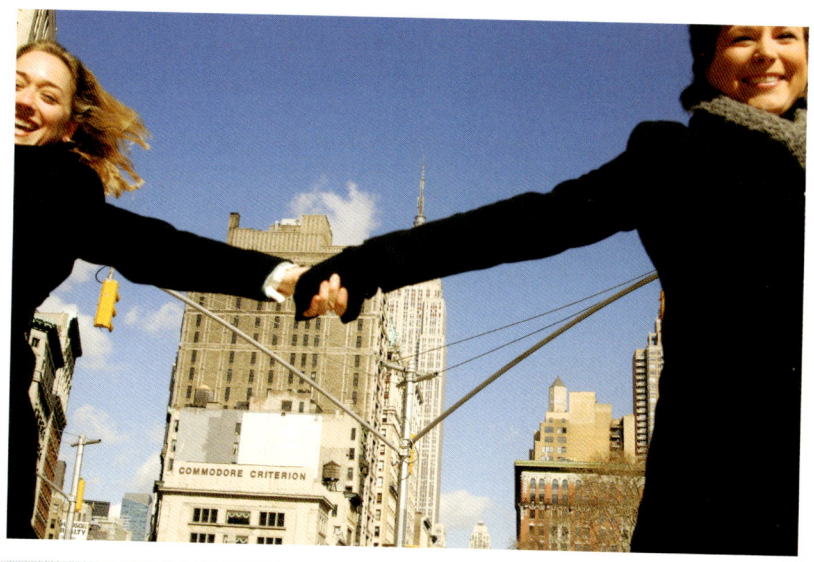

Ich und Diem

die Geburt eines Lebens mit Geschenken, genauso wie die Verbindung zweier Leben, aber nicht den Kampf um ein Leben. Ich beschloss auf der Stelle, eine Seite mit Wunschlisten für Menschen, die mit Krankheiten zu kämpfen haben, auf die Beine zu stellen.

Und so funktioniert es: Menschen, die mit einer Krankheit zu kämpfen haben, suchen sich Dinge, die sie brauchen, in einer Online-Liste aus, und ihre Lieben können diese Dinge dann kaufen und sie als Geschenk verschicken. Jeder kann etwas auf die Liste setzen und mit Dingen aushelfen, die ein kranker Mensch brauchen könnte – Lebensmittel, häusliche Pflege, Unterstützung im Haushalt, Nachhilfe, Babysitting/Fahrservice/Pflege von Haustieren, eine kleine Kur, ein Flugticket, eine Perücke oder einfach nur ein Blumenstrauß und eine aufmunternde Karte.

BESTE KARTENNUTZUNG Ich wollte nicht anders sein als meine Familie und meine Freunde, deshalb habe ich sie ehrlich gesagt nie benutzt. Aber was würde ich jetzt mit dieser Karte machen!

ABGELEHNT! Hä, das gibt es?!

Jodi

BESTE ANSCHAFFUNG Meine Schuhsammlung. Ich war sogar an einem Punkt angekommen, an dem ich dachte, ich könnte kein weiteres Paar Schuhe kaufen! Ich habe viel im Internet gekauft. Es kamen Pakete an, bei denen ich mich nicht daran erinnerte, sie bestellt zu haben, weil ich so benebelt von den Medikamenten war. Es war jeden Tag Weihnachten!

BESTE KARTENNUTZUNG Ich bin die Königin der Krebs-Karte! Ich bin absolut unverschämt und hoffe, dass ich deshalb nicht in der Hölle landen werde. Ich habe sie benutzt, um Hotelzimmer umsonst zu bekommen, früher als andere Flugzeuge besteigen zu dürfen, mich nicht anstellen zu müssen, besondere Rabatte oder kostenlose Eintrittskarten und gute Plätze zu bekommen, genauso wie besondere Menüs und Gratis-Getränke … die Liste ließe sich endlos fortführen. Ich habe sie als Vorwand benutzt, um alles Mögliche nicht tun zu müssen und soziale Verpflichtungen zu umgehen.

ABGELEHNT! Überraschend selten! Kürzlich, als ich versucht habe, einen niedrigeren Zinssatz für meine Kreditkarte zu bekommen.

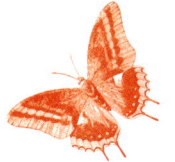

Ich

BESTE ANSCHAFFUNG Erinnert ihr euch, wie ich meine persönliche Zufluchtsstätte in den Bergen von Woodstock, New York, gefunden habe? Die Heilungswaldnymphen haben mich ermutigt umzuziehen. Vergiss den Krebs, willkommen Schulden und Hypothek! Natürlich hat der Krebs versucht, mir den großen Tag zu versauen, aber das ließ ich nicht zu. Meine unwissende Maklerin erzählte mir (im Flüsterton), dass der frühere Besitzer an Krebs gestorben war. »Was für ein Glück, dass wir gesund sind«, sagte sie. Ja, ja, zeigen Sie mir das Schlafzimmer. Abgesehen von diesem ärgerlichen Vorfall hat mich der Kauf glücklich gemacht! Wenn man ein Haus mit vier Wänden und ein Stück Land besitzt, kommt man sich so erwachsen vor. Das klingt vielleicht altmodisch, aber meine Ehe und das Haus gaben mir das Gefühl, eine Zukunft zu haben.

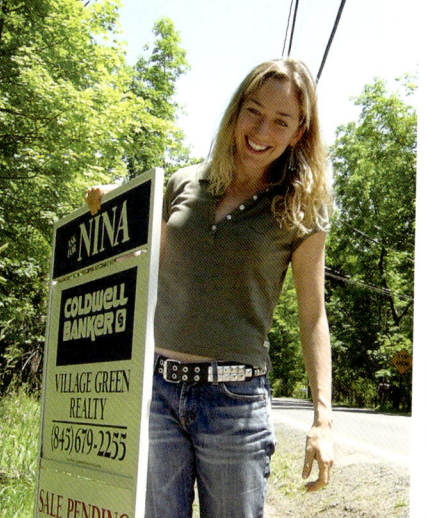

BESTE KARTENNUTZUNG Ich habe mich vor Kurzem in einem Fitnessstudio angemeldet, nur um nicht hinzugehen. Aber nicht nur das, ich habe mich auch zu zehn nicht erstattbaren Box-Sessions mit einem Ex-Olympioniken angemeldet. Was habe ich mir dabei nur gedacht? Nach drei Sessions war ich erledigt! Ich konnte zwar viel Wut rauslassen, aber es hat Wochen gedauert, bis ich mich wieder erholt hatte. Ich habe sogar zu meinem Trainer gesagt: »Ich habe Krebs, ich kann keine 5000 Sit-ups machen, dann fällt meine Leber raus.« Das war ihm egal. Zu meiner eigenen Sicherheit beschloss ich, es aufzugeben. Als ich dem Manager mitteilte, dass ich mein Geld wiederhaben wollte, meinte er, das ginge auf keinen Fall. Ich hatte keine Wahl und musste die Krebs-Karte ausspielen! »Sir, ich werde an einer sehr gefährlichen Studie über Krebs teilnehmen und was ich am wenigsten brauche, ist, dass man mir hier in den Arsch tritt. Was können Sie für mich tun?« Ich bekam keine Rückerstattung, aber für alle noch ausstehenden Trainingsstunden bekam ich Massagen. Das hört sich doch schon besser an!

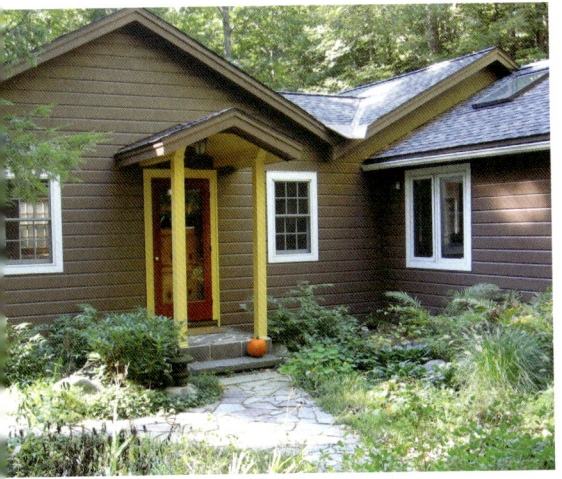

ABGELEHNT! Mein Film wurde von einem Sender, dessen Namen ich nicht nenne, abgelehnt. Angeblich war Krebs »schwer verkäuflich und hatte ein sehr eingeschränktes Zielpublikum«. Das war für mich schwer zu glauben, besonders da allein dieses Jahr 1,4 Millionen Menschen in Amerika eine Krebsdiagnose bekommen werden. Es schockierte mich, dass eine aufmunternde Geschichte über das Überleben in den ganzen komischen Sendungen über Promi-Poker, Tattoos und Cellulitis untergehen sollte. Aber leider Gottes wurde ich ABGELEHNT!

{ Die Miete, Krebs und alles andere bezahlen }

LEIDER HAT DIE KREBS-KARTE ihre Grenzen. Man kann mit ihr nicht die Miete, den Kredit oder die alltäglichen Rechnungen bezahlen und sie füllt den Kühlschrank nicht mit Bio-Lebensmitteln und Naturkost. Viele Frauen müssen und wollen während und nach einer Behandlung arbeiten. Aber im Büro gut in Form zu sein, energisch aufzutreten und das Image aufrechtzuerhalten kann eine Herausforderung sein. Du brauchst vielleicht Pausen, Schläfchen, Krankheitstage oder einen Schreibtisch in der Nähe der Toilette! Einige Frauen können während ihrer Behandlung auch gar nicht arbeiten. Es ist wichtig, dass du deine Grenzen kennst und dich über die Möglichkeiten finanzieller Unterstützung informierst. Erkundige dich, ob du für berufs- oder erwerbsunfähig erklärt werden kannst, oder überleg, ob du dir Geld von deiner Familie leihen kannst. Du kannst sogar eine Spendensammlung starten. Werde kreativ und organisiere deine »Rettet mich vor dem Armenhaus«-Kampagne! Ich habe mehrere Freunde, die Partys und Events veranstaltet haben, um ihre medizinischen Kosten und die Kosten für Miete und Essen decken zu können. Wenn du dich komisch dabei fühlst, überlass die Moderation einfach jemand anderem.

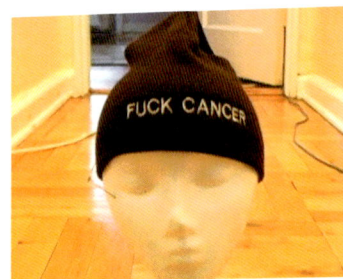

{ Ein bisschen Hilfe von Freunden }

MEINE FREUNDIN Jackie Farry hat ein tolles Benefizkonzert mit dem Namen »Fuck Cancer« (genau meine Meinung) veranstaltet, um ihre Behandlungen zu finanzieren und die Auszeit, die sie sich von ihrem hektischen Job als Tourmanagerin genommen hatte.

Jackie hat die MTV-Sendung *Superock* moderiert! Als sie im Winter 2003 mit einer ihrer Bands auf Tour war, hat man bei Jackie ein multiples Myelom festgestellt, eine seltene Form von Knochenmarkkrebs. Jackie war nur unzureichend versichert, hatte keinen Job und einen Berg von Arzt-Rechnungen, und so veranstaltete sie das *Fuck Cancer*-Benefizkonzert und eine Tombola. Sie war kreativ und bat ihre Freunde aus der Musikbranche, ihr zu helfen. Bittet, so wird euch gegeben! Das Konzert war ausverkauft. Unglaublich, wie viele wunderbare Menschen Preise gestiftet haben. Gitarren, Schlagzeugunterricht, Zeitschriftenabos, von Promis signierte CDs, sogar eine wertvolle Sammlung von alten *Playboy-Heften*!

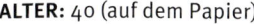 **Jackies Symbol:**

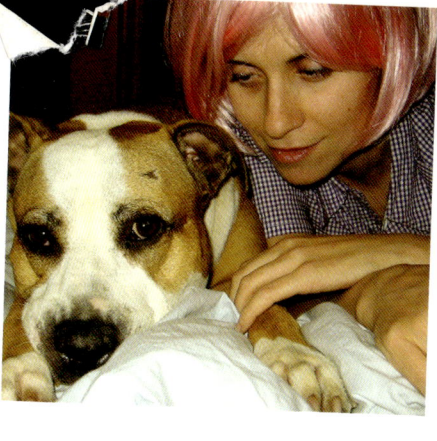

Steckbrief
JACKIE FARRY

ALTER: 40 (auf dem Papier)

HAARFARBE: braun

AUGEN: braun

GRÖSSE: Um die 1,59 Meter. Ich bin ungefähr vier Zentimeter geschrumpft durch den Krebs.

GEWICHT: Hast du schon mal über ein Jahr Steroide eingenommen? Ich habe im ersten Monat meiner letzten Behandlung zehn Kilo zugenommen. Erfreulich ist dagegen, dass die Kombination aus Chemo und Steroiden wirklich funktioniert hat. Fett und in Remission.

HEIMAT: New York

BERUF: Tourmanagerin für Rockbands – aber der Kampf gegen den Krebs ist momentan meine Vollzeitbeschäftigung.

LIEBLINGSSPRUCH: »Fuck Krebs!«

BESTER TIPP: Wenn du auf dem Weg der Besserung bist, mach dich nicht fertig. Wenn du einen schlechten Tag hast, ob nun körperlich oder psychisch, und du nichts weiter fertig bringst, als mit dem Hund rauszugehen, dann ist das okay. Steck dir kleine, realistische Ziele und belohne dich, wenn du sie erreichst.

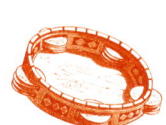

JACKIE: Anfangs fühlte ich mich unwohl dabei, andere um Hilfe zu bitten. Aber meine Rechnungen stapelten sich und ich konnte auf keinen Fall arbeiten gehen. Ich war kaum zu etwas zu gebrauchen!

Also ließ ich meiner Kreativität freien Lauf. Ich hatte von Anfang an die Einstellung, »Scheiß auf den Krebs« deshalb hielt ich *Fuck Cancer* für einen passenden Namen für meine Benefizveranstaltung. Ich organisierte zwei Konzerte, eins in New York und eins in Los Angeles. Ich bat einige meiner Lieblingsbands, unentgeltlich aufzutreten (auch eine Sache, die mir schwerfiel). Dank ihrer Bemühungen und der Großzügigkeit so vieler Menschen, die Preise und Dienstleistungen gestiftet haben, waren beide Konzerte ausverkauft und ein großer Erfolg! Alle, die auftraten, nahmen sich trotz ihrer vollen Terminpläne Zeit, mich aus meiner misslichen Lage zu befreien. Da ich Tourmanagerin war, wusste ich, dass es für jede Band, mit der ich gearbeitet hatte, eigentlich schrecklich war, ein Benefizkonzert zu spielen, egal zu welchem Anlass. Deshalb war ich noch glücklicher. Die beiden Konzerte brachten mir – nach Abzug der Unkosten und Spenden an andere Krebsorganisationen für junge Erwachsene – fast 20.000 Dollar ein! Mit dem Geld konnte ich meine immer teurer werdende Krankenversicherung, meine Miete, meine Reisen zu Ärzten und mein Essen bezahlen.

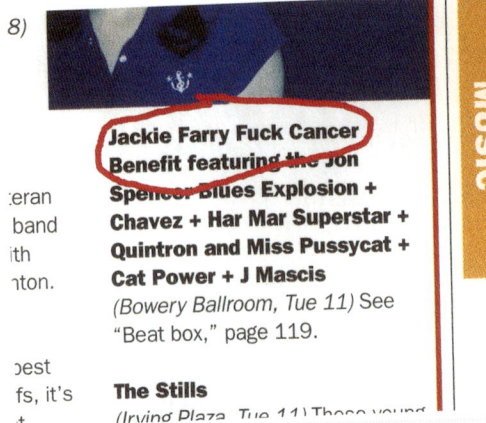

8)

Jackie Farry Fuck Cancer Benefit featuring the Jon Spencer Blues Explosion + Chavez + Har Mar Superstar + Quintron and Miss Pussycat + Cat Power + J Mascis
(Bowery Ballroom, Tue 11) See "Beat box," page 119.

eran
band
ith
nton.

est
fs, it's
t

The Stills
(Irving Plaza, Tue 11) These young

MUSIC

Ich habe Jackie tatsächlich bei ihrer Benefizveranstaltung kennengelernt. Ich habe beim Durchblättern der Zeitschrift *Time Out* die Anzeige für die Veranstaltung gesehen. Das war die coolste Party, auf der ich seit meiner Diagnose gewesen war, und Jackie war so freundlich. Sie ließ mich das gesamte Event filmen, und das war der erste Tag von den zwei Jahren, die ich Jackies Leben mit der Kamera begleitete. Ich werde nie vergessen, welchen Rausch ich empfand, als ich auf der Party vor den Zuschauern stand und ihnen für ihr Kommen dankte und ihnen zuprostete: Fuck Cancer!

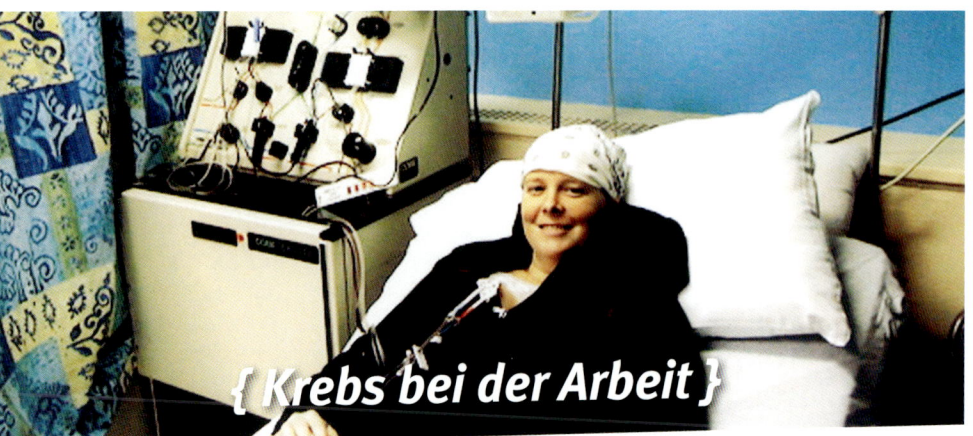

{ *Krebs bei der Arbeit* }

EINIGE FRAUEN, wie zum Beispiel meine Freundin Melissa, rackern sich weiter in ihrem Beruf ab – trotz des Krebses. Melissa ist Erins ältere Schwester. Nur ein paar Monate nachdem bei Erin chronische myeloische Leukämie diagnostiziert worden war, wurde bei Melissa das Hodgkin-Lymphom festgestellt. Sie war damals im siebten Monat schwanger, musste aber sofort mit der Behandlung beginnen. Zum Glück sind Mutter und Kind wohlauf, aber was für ein Start ins Leben als junge Mutter! Was ich an Melissa so inspirierend finde, ist ihr unerschütterlicher Optimismus. Sie ist eine

echte Kämpferin! Melissa ist eine knallharte Wirtschaftsprüferin. Ich erinnere mich, wie ich sie im Krankenhaus besuchte, als sie länger dort bleiben musste. Es war gerade die Zeit, in der die Steuererklärungen gemacht werden, und die Frau hatte sich in ihrem Zimmer ein mobiles Büro eingerichtet. Wenn man hörte, wie sie telefonisch Anweisungen gab, hätte man nie gedacht, dass sie im Bett lag und an Schläuchen hing. Immer wenn ich mich zu irgendetwas aufraffen muss, denke ich an Melissa und ziehe mich am eigenen Schopf aus dem Sumpf.

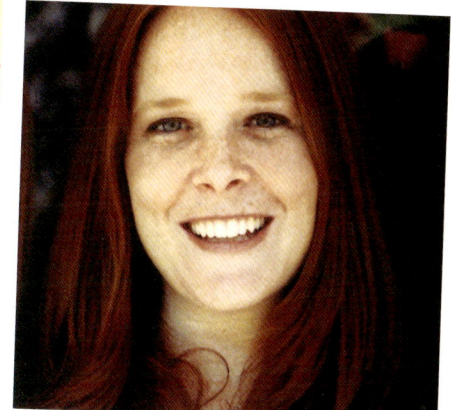

Steckbrief
MELISSA GONZALEZ

ALTER: 30

HAARFARBE: feuerrot
(vor und nach der Chemo)

AUGEN: blau

GRÖSSE: 1,70 Meter

GEWICHT: Bist du verrückt! Dank des Krebses zu viel, um es aufzuschreiben!

HEIMAT: Huntington, New York

BERUF: Wirtschaftsprüferin

LIEBLINGSSPRUCH: »Nichts passiert ohne Grund.«

BESTER TIPP: Das Leben ist kurz ... genieß es. Egal was es mit sich bringt.

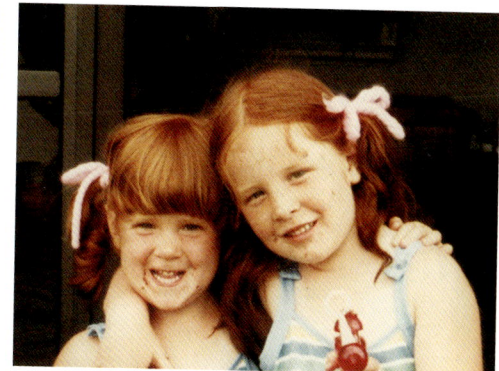

MELISSA: Ich war während meiner ersten Behandlung im Mutterschutz. So möchte man eigentlich die ersten Wochen mit einem Neugeborenen nicht verbringen, aber ich hatte keine Wahl. Nach den drei Monaten Mutterschutz habe ich wieder angefangen zu arbeiten. Ich bekam immer noch täglich eine Bestrahlung, aber meine Firma war sehr verständnisvoll. Trotzdem bezahlten sie mich nicht für die Zeit, die ich nicht da war, also war das Geld knapp. Ich verdiente mehr, wenn ich halbtags arbeiten ging, als ich bei einer Erwerbsunfähigkeit bekommen hätte. Deshalb arbeitete ich einen halben Tag, ging fünf Minuten zum

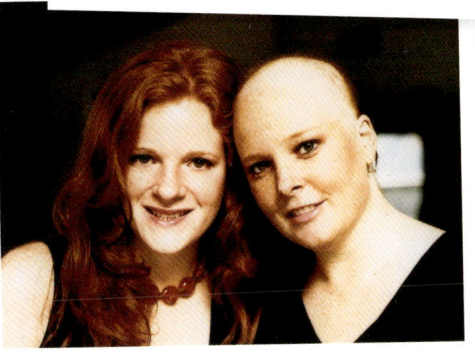

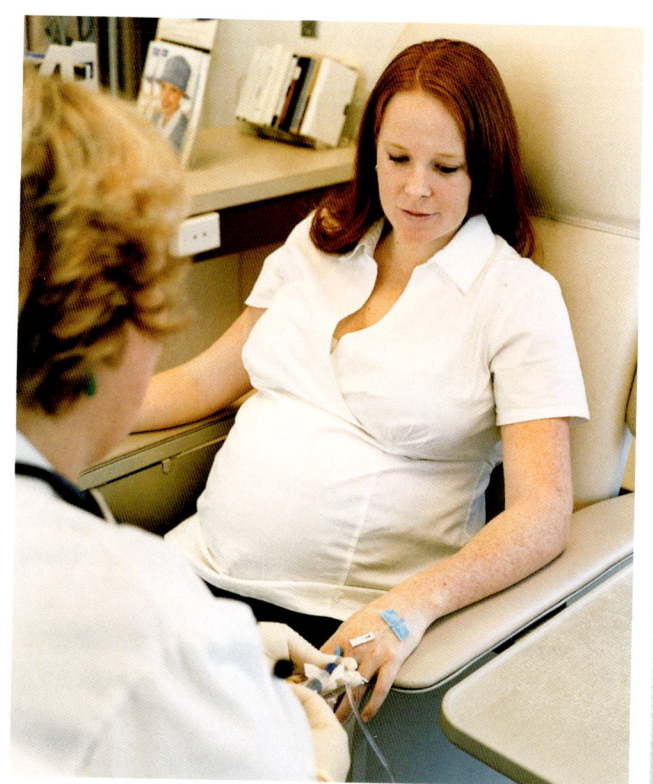

Bahnhof, nahm den Zug, der dreißig Minuten von East Williston bis zur Penn Station brauchte, fuhr zwanzig Minuten mit der U-Bahn weiter, um so nah wie möglich an Sloan zu kommen, und lief noch eine Viertelstunde zu Fuß. Ich werde müde, wenn ich nur daran denke, aber ich wollte keine 25 Dollar für ein Taxi ausgeben oder mich mit dem Verkehr rumärgern, deshalb wurde das zu meinem täglichen Weg. Das habe ich zwanzig Tage lang gemacht und dann habe ich wieder voll gearbeitet.

Neun Monate später hatte ich einen Rückfall und brauchte eine Stammzellentransplantation. Dieses Mal konnte ich zwei Monate lang nicht arbeiten gehen. Da das gerade in der Zeit war, in der die Steuererklärungen gemacht werden, habe ich meinen Laptop mit ins Krankenhaus genommen und gearbeitet, wenn es nötig war. Dieses Mal bezahlte meine Firma mich. Ich hatte großes Glück. Wir hatten gerade ein Haus gekauft und das Geld, das ich als Erwerbsunfähige bekommen hätte, hätte nicht einmal für die Babynahrung gereicht, geschweige denn für die Hypothek. Ich hatte ein gutes Verhältnis zu meinem Chef und er wusste über unsere finanzielle Situation Bescheid. Er beschloss, mich auch in meiner Abwesenheit zu bezahlen. Trotzdem fühlte ich mich verpflichtet, früher wieder arbeiten zu gehen, als es mir mein Arzt empfohlen hatte. Ich ging zur Arbeit und trug dabei eine Maske und Handschuhe und machte meine Bürotür immer zu in der Hoffnung, dass ich keine Bazillen aufschnappen würde. An den Tagen, an denen ich mich zu schwach oder nicht gut fühlte, arbeitete ich an meinem Laptop von zu Hause aus. Wie die meisten anderen Frauen hatte ich das Gefühl, keine Wahl zu haben.

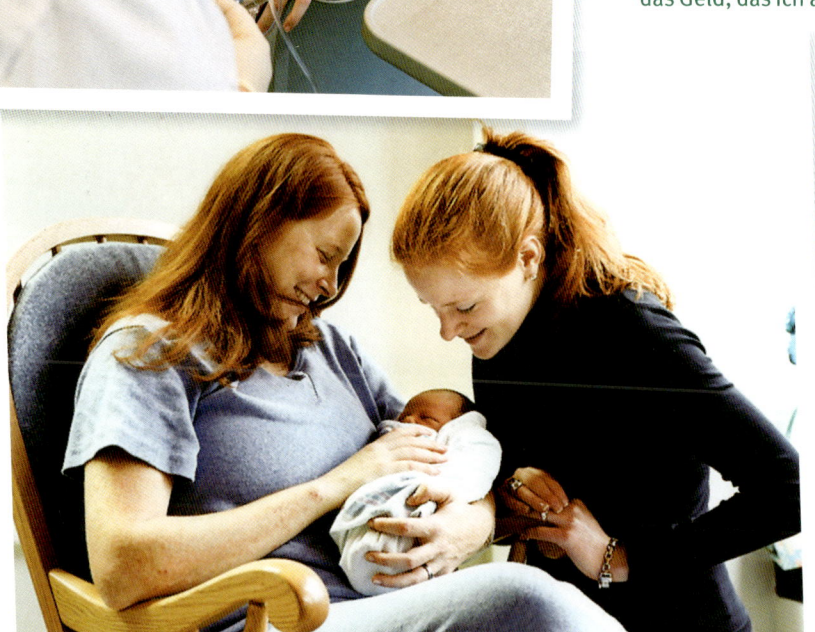

Ein Gehalt reicht nicht für ein Leben auf Long Island und bei Erwerbsunfähigkeit kommt nicht viel raus. Meine Familie musste sich schon genug Sorgen machen, auch ohne dass sie unsere Rechnungen bezahlen musste. Außerdem lenkte die Arbeit mich ab. Wenn ich im Bett lag und mir das schlechte Fernsehprogramm ansah, fühlte ich mich nur krank. Ich wollte mich normal fühlen, und zu wissen, dass meine Firma mich brauchte, gab mir dieses Gefühl. Ich freue mich, sagen zu können, dass trotz der Transplantation und allem in jenem Jahr keiner meiner Klienten eine Fristverlängerung brauchte.

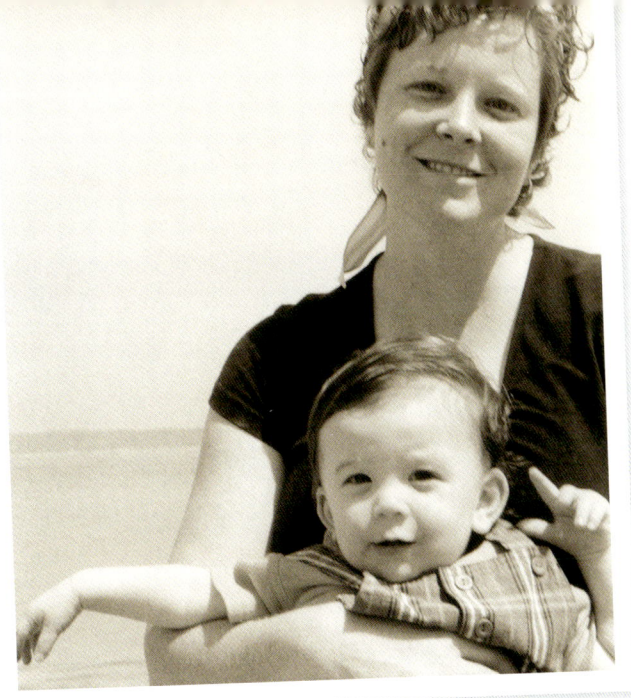

Steckbrief
ALLISON BRIGGS

Allisons Symbol:

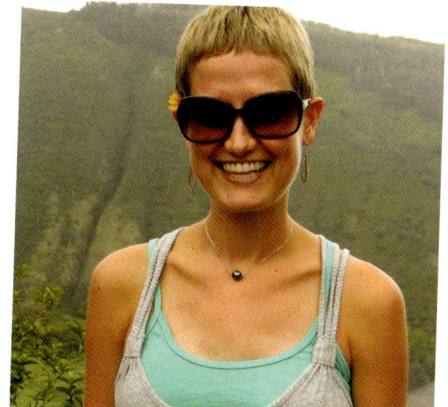

ALTER: 27 (Diagnose mit 26)

HAARFARBE: blond

AUGEN: haselnussbraun

GRÖSSE: 1,70 Meter

GEWICHT: 50 Kilogramm

HEIMAT: San Diego, Kalifornien

BERUF: Immobilienmaklerin

LIEBLINGSSPRUCH: »Man ist so krank, wie man sich fühlt.«

BESTER TIPP: Versuch dich von unnötigem Ballast, Erwartungen und Angst zu befreien. Denk daran, dass uns gerade die unerwarteten Herausforderungen zu besseren Dingen führen.

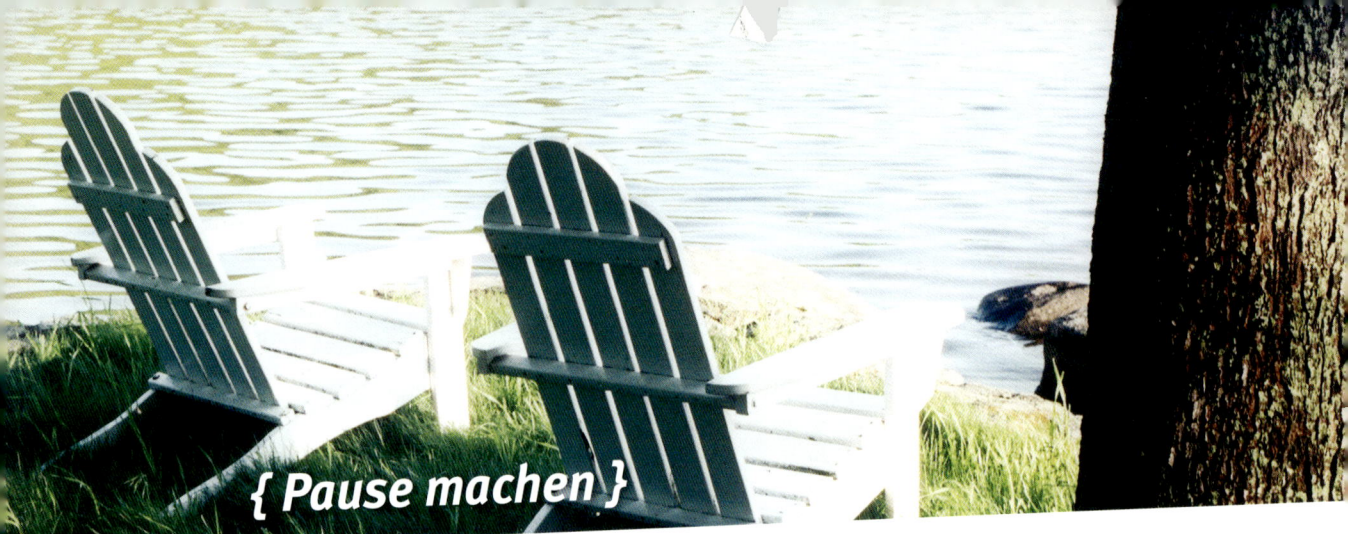

{ *Pause machen* }

EINIGE FRAUEN, wie meine Freundin Allison, haben auch positive Erfahrungen mit einer Berufsunfähigkeitsversicherung gemacht. Als Alli erfuhr, dass sie Brustkrebs hatte, übernahm es ihre Mom, die selbst den Krebs besiegt hatte und Allis Engel war, sich um die finanziellen Möglichkeiten und die Versicherungen zu kümmern, so dass Alli sich auf ihre Genesung konzentrieren konnte. Allis Mom googelte und fand die Internetseite einer bestimmten Sozialversicherung, auf der sie alle nötigen Informationen und Formulare fand. Allis Mom half ihrer Tochter, sich durch ihre Lohnabrechnungen zu arbeiten, um festzulegen, welches Quartal des Vorjahres sie als Basis angeben sollte – jenes, in dem sie am meisten verdient hatte. Alli ließ das Formular von ihrem Arzt unterschreiben und war somit startklar! Einen Monat nach ihrem Antrag erhielt sie den ersten Scheck.

> **»Die Wahrheit wird dich befreien. Aber zuerst wird sie dich wütend machen.«**
>
> **GLORIA STEINEM**
> **Journalistin und Aktivistin**

ALLISON: Als meine Ärztin mir mitteilte, dass ich Brustkrebs hatte, und zwar Krebs der Stufe II, »ein duktales Karzinom«, dachte ich nur: »Was heißt das?« Mir war bewusst, dass sie mir gerade beibrachte, dass ich Krebs hatte, aber ich kannte niemanden mit Krebs. Ich konnte nur eines denken: »Was wird aus meinem Leben? Werde ich kündigen müssen? Werde ich aus meinem Haus ausziehen müssen?« Ich hatte keine Ahnung, was eine Krebsbehandlung mit sich bringt oder welche körperlichen Auswirkungen sie haben würde.

Am nächsten Tag hatte ich wieder einen Termin bei meiner Ärztin. Ich sagte ihr, dass ich mein Leben so normal wie möglich weiterführen wollte. Ich hoffte, dass sie mir erlauben würde, während meiner Behandlung weiterzuarbeiten.

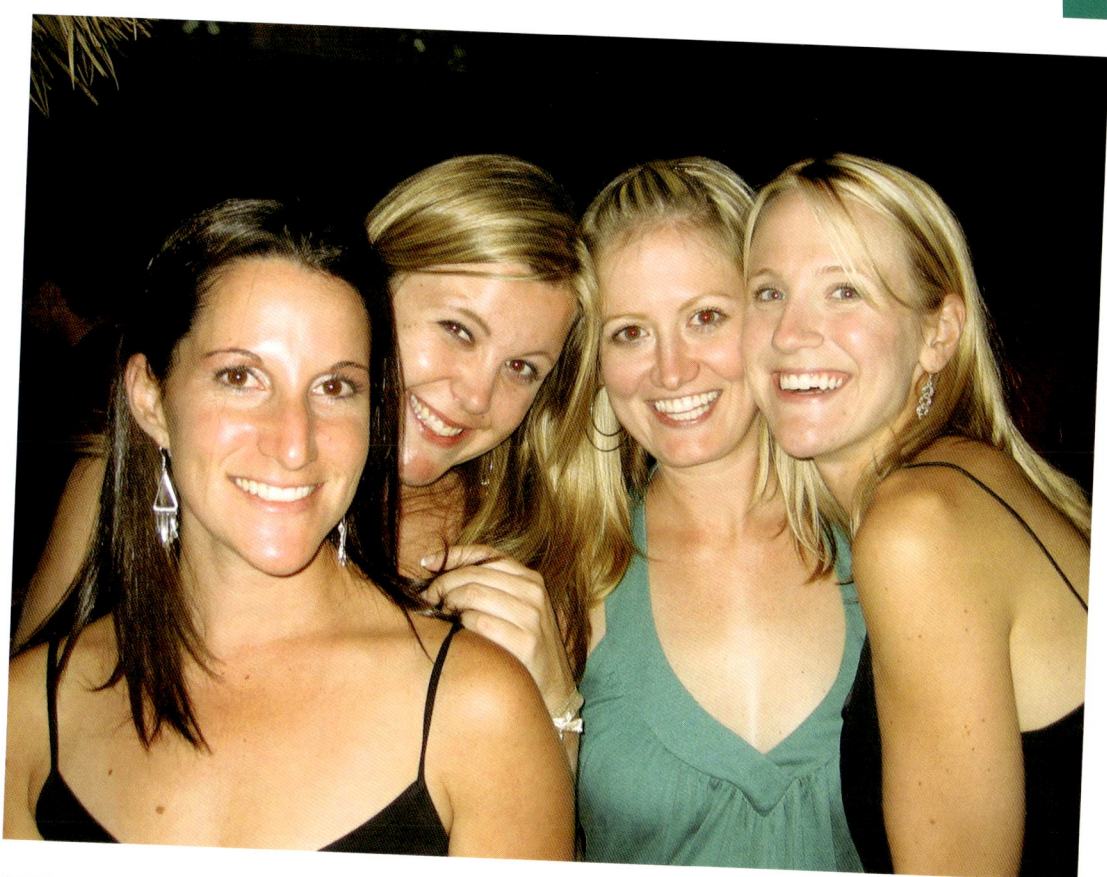

Aber das kam nicht in Frage (und sobald ich mit der Chemo begonnen hatte, wusste ich warum!). Sie empfahl mir eindringlich, mir neun Monate freizunehmen, vielleicht sogar ein ganzes Jahr. Das war ein Schock! Sie meinte, dass die Chemo drei Monate dauern und ich mich danach schwach fühlen würde wie bei einer Grippe (und dass ich meine Haare verlieren würde). Dann müsste ich mich einer bilateralen Mastektomie unterziehen, mir also beide Milchdrüsen entfernen lassen, was einen Krankenhausaufenthalt erforderlich machte, und danach müsste ich mich einige Wochen erholen. Dann würde wohl eine Bestrahlung folgen, die wiederum zwei Monate dauern und sehr anstrengend sein würde. Nach der Bestrahlung würde dann eine Brustwieder-

herstellung gemacht werden. Sie riet mir, mich über die staatliche Unterstützung zu informieren.

Ich bekam meine Diagnose am 30. November 2005 und ich hatte etwas Urlaub und Krankenurlaub bei meinem Arbeitgeber angehäuft. Ich beschloss, bis zum 1. Januar 2006 zu warten, bevor ich meine Forderungen geltend machte. Geld aus der Berufsunfähigkeitsversicherung zu bekommen war toll. Es machte eine unheimlich stressige Situation ein wenig weniger stressig. Ich bekam alle zwei Monate einen Scheck, immer pünktlich. Ich hatte Glück, dass die Zahlungen für meinen Lebensunterhalt reichten (Miete, Auto, Essen und so weiter) und ich auch noch meine Arztrechnungen bezahlen konnte. Zum Glück hatte ich eine ausgezeichnete Krankenversicherung.

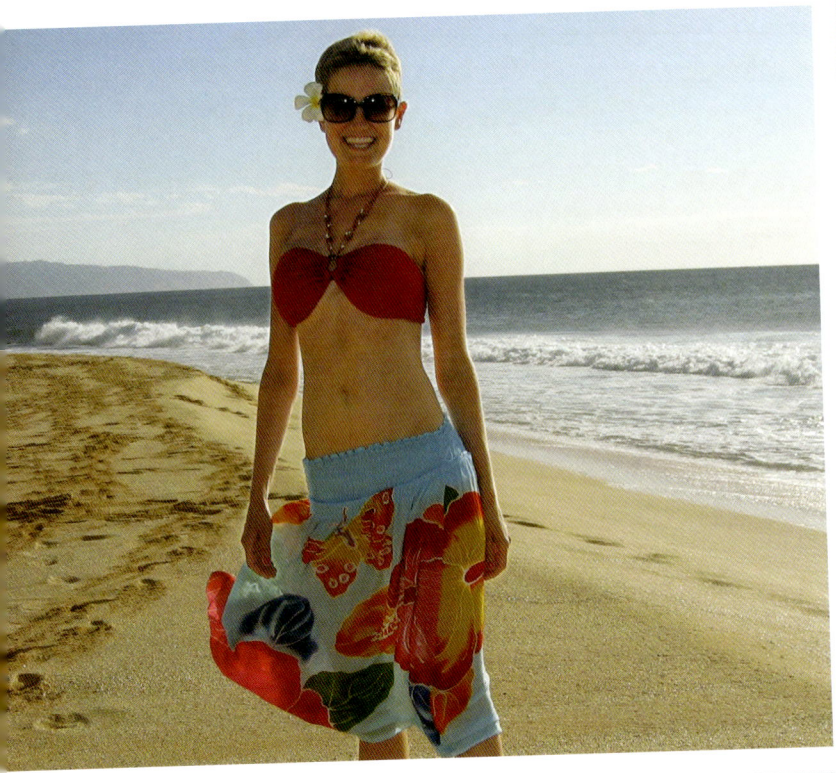

In einem Artikel in der Zeitschrift *Self* berichtete meine Freundin Oni darüber, wie ihr klar wurde, dass es das Beste war, einen Gang zurückzuschalten und ihren Körper zu schonen.

ONI: Mein erster Gedanke nach meiner Brustkrebsdiagnose 1996, als ich 37 Jahre alt war, war, dass ich zu beschäftigt war, um krank zu sein! Ich bin Mutter von zwei Kindern, die viel Sport treibt, stillt und die Brötchen verdient. Wer hat schon Zeit, Krebs zu haben! Ich überredete meine Ärzte, meine Mastektomie so schnell wie möglich durchzuführen, so dass ich mit den Dreharbeiten zu einem Film beginnen konnte, in dem ich mehr als einen Satz sagte. Kurz nach der Operation nahm ich das Flugzeug nach Toronto zu den Dreharbeiten. Während meiner Chemotherapie verschrieben die Ärzte mir Medikamente, die die Nebenwirkungen der Chemo linderten, und mein Behandlungsplan wurde an meine Arbeit angepasst. Alles ging gut und ich führte wieder ein geschäftiges Leben. 1999 hatte ich dann einen Rückfall. Ich bekam Bestrahlungen, die Ärzte änderten meine Medikation und ich machte weiter. Aber 2004 wurde ich am Set einer Fernsehsendung, als die Dreharbeiten unter Dach und Fach waren, sehr krank. Ich bekam sogar einen Anfall in meinem Wohnwagen und musste ins Krankenhaus gebracht werden.

In der Notaufnahme zeigte die Computertomografie, dass ein paar kleine Gehirntumore den Anfall verursacht hatten. Ich musste mich wieder Bestrahlungen unterziehen. In der achtwöchigen Genesungsphase war ich gezwungen, mich auf meinen Hintern zu setzen, den Mund zu halten und zu Hause zu bleiben. Ich war schwach, hatte keine Haare mehr, aber ein aufgedunsenes Gesicht und ich war zum ersten Mal in meinem Er-

Ich wollte etwas zurückgeben und anderen bei ihrem Kampf gegen Krebs helfen. Zusammen mit einem Dutzend enger Freunde gründete ich »The Rack Pack«. Wir haben verschiedene Wohltätigkeitsevents veranstaltet und die Internetseite www.therackpack.org ins Leben gerufen.

Während unserer Bemühungen äußerten einige Menschen den Wunsch, mir direkt etwas spenden zu wollen. Darum richteten wir auf der Seite die Möglichkeit ein, für meine medizinischen Behandlungen zu spenden. Wir nennen es die »Fight! Alli«-Kampagne. Darüber hinaus haben wir eine »Fight! Alli«-Party geschmissen. Unser Ziel war es nicht nur, meine momentanen finanziellen Probleme zu lösen, sondern etwas zu schaffen, um anderen jungen Frauen zu helfen. Wir hoffen, dass wir dieses Jahr wieder eine Benefizveranstaltung auf die Beine stellen können, um den Erlös anderen jungen Frauen, die gegen Krebs kämpfen, spenden zu können. Auf lange Sicht ist es unser Ziel, die Benefizveranstaltung jährlich stattfinden zu lassen.

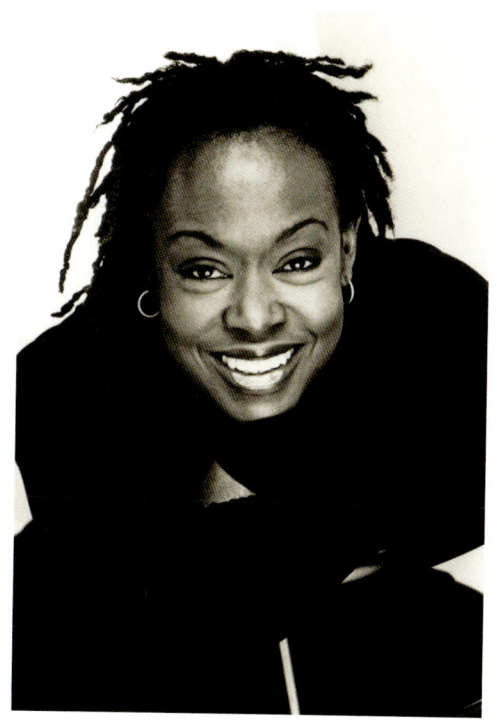

mich selbst – und siehe da, das Dach stürzte nicht über mir ein! Ich wurde nicht augenblicklich niedergestreckt! Ich wusch einen verdammten Teller nach dem anderen ab und wenn ich müde war, lernte ich aufzuhören. Wenn ich eineinhalb Stunden brauchte, um das Bett zu machen, dann war das eben so.

Da ich Schauspielerin war (wie Oni) und damit selbstständig, stellten sich mir ganz andere Herausforderungen. Keine Sicherheit! Ich war Mitglied der Screen Actors Guild, der Gewerkschaft für Schauspieler, weshalb ich gut versichert war – aber ich musste jährlich einen bestimmten Betrag in der Filmbranche verdienen oder ich würde meine Versicherung verlieren. Ja, ich wollte jemand anderes sein, aber ich

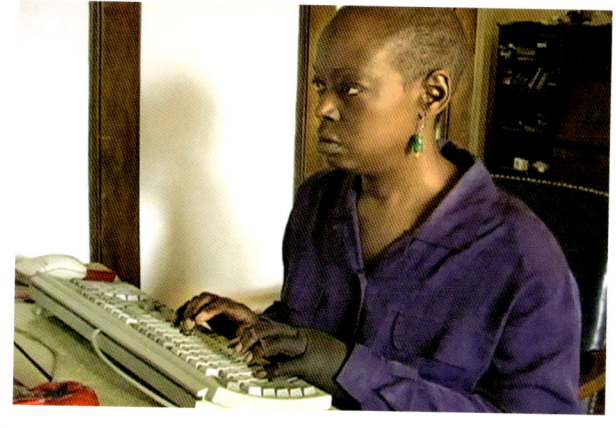

wachsenenleben nicht fähig, etwas zu tun. Wenn ich nichts auf die Reihe kriegte, welches Recht hatte ich dann zu überleben? Es fühlte sich an wie das Ende.

Mein Körper ließ mir keine andere Wahl, als mit diesen Gedanken herumzusitzen. Kein Aufstehen und etwas tun, wenn ich Angst hatte. Keine Parolen, die ich mir selber vorsagte (»Ich bin glücklich, gesund, eins mit mir!«). Mein Kopf wehrte sich gegen den Ansturm der selbststrafenden Gedanken, die ich fälschlicherweise für Ehrgeiz gehalten hatte, zum Beispiel: »Du bist schlecht, wenn du am Ende des Tages nicht 13 Dinge getan hast.«

Der schwierigste Teil dieser erzwungenen Untätigkeit war vielleicht meine Angst, dass diejenigen, die mich liebten, enttäuscht von mir wären, wenn ich nicht mehr die superaktive Kämpferin war. Und dann schämte ich mich: Es gab eine »richtige« Art und Weise, wie man mit Krebs umging, und ich machte es falsch. Niemand warf mir das vor, aber ich selbst tadelte mich dafür. Mit der Zeit ließ ich auch das. Ich betete, schlief, weinte und (aber nicht weitersagen) bemitleidete

war dermaßen mit meinen Gedanken beschäftigt und ängstlich, dass ich vor Castingchefs, Werbekunden und Fernsehbossen nicht so tun konnte als ob. Außerdem fand ich damals, dass Krebs ein unbekanntes Sternchen, das sich unbedingt einen Namen machen wollte, nicht gerade sexy wirken ließ. Vor dem Krebs war ein normaler Tag bei mir gespickt gewesen mit jeder Menge Vorsprechen und Taxifahrten. Ich spielte Prostituierte und junge Mütter. Ich habe damals viele

Werbespots gedreht, viele lustige Sachen. Kurz nach meiner Diagnose ging ich zu meiner Agentur und bat darum, dass man mich für eine Weile von den Listen nehmen sollte. Ich musste schauen, ob ich den nächsten Monat überleben würde, und mir keine Gedanken darüber machen, ob ich beim Werbespot für Tampons die blaue Bluse oder das pinkfarbene T-Shirt anziehen sollte. Als ich die Schauspielerei aufgab, versiegte das Geld meiner Versicherung, aber ich konnte die gesetzlich verankerte Möglichkeit nutzen, die Versicherung vorübergehend trotzdem zu behalten, weil ich krank war. Das hieß erst einmal: mehr Geld für weniger Arbeit.

> **»Es gibt kein Ende. Es gibt keinen Anfang. Es gibt nur die Liebe zum Leben.«**
>
> **FEDERICO FELLINI**
> **italienischer Filmemacher**

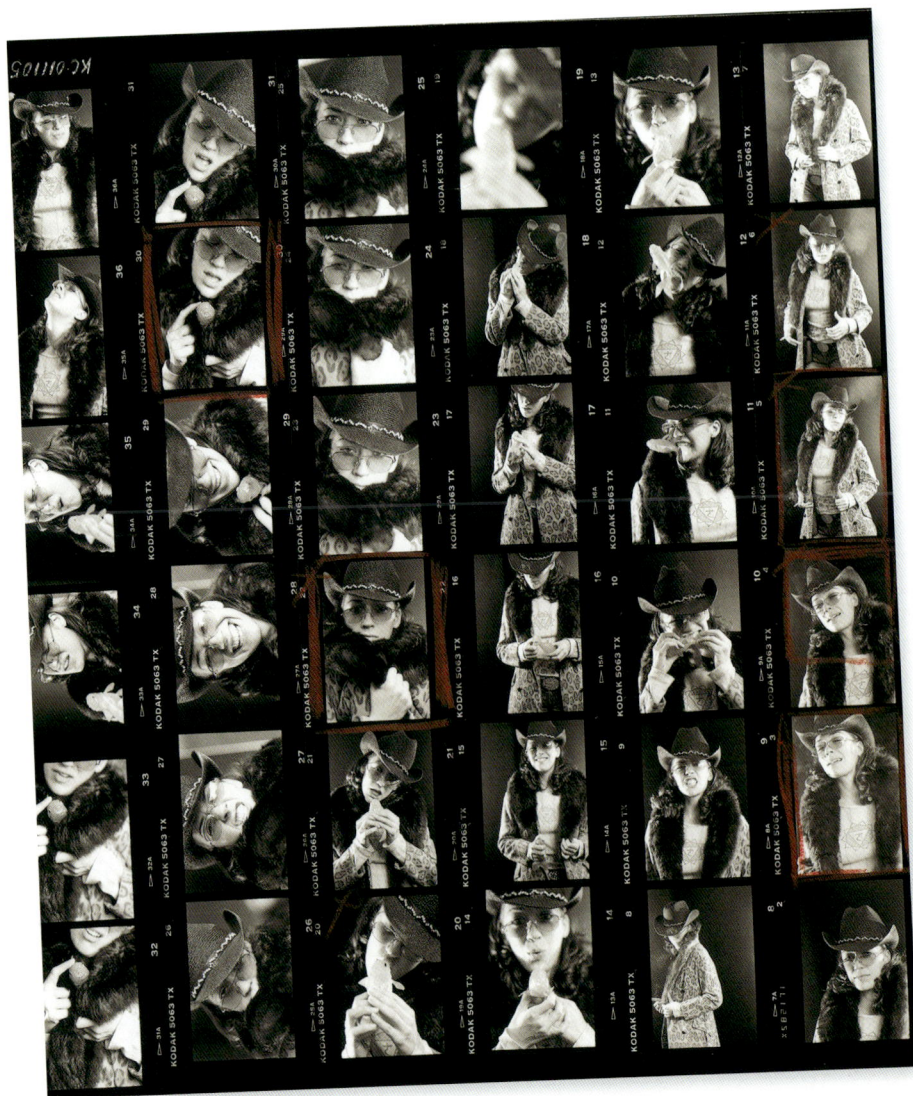

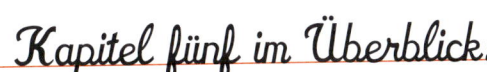

Kapitel fünf im Überblick:

Denk daran:

Spiel deine Krebs-Karte voll aus.
Benutze sie, aber missbrauche sie nicht!

Benutze deine Karte, um irgendwo rein oder raus zu kommen, für die
Folgen krebsbedingter Wutanfälle und für die Shopping-Therapie.

Übersieh nicht das Kleingedruckte: Die Krebs-Karte enthebt dich nicht
deiner Verantwortung, wenn du zu weit gehst oder jemanden verletzt.

Shopping-Touren stärken das Immunsystem. Doch, wirklich!
Also gönn dir eine Shopping-Therapie.

Ein Bankrott ist dagegen nicht therapeutisch wertvoll.

Hüte dich vor Krebs-Karten-Dieben: Andere könnten deine Krebs-Karte
gegen dich verwenden.

Fass dir ein Herz: Es ist möglich, während deines Kampfes gegen
Krebs weiterzuarbeiten.

Fass dir ein Herz: Es ist möglich, während deines Kampfes gegen
den Krebs nicht zu arbeiten.

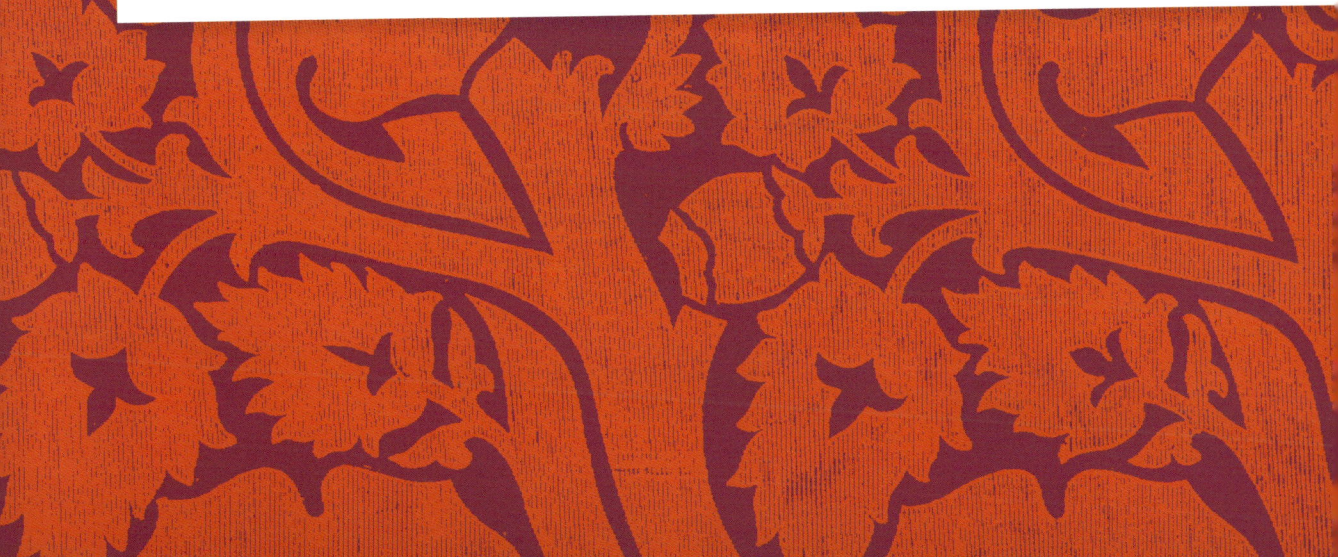

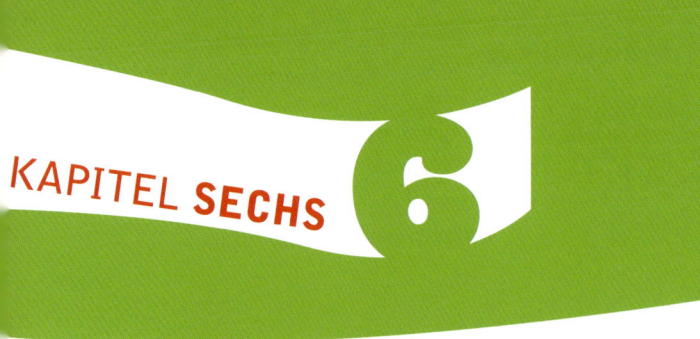

Iss dein Gemüse und beweg deinen Arsch

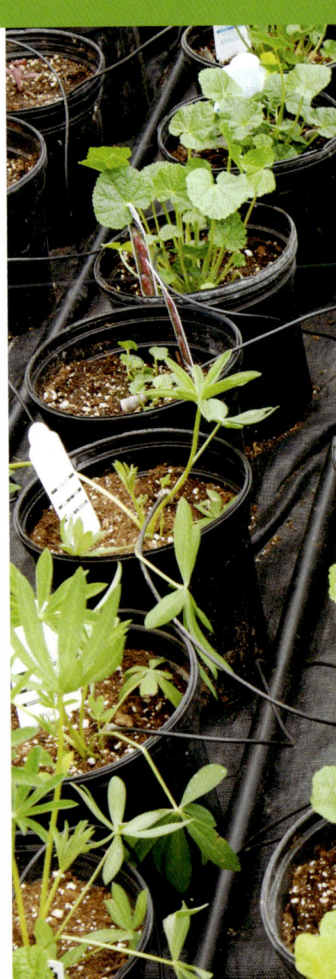

HATTET IHR ALS KIND AUCH DIESES SPIEL »OPERATION«, bei dem man die Organe des menschlichen Körpers lernte? Bevor der Krebs mich zwang, mich weiterzubilden, war dieses Spiel meine Hauptinformationsquelle zum Organsystem gewesen. Ich war immer noch auf der Suche nach dem »Wunschknochen«, als mein Gefäßsystem wie aus dem Nichts zusammenbrach! Warum hatte ich nicht besser aufgepasst? Warum hatte ich mich mit dummen Schauspielkursen aufgehalten? Ich hätte Medizin studieren sollen; ich hätte im Biounterricht zuhören sollen, anstatt meinen Freundinnen Zettel zu schreiben und mit pickligen Schuljungen zu flirten. Oh, ich wünschte, ich könnte die Zeit zurückdrehen und es ungeschehen machen.

Ich soll mich hinten anstellen, oder? Denn wer kennt diese Gefühle nicht? Wenn man nur auf die Stopp-Taste drücken könnte, in dem Moment, bevor sich alles ändert … aber so funktioniert das nun mal nicht. Als das rote Telefon klingelte und mich aufweckte, ging mir ein Licht auf.

Damals hatte ich keine Ahnung, wie ich auf mich achtgeben sollte, wie man sich richtig ernährt und sich um seinen Körper kümmert. Meine Vorstellung von Ernährung bezog sich vor allem darauf, was ich essen musste, um mein Gewicht für meinen Job zu halten (oder zu verringern). Energieriegel, Kaffee, fettfreies Dieses und Jenes zum Mitnehmen: Meine Mahlzeiten wurden zweckmäßig geplant. Ich hatte keine Zeit zum Kochen! Bestellen, mitnehmen oder in der Mikrowelle erwärmen, das beschreibt meine alten Gewohnheiten ziemlich gut. Ich suchte Restaurants nach ihren Weinkarten aus, nicht nach der Qualität ihrer Speisen. Wie spießig! Das Schlimmste an meiner Ignoranz war, dass ich annahm, es sei die Aufgabe meines Körpers, damit fertig zu werden. Ich schob den Müll rein und er wurde damit fertig. Ich wusste nicht wie, aber das war auch nicht mein Problem. Meine Aufgabe war es, den Mist auf den Tisch zu bringen. Egal was mein Körper tat, er musste es einfach weiter machen, und wenn ich an einem Tag völlig hektisch hin und her rannte, versprach ich, morgen einen Gang runterzuschalten. Ich war in meinen Zwanzigern! Sparkonten, Rentenvorsorge und Ballaststoffe waren etwas für Langweiler! Ich wollte ein interessantes, aufregendes Leben und ich wollte nicht darüber nachdenken. Dafür war ich zu cool.

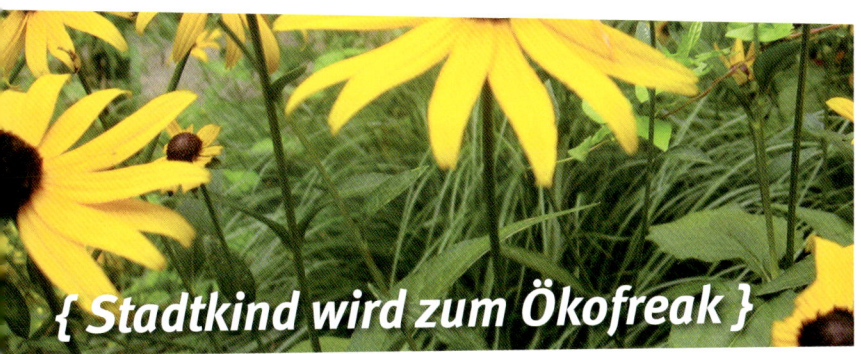

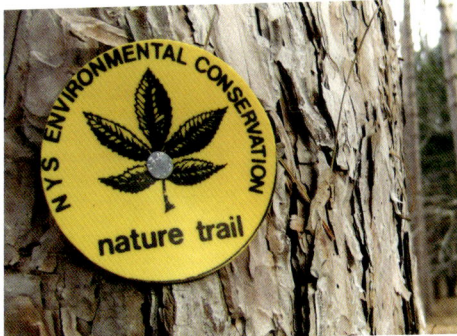

{ Stadtkind wird zum Ökofreak }

DANN WURDE ICH KRANK und mein Arzt sagte, dass es keine Heilung gäbe. Verdammte Scheiße! Mein blöder Körper war nicht bei der Sache. Oder war ich es nicht? Ich dachte nicht, dass ich schuld daran war, dass ich Krebs bekommen hatte, was mir einige Leute weismachen wollten. Trotzdem fragte ich mich: »Hatte ich in meiner Ignoranz den Ausbruch einer vorhandenen Veranlagung gefördert? Hatte mein Immunsystem mit Problemen gekämpft, während ich wegschaute, Partys feierte und mich zudröhnte?« Das werde ich nie sicher wissen, aber es gab mir auf jeden Fall zu denken.

Als mein wunderbarer Arzt mir sagte, ich solle »abwarten«, drehte ich durch. *Zur Hölle, nein! Ich bin Stadium IV – und es gibt kein Stadium V!* Also beschloss ich, es mit alternativer und ganzheitlicher Medizin zu versuchen, nicht weil ich eine mutige Vorreiterin sein wollte, sondern weil ich meiner Meinung nach keine andere Möglichkeit hatte. Beim Abwarten und Nichtstun fühlt man sich so machtlos. Ich wollte Teil der Lösung sein, nicht Teil des Problems. Deshalb versuchte ich es auf die traditionelle Weise und las zahllose Bücher über Ernährung und natürliche Heilung bei Krebs. Ich bin durch das ganze Land gereist und

habe an Workshops und Seminaren teilgenommen, mit Forschern, westlichen und östlichen Ärzten, Lehrern, Gurus, Alternativmedizinern, Ernährungswissenschaftlern, Naturheilkundigen, Yogis und Heilpraktikern gesprochen. Ich habe jeden Stein umgedreht und wurde im Grunde zu einem Versuchskaninchen mit Zertifikat. Ich habe Leberentschlackungen, Reinigungen der Gallenblase und Blutreinigungen machen lassen, ich habe gefastet, literweise Kräutersäfte getrunken (Sockensaft, wie mein Dad die Gebräue nennt), Nahrungsergänzungsmittel zu mir genommen und sogar meinen eigenen Urin getrunken. (Ein einziges Mal. Wein schmeckt viel besser.)

Ich bin ein Jahr lang nach Philadelphia gefahren, um mich am Strengthening Health Institute (SHI) weiterzubilden, danach habe ich an einem Kurs über Gesundheitsförderung am Hippocrates Health Institute (HHI) teilgenommen, ein weltbekanntes Gesundheitszentrum in Florida. Dort fügten sich die Teile schließlich zu einem Ganzen zusammen. Das Zentrum lehrt einen »Heilung durch Rohkost«-Ansatz, in denen es darum geht, den Körper mithilfe von frischer, biologischer, ungekochter und naturbelassener Nahrung zu reinigen und wieder in Ordnung zu bringen. Dort wird Kost bevorzugt, die reich an Enzymen und Sauerstoff ist. Beides ist für eine gute Gesundheit maßgeblich und fehlt in der normalen amerikanischen Ernährung, die vor allem aus Fleisch, Milchprodukten und aufbereiteten Lebensmitteln besteht.

Meinen Körper wieder ins Gleichgewicht zu bringen war eigentlich einfacher als gedacht.

Hier ist eine kurze Zusammenfassung der Regeln, die ich befolgte:

1. **Zurück zur Natur** und zurück in den Garten.
2. **Beweg dich!**
3. **Iss alkalische Nahrung, die deinen Körper mit Sauerstoff und Enzymen versorgt.**
4. **Trink reines Wasser.**
5. **Mach regelmäßig Frühjahrsputz in deinem Darm.**
6. **Vermeide Stress und erfreue dich am Leben.**
7. **Schlaf. Schlaf. Schlaf.**

Wenn wir eine Umgebung schaffen, in der Regeneration möglich ist, dann können auch »Wunder« geschehen – eigentlich das Ergebnis einer vernünftigen Lebensweise und nicht besonders wundersam. So einfach ist das, aber man muss unheimliches Vertrauen haben und gewillt sein, seinen eigenen Weg zu gehen.

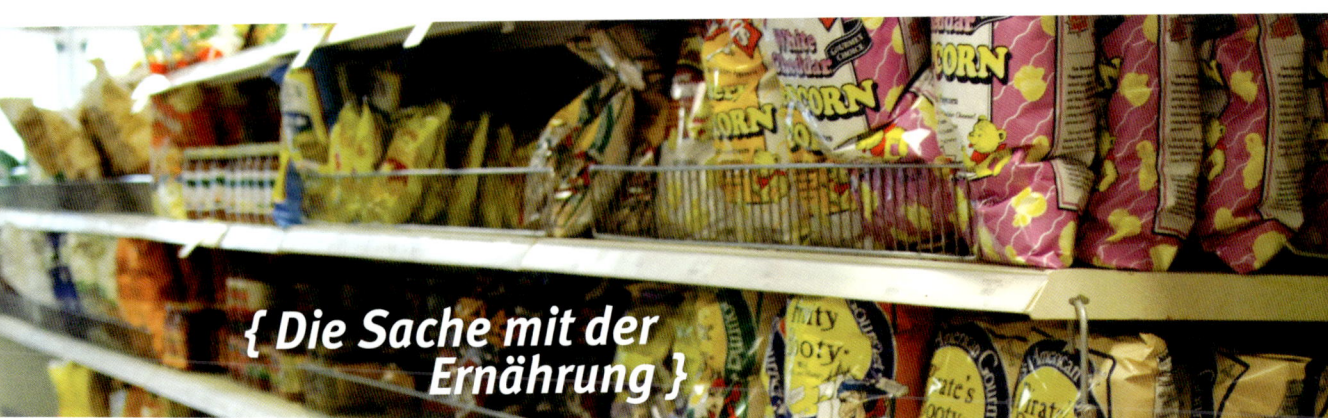

{ Die Sache mit der Ernährung }

WAS SOLL ICH ESSEN? Ob gesund oder krank, diese Frage beschäftigt uns alle. Wenig Kohlenhydrate? Keine Kohlenhydrate? Makrobiotisch? South-Beach-Diät? Des Schöpfers Kost? Die Blutgruppendiät? Es ist so verwirrend und es scheint, als hätte jeder die einzig richtige Lösung parat. Wäre es nicht großartig, wenn wir mit einer Bedienungsanleitung auf die Welt kommen würden? *Hmm, ich bin ein bisschen kurzatmig; ich schlag das schnell mal nach! Wow, ich habe Verstopfung, siehe Seite 53!* Warum erledigt eine Diät nicht alles auf einmal?

Anstatt sich das Bild direkt anzusehen, sollte man sich den Raum drumherum angucken. Eines haben die angesehensten Diäten gemeinsam,

und zwar sagen sie einem nicht, was man essen soll, sondern was man nicht essen soll.

Der Körper ist äußerst geheimnisvoll und doch ist die Lösung des Ernährungsproblems eigentlich ziemlich einfach: »Nimm Nahrung zu dir. Nicht zu viel. Hauptsächlich Pflanzen.« Ich wünschte, das wäre auf meinem Mist gewachsen, ist es aber nicht. Michael Pollan hat das in einem Artikel im *New York Times Magazine* geschrieben, »Unglückliche Mahlzeiten: 30 Jahre Ernährungswissenschaft haben die Amerikaner kranker, fetter und schlecht ernährt gemacht. Ein Plädoyer für die Rückkehr zu einfacher Nahrung.«

»Aber natürlich nehme ich Nahrung zu mir«, werdet ihr sagen. Aber tut ihr das wirklich? Nahrung wird nicht im Labor hergestellt. Wir ertränken unsere Nahrung heutzutage in Massen von giftigem Müll, der nicht für den Verzehr geeignet ist! Chemikalien, Hormone, Pestizide und zahllose andere giftige Substanzen verstopfen und verschmutzen unsere innere und äußere Umwelt.

Gärten werden durch Reagenzgläser ersetzt und das amerikanische Volk wurde zu einem einzigen großen Experiment. Die Ernährungsgewohnheiten der Amerikaner rauben unserer Gesundheit den letzten Nerv. In einer Welt, in der die Globalisierung schnell voranschreitet, haben sich die amerikanischen Essgewohnheiten wie ein aggressives Krebsgeschwür ausgebreitet. Als Ergebnis plagen die Hauptgesundheitsprobleme Amerikas – Diabetes, Herzkrankheiten, Fettleibigkeit und Krebs – jetzt die ganze Welt. Danke, Uncle Sam, für die Globalisierung von Krankheiten. Bravo!

Wenn wir den Zusammenhang zwischen dem, was wir essen, und unseren Gefühlen erkennen, kann das eine große Veränderung bewirken. Wie oft wählst du ein Essen, weil es ein emotionaler Trost ist, und nicht weil es eine Energiequelle ist? Rate mal, welches das meistgegessene »Gemüse« hierzulande ist? Pommes. Nummer zwei? Ketchup. Emotionaler Trost! Die meisten Menschen leben, um zu essen, statt zu essen, um zu leben. Wir schlingen unser Essen hinunter, als hätten wir einen Futtersack um, und wundern uns dann, dass wir uns so aufgebläht, übellaunig und erschöpft fühlen.

Wir wachen täglich krank und müde auf. Allergien, ein hoher Cholesterinspiegel, Arthritis, sexuelle Unlust, Depressionen und chronische Krankheiten werden einfach als Teil des Alterungsprozesses akzeptiert. Wir sind der Meinung, dass es normal ist, viele Wehwehchen zu haben und sich immer ausgelaugt zu fühlen. Aber das ist es nicht!

Zum Ende dieses Kapitels wirst du auf dem besten Weg sein, deine eigene Gebrauchsanweisung zu erstellen.

Wenn du diese Informationen interessant und hilfreich findest, dann mache dich am besten selbst auf Informationssuche. Ich kann hier nur an der Oberfläche kratzen. Sieh dir den Anhang am Ende des Buches an, dort gibt es viele Hinweise zu weiteren Informationsquellen.

Tipp Nr. 51

BEREITE DEIN ESSEN
mit Liebe zu

ZUERST FAND ICH DAS ZUBEREITEN VON ESSEN und das Kochen total langweilig. Aber als ich anfing, es als Ausdruck meiner Kreativität und der Liebe zu mir selbst zu betrachten, bekam es eine ganz andere Bedeutung. Jetzt lese ich Kochbücher wie Romane und bin dabei immer mit Markern und Klebezetteln bewaffnet. Mein Mann neckt mich immer mit dem Bücherstapel auf meinem Nachttisch, der beängstigend hoch ist. Eines meiner Lieblingsbücher ist *The Raw Gourmet* von Nomi Shannon – leicht zugänglich und einfach zu verstehen. Sie schreibt darin: »Eine enzymreiche Ernährung aus rohem Obst und Gemüse, Sprossen, Nüssen, Körnern und Seetang erhöht die Chancen auf eine optimale Gesundheit ungemein. Der Verzehr von überwiegend gekochtem Essen beansprucht den Körper gewaltig. Die typisch amerikanische Ernährung bestehend aus Fleisch, Brot, Milchprodukten, aufbereiteten und gekochten Lebensmitteln,

Koffein und Alkohol ist völlig enzymlos und ruft einen Säurezustand im Körper hervor, der eine Reihe von Gesundheitsproblemen nach sich ziehen kann.« Um diesen Ansatz zu verstehen, muss man wissen, was ein Enzym ist und wie der pH-Wert des Körpers sich auf die allgemeine Gesundheit auswirken kann.

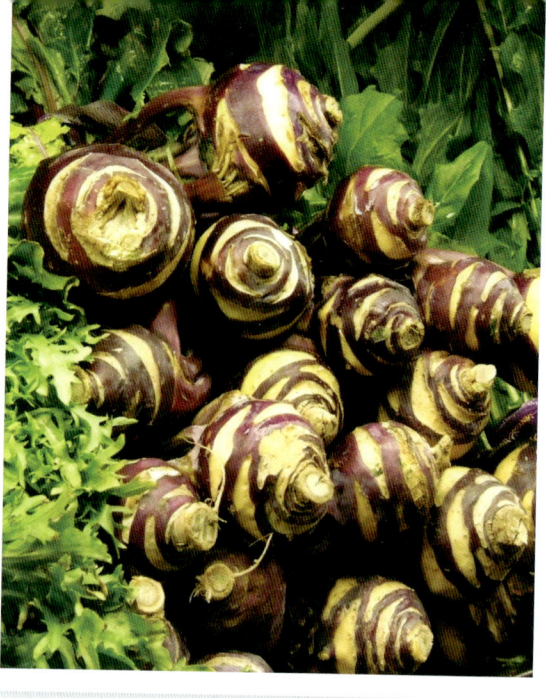

Tipp Nr. 52

LASS DICH ÜBER ENZYME
aufklären

ENZYME SIND KLEINE PROTEINE, die chemische Reaktionen in den Zellen von Lebewesen katalysieren. Alles vom Blinzeln über die Verdauung bis hin zur DNA-Reparatur geschieht durch die Enzymtätigkeit. Sogar unser Immunsystem verlässt sich darauf, dass Enzyme Viren, Bakterien und lästige Krebszellen angreifen und vernichten. Dr. Edward Howell, Vater der Enzymernährung, beschreibt Enzyme als Substanzen, die alles Leben erst ermöglichen: »Ohne Enzyme würde es keine Aktivitäten geben. Weder Vitamine noch Mineralstoffe oder Hormone können ohne Enzyme arbeiten. Man stelle es sich wie folgt vor: Enzyme sind die Arbeiter, die den Körper bauen, genauso wie Bauarbeiter ein Haus bauen. Man hat vielleicht all das notwendige Baumaterial und Holz, aber um ein Haus zu bauen, braucht man Arbeiter, die das lebendige Element repräsentieren.« Mithilfe von Howells Entdeckungen entwickelte man die ersten Nahrungsergänzungsmittel mit Verdauungsenzymen. Diese sind heute die Grundpfeiler meiner Nahrungsergänzung; ich nehme sie zu jeder Mahlzeit ein (besonders bei gekochtem Essen), was meine Leistungsfähigkeit und Verdauung merklich verbessert.

Leider wurden wir mit begrenzten Enzymreserven geboren. So ein Mist! Noch ein Bild für dich: Dein Körper ist ein Konto und die Enzyme sind die Währung. Stell dir vor, du zahlst mehr ein, als du abhebst. Je mehr du einzahlst, desto besser funktionieren dein Stoffwechsel und dein Immunsystem. Indem man sich vorwiegend vegetarisch ernährt – wobei man viele Enzyme aufnimmt –, kann man seine Reserven aufstocken und hat so mehr Energie zur Verfügung. Andererseits werden die Enzyme zerstört, wenn man Essen bei circa 50 Grad kocht (auch bei der Pasteurisierung) und das führt unausweichlich zu einem Energiebankrott. Behandelte Lebensmittel haben keine Enzyme. Wenn wir diese also essen, ist unser Körper gezwungen, Enzyme aus anderen Regionen des Körpers zu holen, zum Beispiel aus den Muskeln, Drüsen oder Organen, um den Verdauungsprozess voranzutreiben. Im Grunde baut unser Körper die Nahrung so um, dass sie wieder ihre ursprüngliche enzymatische Form hat; dann können wir sie verdauen und aufnehmen. Was für eine Zeit- und Energieverschwendung! Rohe und »lebendige« Lebensmittel – solche, die noch wachsen, wie Sprossen – besitzen eigene Enzyme. Wir müssen uns nicht aus unseren eigenen Reserven bedienen, um sie zu verdauen. Sie kommen voll ausgestattet auf die Party und machen dem Gastgeber keine Umstände!

SAUERSTOFF UND EIN GESUNDER PH-WERT

sind die schlimmsten Feinde des Krebses

WENDEN WIR UNS NUN EINEM ANDEREN Leistungsträger im Team zu. Was braucht man am nötigsten zum Leben? Sauerstoff! Der Wissenschaftler Otto Warburg gewann 1931 einen Nobelpreis für seine Entdeckung des Zusammenhangs zwischen Sauerstoff und Krebs. Seine Studien haben ergeben, dass der Hauptgrund für Krebs ein Mangel an Sauerstoff in der Zellumgebung ist. Warburg stellte fest, dass Krebszellen anaerob sind, das heißt, dass sie in einer sauerstoffarmen Umgebung gedeihen. Andersherum können sie in einer sauerstoffreichen Umgebung nicht leben. Fangt ihr langsam an, es zu begreifen?

Man muss sich sauerstoffreich ernähren, um die Krebszellen zu ersticken und frei von Angst leben zu können!

Wenn ein Körper zu sauer ist und sich in einem anaeroben Zustand befindet, sind das die optimalen Voraussetzungen für Dinge wie chronische Müdigkeit bis hin zu degenerativen Erkrankungen.

Wenn du im Chemieunterricht wie ich gedanklich abgedriftet bist, erinnerst du dich vielleicht nicht daran, dass die pH-Skala von 0 bis 14 geht und 7 neutral bedeutet. Alles unter 7 ist sauer; alles über 7 ist basisch. Der optimale pH-Wert für das Blut ist 7,365. Man kann den pH-Wert seines Urins mit Teststreifen messen. Das ist ganz einfach: Pinkle auf das kleine Stück Lackmuspapier und lies den pH-Wert ab. Je niedriger der Wert, desto saurer ist dein Urin.

Mein Freund Dr. Robert Young benutzt in seinem Buch *The pH Miracle* ein einfaches Bild, um sich verständlich zu machen: »Stell dir deinen Körper als Aquarium vor«, schreibt er. »Stell dir vor, deine Zellen und Organe sind Fische, die von Flüssigkeit umgeben sind (auch vom Blut), die Nahrung transportiert und Abfall wegschafft. Dann stell dir vor, ich fahre mit einem Auto an das Aquarium und setze den Auspuff vor den Luftansaugfilter, der das Gefäß mit Sauerstoff versorgt. So gelangt viel Kohlendioxid ins Wasser und macht es zu sauer. Dann werfe ich zu viel Essen oder das falsche Essen hinein und die Fische schaffen nicht, alles zu verzehren oder zu verdauen, also fängt es an, zu verrotten. Wie lange wird es dauern, bis man die Fische abschreiben kann?«

Eine saure Umgebung macht uns krank – genau wie die Fische. Eine basische Umgebung versorgt unseren Körper dagegen mit Sauerstoff, hält uns gesund und munter. Egal wie kaputt ich bin, wenn ich frischen Gemüsesaft trinke (der ist besonders basisch), fühle ich mich wie eine verwelkte Pflanze, die wieder zum Leben erweckt wird. Wie können wir die Umgebung, in der unsere Zellen schwimmen, sauber halten und pflegen?

Der beste Weg, die Alkalität des Körpers zu erhöhen, ist eine vegetarische Ernährung mit einem hohen Anteil an rohem Essen.

Ich höre geradezu den Aufschrei, den dieser Vorschlag hervorruft: »Halt, hör auf! Verlangst du etwa von mir, Vegetarierin zu werden?! Auf keinen Fall! Erstens möchte ich nicht wie ein Kaninchen leben und wie soll ich zweitens den verführerischen Düften widerstehen, die vom Herd herüberwehen?« Saug am besten diese Aromen ein, denn dorthin verflüchtigen sich die meisten Vitamine und Mineralstoffe: in die Luft. Wenn du nicht bereit bist, deine Essgewohn-

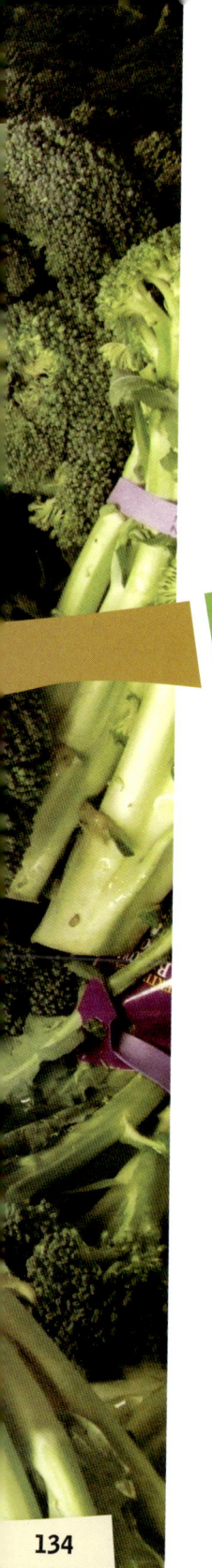

heiten grundlegend zu ändern, dann übernimm einfach so viele (oder wenige) meiner Empfehlungen, wie du möchtest. Auch eine kleine Veränderung wird etwas bewirken. Und was das Leben als Kaninchen angeht, denk an die Playboy-Bunnys oder den Duracell-Hasen, denn rohe und lebendige Lebensmittel helfen nicht nur, den Körper zu reparieren und zu heilen, sondern versorgen einen auch mit Energie und lassen einen toll aussehen!

Eine Ernährung aus 100 Prozent rohem Essen ist optimal. Aber die meisten Menschen kommen gut mit einer 80/20-Ernährung klar, das heißt, 80 Prozent deines Tellers bestehen aus Salat oder Ungekochtem und 20 Prozent aus Gekochtem,

als Beilage sozusagen.Sieh dir die Liste meiner Lieblingskochbücher am Ende des Buches an. Außerdem findest du dort viele interessante Internetseiten und ein paar tolle Rezepte. Warum nicht einfach mal einen Versuch starten? Sieh es als kleines Experiment an. Du wirst überrascht sein, wie gut du dich fühlen wirst und was für eine große Auswahl an Rezepten mit rohen und lebendigen Lebensmitteln es gibt. Ich verspreche dir, dass du nicht an einem Salatblatt knabbern wirst. Auf keinen Fall! Das Leben soll süß und saftig sein, bitter und sauer, und du hast es verdient, jeden Bissen zu genießen. Um das tun zu können, musst du über die Wichtigkeit unserer Essgewohnheiten Bescheid wissen.

Tipp Nr. 54

BITTE REICH MAL DAS
Chlorophyll rüber

GANZ OBEN AUF DER SPEISEKARTE sollte Chlorophyll stehen. Denk mal darüber nach: Chlorophyll ist der Stoff, mit dem Pflanzen Sonnenlicht aufnehmen und in Energie umwandeln. Unsere Existenz ist von der Sonne abhängig. Wir sind auf vielen Ebenen mit ihrer Energie verbunden, unter anderem durch das, was wir in uns hineinschaufeln. Das Leben ist ein ständiger Austausch, ein Kreislauf des Gebens und Nehmens. Pflanzen nehmen Kohlendioxid auf und geben Sauerstoff ab; wir nehmen Sauerstoff auf und geben Kohlendioxid ab; alle sind glücklich, und das ist das Ende vom Lied.

Eine wissenswerte Kleinigkeit: Chlorophyll ist chemisch mit Blut verwandt. Der Unterschied besteht darin, dass das Zentralatom des Hämoglobins (der Sauerstofftransporteur des Blutes) Eisen ist, und nicht Magnesium wie beim Chlorophyll. Chlorophyll hat einen Bestandteil, der die Blutbildung anregen soll, den Blutkreislauf verbessert, Entzündungen lindert, den Körper mit Sauerstoff anreichert und gefährlichen freien Radikalen entgegenwirkt. Indem wir mit unserer

Nahrung viel Chlorophyll zu uns nehmen (rohes Obst und Gemüse, besonders Blattgemüse), führen wir uns flüssigen Sauerstoff zu, genau die Substanz, die wir brauchen, um gesund und munter zu bleiben.

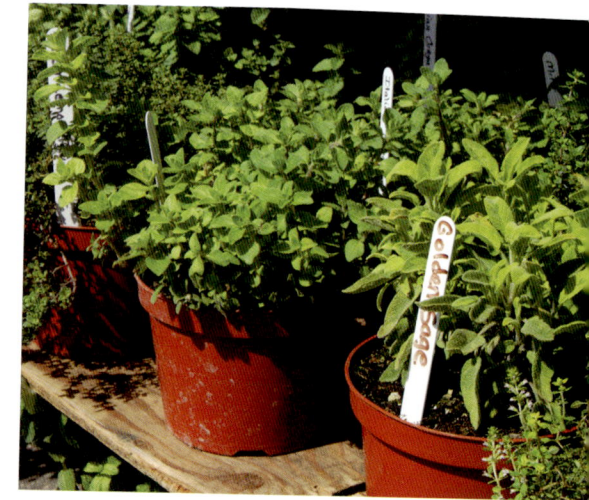

Tipp Nr. 55

SIEH DEN

rohen Tatsachen ins Auge

WIR BESTEHEN AUS ENERGIE, genau wie unser Essen. Nährstoffarme Nahrung lässt den Körper hungrig zurück. Was machen wir also? Wir essen noch mehr Mist. Wenn man an mangelernährte Menschen denkt, stellt man sich wahrscheinlich abgemagerte Menschen vor, die Hunger leiden mussten. Tatsächlich sind viele normalgewichtige und übergewichtige Menschen mangelernährt, und zwar wegen der schlechten Qualität der Nahrung, die sie zu sich nehmen, und des Zustandes ihres Verdauungstraktes.

Dr. Brian Clement, einer meiner Lehrer und Leiter des HHI, erklärt, was mit dem Essen passiert, wenn es gekocht wird, und wie es unseren Körper beeinflusst: »Während dieses scheinbar harmlosen Vorgangs werden wichtige Enzyme zerstört, Proteine gerinnen (wodurch sie schwer aufgenommen werden können), die meisten Vitamine werden vernichtet und der Rest wandelt sich in eine Form um, die der Körper nur schwer verwerten kann. Pestizide werden in noch giftigere Verbindungen umstrukturiert, wertvoller Sauerstoff geht verloren und freie Radikale entstehen. Studien haben ergeben, dass gekochte Proteine um fünfzig Prozent weniger verwertet werden. Sauerstoff, Enzyme, Phytochemikalien und Hormone werden folglich zerstört. Außerdem ruft das Kochen von Lebensmitteln über einer bestimmten Temperatur (etwas unter 93 Grad) eine pathogene Reaktion im Körper hervor, die sich Leukozytose nennt. Dabei werden weiße Blutkörperchen so zum Verdauen von Essen eingesetzt, wie sie eine fremde Substanz angreifen würden.«

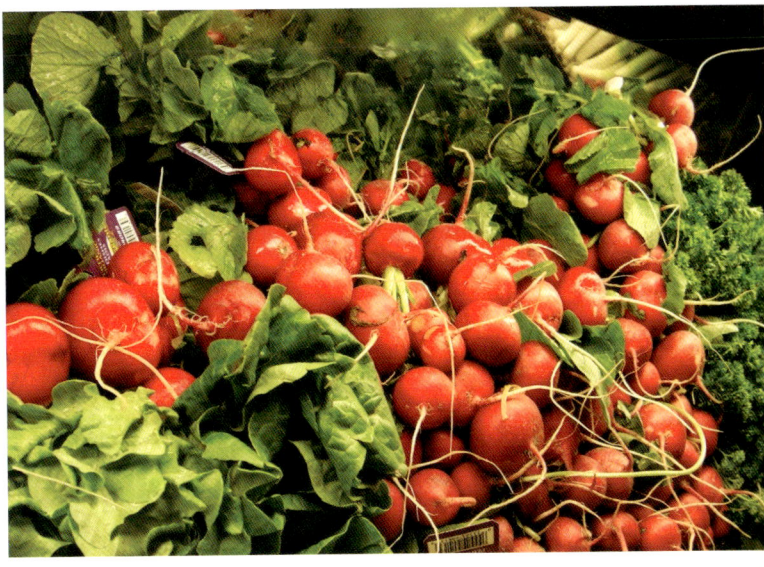

Im Allgemeinen ist ein Anstieg der weißen Blutkörperchen eine Reaktion auf eine Infektion. Sogar ungekochte Lebensmittel, die aber reich an Raffinadezucker, Kohlenhydraten, Konservierungsstoffen und Chemikalien sind, erhöhen die Leukozytenanzahl weiße Blutkörperchen). Dr. Paul Kouchakoff war der erste Wissenschaftler, der entdeckt hat, dass rohes Essen nicht die gleiche Wirkung hat wie gekochtes. Wenn man nur zwanzig bis dreißig Prozent seiner Nahrung gekocht zu sich nimmt und den Teller sonst mit rohem Gemüse füllt, kann man die Leukozytose wettmachen. Wow, möchtest du nicht sofort einen Salat essen? Ich weiß nicht, wie es dir geht, aber ich möchte, dass sich mein Körper darauf konzentriert, Krebszellen zu vernichten und nicht Kartoffelchips und Kuchen!

BRING DEN *Müll raus*

EGAL WIE GESUND WIR uns ernähren, wenn unser inneres Kanalisationssystem verstopft ist, bricht unser Körper zusammen. Wir brauchen einen sauberen und gesunden Darm, um die Nährstoffe aus der Nahrung aufzunehmen und Abfallprodukte und Gifte zu entsorgen. Die meisten von uns, wenn nicht gar alle, haben eingeklemmte und verkrustete Därme durch den jahrelangen Verzehr von Fleisch, Milchprodukten, Brot, Süßigkeiten, Kuchen, schlechtem Öl und anderen schmackhaften (aber giftigen) Leckereien.

Wusstest du, dass der durchschnittliche Mensch drei bis viereinhalb zusätzliche Kilo allein in seinem Darm mit sich herumschleppt? Tatsache ist, dass Mediziner bei Routineautopsien zwanzig bis dreißig Kilo steckengebliebene Fäkalien gefunden haben. »Wie ist das möglich?«, fragst du dich. Der Darm ist etwa acht Meter lang und wenn man ihn ausbreiten würde, würde die Oberfläche – inklusive aller Windungen, Winkel und Darmzotten – einen Tennisplatz bedecken. Du verstehst? Im Prinzip ist es so: Wenn die Rohre verstopft sind, verrottet die steckengeblie-bende Nahrung und trocknet ein, was zu vielen Problemen führt, zum Beispiel werden die guten Sachen, die die Nahrung zu bieten hat, nur ungenügend aufgenommen und es werden zu wenig gute Bakterien produziert. Wie kann jemand gleichzeitig mangelernährt und fettleibig sein? An den Wänden der Därme sitzen die bereits erwähnten kleinen haarigen Zotten. Wenn die Nahrung daran vorbeikommt, nehmen sie die Nährstoffe auf. Aber wenn sie mit Fäkalien verkrustet sind, passieren die Nährstoffe einfach. Oder sie bleiben unaufgenommen sitzen und fangen an zu stinken.

Wie immer im Leben geht es um die richtige Balance. Gute Bakterien und schlechte Bakterien teilen sich den Platz im Darm. Aber wenn wir diesen Platz durch unsere Essgewohnheiten kaputt machen, nehmen die bösen Bakterien überhand.

Diese kleinen Bestatter drücken den inneren Kompostknopf, und so verrottet unser Körper, während wir ihn noch bewohnen. Ich weiß nicht,

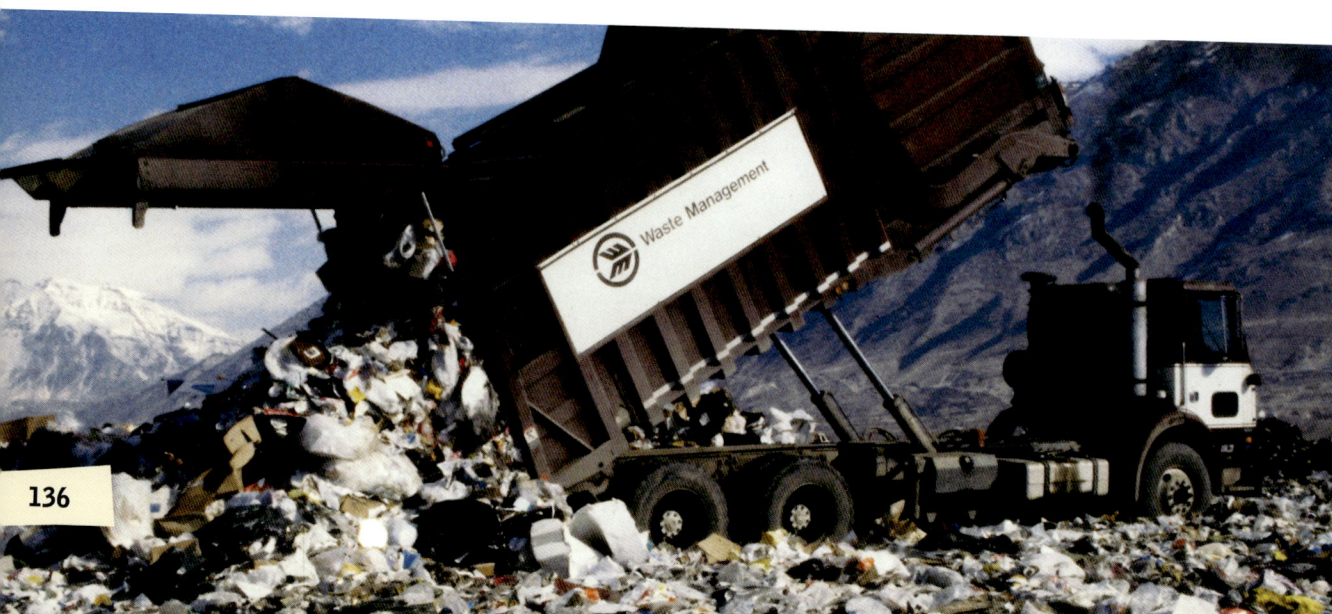

wie es dir geht, aber ich möchte nicht verrotten, während ich nichtsahnend in meinen hippen Stiefeln herumlaufe und mich beschwere, dass Röhrenjeans wieder in Mode sind.

Einige Experten sind der Meinung, dass man Verstopfungen hat, wenn man nicht dreimal täglich aufs Klo geht. Abfall von Tagen, vielleicht Wochen (besonders wenn man tierische Nahrungsmittel isst), gammelt in dir herum und verstopft dich. Das Traurige ist, dass die meisten von uns kaum einmal am Tag richtig aufs Klo gehen. Dr. Timothy Brantley kommt in seinem Buch *The Cure: Heal Your Body, Save Your Life* auf eine erstaunliche Rechnung zur Darmträgheit: »Wenn man nur dreimal in der Woche Stuhlgang hat und die Norm bei dreimal am Tag liegt, fehlen einem am Ende der Woche 18 Stuhlgänge. Nach einem Monat fehlen einem 72 Stuhlgänge, am Ende des Jahres fehlen einem 864 Stuhlgänge und bei einer Lebenserwartung von achtzig Jahren fehlen einem am Ende 70.000 Stuhlgänge!« Ekelhaft!

Wenn man mit dem Reinigungsprozess beginnt, kommt noch mehr Müll in den Darm und den Blutkreislauf, deshalb ist es wichtig, dass der Abfall in Bewegung bleibt – schmeiß ihn raus!

Wie man SEINE ROHRE FREI MACHEN KANN

Okay, bitte nicht ausflippen, sich ekeln oder prüde werden. Aber am besten bringt man den Müll raus, indem man ein inneres Bad nimmt: ein Einlauf oder eine Darmspülung. Einläufe sind eine gute Methode, um den unteren Darm in Bewegung zu bringen, und sie sind ein Schnäppchen. Folge einfach den Anweisungen auf der Packung, schmück dein Badezimmer-Aschram aus und los geht's. Darmspülungen sind sogar noch besser, weil man damit die aufsteigenden, die querverlaufenden und die absteigenden Därme erreicht. Eine Sitzung dauert durchschnittlich 45 Minuten

bis eine Stunde. Am Anfang ist es das Beste, eine Serie zu machen; die Anzahl der Behandlungen hängt vom Zustand des Darms ab.

Einige Leute, die Darmreinigungen ablehnen, behaupten, dass es unnatürlich sei und dass man davon abhängig werden könne. Die Sorge besteht darin, dass man es übertreibt, es zu oft macht. Ein weiterer Kritikpunkt ist, dass man damit auch gute Bakterien wegschwemmt. Zuerst einmal ist es unnatürlich, in einer so hochgiftigen Zeit zu leben; wir müssen über den Tellerrand hinausschauen, besonders wenn wir mit etwas so Unnatürlichem wie Krebs fertig werden müssen. Darüber hinaus macht die Darmreinigung nicht abhängig. Betrachte es als Trainingseinheit: Der sanfte Druck des Wassers hält die Muskeln fit und baut sie wieder auf, indem die Peristaltik gestärkt wird – die Kontraktion der Muskeln, mit deren Hilfe Sachen durch den Verdauungsapparat transportiert werden. Wenn der Reinigungsprozess erst einmal abgeschlossen ist, dienen die Darmspülungen nur noch der Pflege und Aufrechterhaltung des gegenwärtigen Zustandes. Und schließlich können sich gute Bakterien auch nur in einer sauberen Umgebung vermehren. Nach der Reinigung kann man ein Probiotikum zu sich nehmen, um die Neubevölkerung des Darmes mit guten Bakterien zu unterstützen. Im Endeffekt wird sich der Darm wieder selbst ins Gleichgewicht bringen, besonders wenn die Ablagerungen weg sind. Bis zur Erfindung von Abführmitteln (die die Situation nur verschlimmern und manchmal gefährlich sind – sie können unter anderem dehydrieren) haben unsere Großeltern Einläufe gemacht, was von den Ärzten für gut befunden wurde. Sie wurden sogar lange Zeit als eines der besten Mittel gegen Kopfschmerzen angesehen!

Um einen Fachmann für Darmspülungen zu finden, frage bei deiner Krankenkasse an, schaue im Internet oder bitte einen Arzt oder Heilpraktiker aus deiner Gegend um eine Empfehlung. Denk daran, wir sind nicht nur, was wir essen, sondern auch was hinten nicht wieder rauskommt!

Tipp Nr. 57

BESTELL EINEN
Weizengrassaft

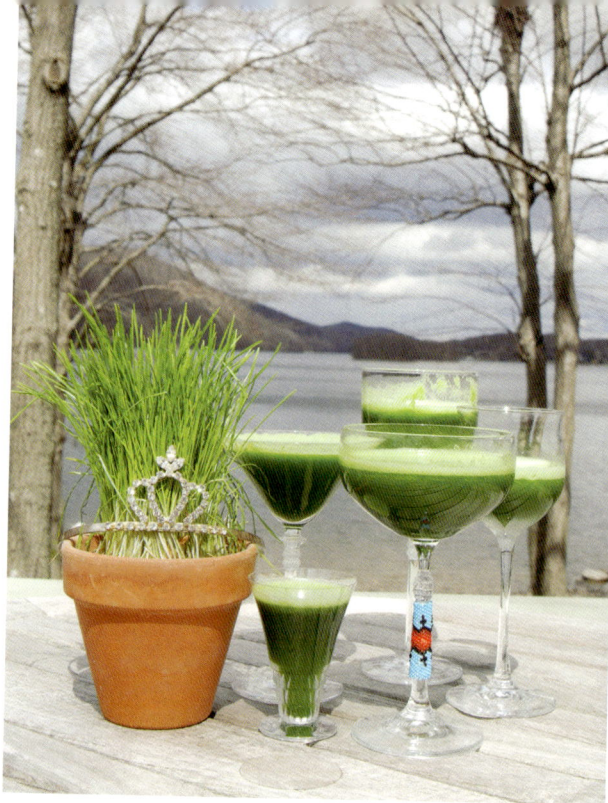

WEIZENGRAS KANN EIN wirkungsvolles Stärkungsmittel bei der Heilung sein, sei es als Getränk oder in Form einer rektalen Infusion. Schon bei circa hundert Millilitern hat man das Gefühl, das Immunsystem sei an ein Starthilfekabel angeschlossen. Diese kleinen Gräser sind wie flüssiger Sonnenschein. Regelmäßiger Genuss von Weizengrassaft fördert die Durchblutung, stärkt das Immunsystem, reduziert die freien Radikale und erhöht die Energiereserven. Obendrein ist Weizengras ein hervorragender Lieferant für Vitamin A, C und E, die meisten B-Vitamine und Laetril, von dem manche behaupten, es sei zur Krebsbekämpfung geeignet. Weizengras ist außerdem reich an Mineralstoffen und Proteinen. Erkundige dich im Reformhaus oder im Naturkostladen danach oder bau selbst welches an. Um zu Hause Weizengrassaft machen zu können, braucht man einen Entsafter, aber es muss kein teurer sein. Ich habe einen kleinen Plastikentsafter mit einer Handkurbel – gut geeignet für unterwegs und leicht zu reinigen.

Der Saft dieser entzückenden grünen Halme ergibt nicht nur ein stärkendes Getränk, sondern ist auch hervorragend dafür geeignet, den unteren Darm zu reinigen. Weizengrassaft stimuliert die Peristaltik und füllt die Elektrolyte im Darmtrakt wieder auf.

Eine Colon-Hydro-Therapie mit Weizengrassaft ist auch eine gute Sache für das wichtigste aller Organe – die Leber. Wenn der Saft rektal eingeführt wurde, fließt er durch die Lebervene direkt zur Leber, fördert die Entschlackung und Reinigung und verabreicht ihr einen Schub Chlorophyll (denkt an den Sauerstoff). Die Leber ist das Hauptorgan des Stoffwechsels, das für den Abbau und die Ausscheidung von Stoffwechselprodukten und Giftstoffen verantwortlich ist. Stell sie dir als Recyclingcenter des Körpers vor, das fortwährend das Blut filtert und reinigt. Die Leber spielt auch bei der Verdauung, der Verwertung von Nahrungsmittelbestandteilen und dem Immunsystem eine große Rolle und ist buchstäblich für hunderte andere Prozesse zuständig. Und wenn sie erst einmal verstopft ist, bist du es auch.

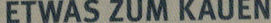

ETWAS ZUM KAUEN

Kauen kann bei Darmträgheit helfen. Die Verdauung beginnt im Mund. Ernährungswissenschaftler sagen, man sollte seine Nahrung eigentlich trinken und sein Wasser kauen, was im Grunde bedeutet, dass alles, was man herunterschluckt, püriert sein sollte, weil die Verdauung im Mund beginnt. Also lass deine Beißwerkzeuge ihre Arbeit tun!

WERDE ZU EINEM
Lebensmittel–Kuppler

EINE WEITERE MÖGLICHKEIT, Verdauung und Stoffwechsel zu unterstützen, ist die richtige Kombination von Nahrungsmitteln. Verschiedene Lebensmittel erfordern verschiedene Verdauungsenzyme.

Außerdem haben sie unterschiedliche Verdauungszeiten. Wenn man Lebensmittel passend kombiniert, läuft der Verkehr in unserem Darm reibungslos. Wenn nicht, werden die Verdauungsenzyme neutralisiert – und der entstehende Stau versaut die Verdauung. In *The Raw Food Detox Diet* beschreibt die Autorin Natalia Rose Trennkost als »Kombinationen für einen schnellen Abgang«. Rose schreibt: »Je schneller das Essen verdaut wird, desto weniger Abfallprodukte bleiben zurück.« Denk daran: Wenn du etwas isst, dessen

Aufspaltung lange dauert, geht deine Energie für die Verdauung drauf und nicht für eine Erneuerung. Ein Beispiel aus dem Buch von Rose: Eine Avocado und ein Toast werden in drei bis vier Stunden verdaut, aber Ei und Toast zusammen brauchen circa acht Stunden (allein im Magen), um verdaut zu werden. Überleg mal, was passiert, wenn du regelmäßig schlecht kombinierte Mahlzeiten zu dir nimmst. Letztendlich kommt es zu einem Stau!

Bei manchen Menschen ist das Verdauungssystem eher nachsichtig, aber meines ist ziemlich streng. Man merkt, ob eine bestimmte Kombination bei einem funktioniert, und zwar durch Blähungen, die nach einer Mahlzeit auftreten oder auch nicht.

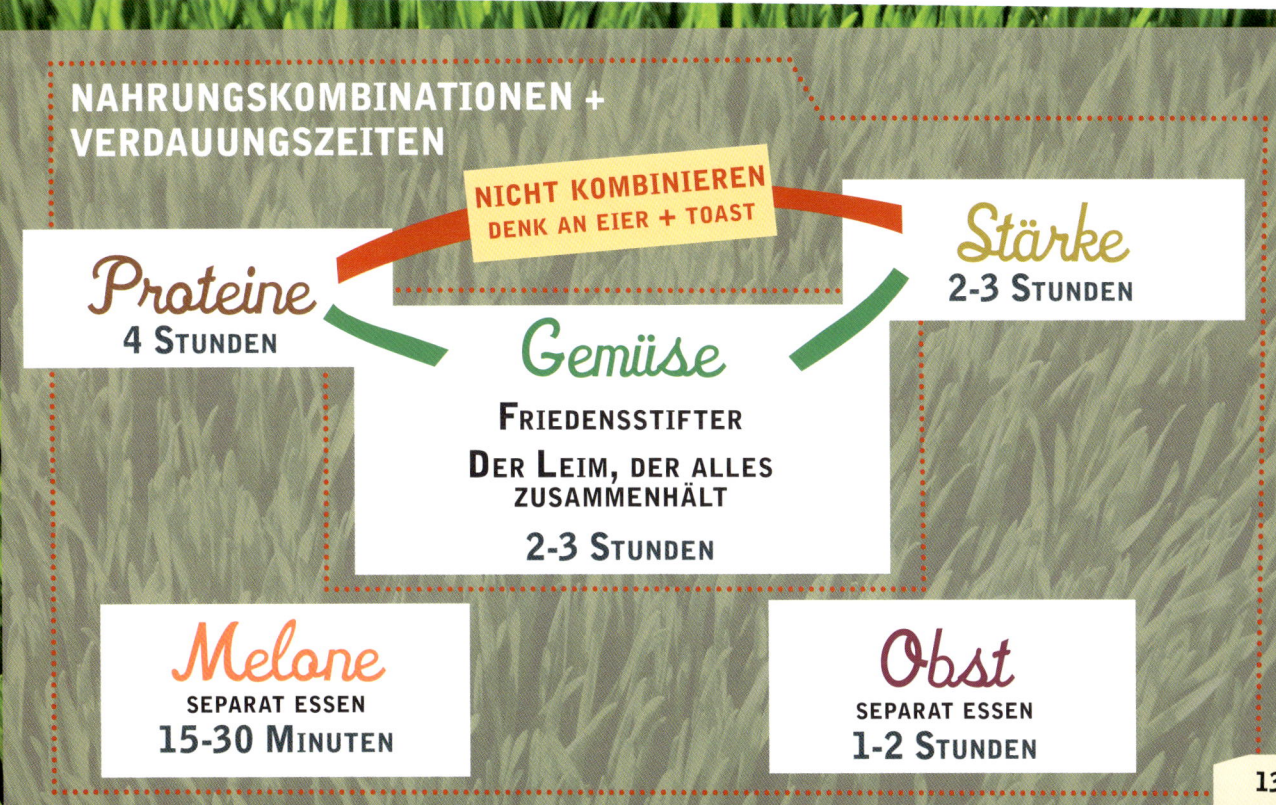

NAHRUNGSKOMBINATIONEN + VERDAUUNGSZEITEN

NICHT KOMBINIEREN
DENK AN EIER + TOAST

Proteine
4 STUNDEN

Stärke
2-3 STUNDEN

Gemüse
FRIEDENSSTIFTER
DER LEIM, DER ALLES ZUSAMMENHÄLT
2-3 STUNDEN

Melone
SEPARAT ESSEN
15-30 MINUTEN

Obst
SEPARAT ESSEN
1-2 STUNDEN

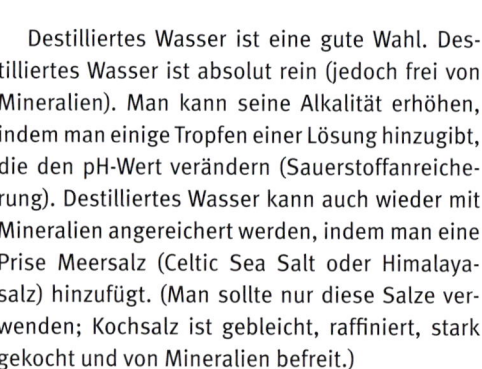

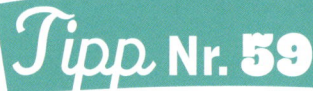

Tipp **Nr. 59**

TRINK REINES WASSER –
und zwar viel davon!

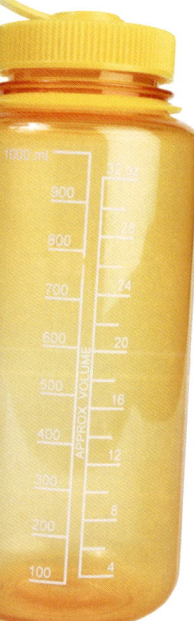

ICH KANN GAR NICHT GENUG betonen, wie wichtig es ist, gutes Wasser zu trinken. Wie die Erde besteht auch unser Körper aus siebzig Prozent Wasser und dreißig Prozent Masse. Kaffee, Tee, Limonade, Saft, pasteurisierte Milch oder sogenannte Energydrinks sind kein Wasser. Wasser ist für alle Körperfunktionen wesentlich, inklusive meines Lieblingsthemas, die Beseitigung. Ohne eine ordentliche Hydration vertrocknen unsere Zellen, unser Gewebe und die Organe. Für zu Hause ist es am besten, sich einen Wasserfilter anzuschaffen – Leitungswasser ist je nach Region mehr oder weniger mit Chemikalien versetzt (zum Beispiel Chlor, das die Bakterien im Darm zerstört) und mit Schwermetallen. Denk daran: Wenn du das Wasser nicht filterst, wird es dein Körper tun. Wasser aus der Flasche ist besser, obwohl Plastikbehälter auch nicht so toll sind, aber man kann nicht alles haben. Wenn man Wasser aus der Flasche trinkt, sollte man sich den pH-Wert auf dem Etikett ansehen. Die ganz Fleißigen können im Internet Tabellen mit diesen Informationen finden. Ob du es glaubst oder nicht, viele Wässer sind äußerst sauer.

Destilliertes Wasser ist eine gute Wahl. Destilliertes Wasser ist absolut rein (jedoch frei von Mineralien). Man kann seine Alkalität erhöhen, indem man einige Tropfen einer Lösung hinzugibt, die den pH-Wert verändern (Sauerstoffanreicherung). Destilliertes Wasser kann auch wieder mit Mineralien angereichert werden, indem man eine Prise Meersalz (Celtic Sea Salt oder Himalayasalz) hinzufügt. (Man sollte nur diese Salze verwenden; Kochsalz ist gebleicht, raffiniert, stark gekocht und von Mineralien befreit.)

Hör dir das mal an: Wir müssen eigentlich täglich dreißig Milliliter Flüssigkeit pro Kilo Körpergewicht zu uns nehmen! Dr. Young empfiehlt sogar, während des Heilungsprozesses einen Liter pro 14 Kilogramm Körpergewicht zu trinken. Wenn man also 55 Kilogramm wiegt, sollte man ungefähr vier Liter Wasser pro Tag trinken. Obwohl ich mir große Mühe gebe, schaffe ich nie, so viel hinunterzubekommen. Gib dein Bestes und fang an zu trinken!

{ Wo stecken die Proteine und das Calcium? }

WENN DU MIR BIS HIERHER GEFOLGT BIST und beschlossen hast, diesem Lebenswandel eine Chance zu geben, denkst du vielleicht: »Okay, jetzt esse ich also jede Menge Gemüse und entgifte meinen Körper – toll. Aber was ist mit Proteinen und Calcium? Wo bekomme ich die her?« Das ist wahrscheinlich die Frage, die Vegetariern am häufigsten gestellt wird. Diese Ängste resultieren aus mangelndem Wissen und falschen Informationen. Wir werden darauf getrimmt, zu glauben, dass wir zu kleinen Schwächlingen werden, die verschrumpeln und sterben, wenn sie nicht genügend Milch trinken und Fleisch essen (denn die Leute denken, das sind die einzigen Quellen für Calcium und Proteine). Falsch!

In Wirklichkeit können wir alle Proteine, die wir brauchen, aus pflanzlicher Nahrung bekommen. Wusstest du, dass Obst, Blattgemüse, Gemüse, Sprossen, Weizengras, Chlorella (eine einzellige grüne Alge), Blaualgen und Hanfsamen, um nur ein paar zu nennen, Burger vollkommen in den Schatten stellen? Besonders dunkles Blattgemüse ist ein unglaublicher Protein-Lieferant; es ist auch reich an Eisen und Calcium. Brokkoli, Sesamkörner, Mandeln und Seetang sind ebenfalls gute (und absorbierbare) Calcium-Lieferanten. Studien der American Heart Association haben gezeigt, dass Vegetarier mehr Calcium aus der Nahrung aufnehmen und speichern als Nicht-Vegetarier.

{ Verschleimt? }

EIN PROBLEM, das bei einer Ernährung auftritt, die zum Großteil aus Tierprodukten besteht, ist, dass sie unheimlich sauer ist. Saure Nahrung bildet Schleim im Körper und Schleim verhält sich wie Leim, er verstopft die Organe, die für den Abbau von Giftstoffen zuständig sind. Denk auch immer daran, dass Säure den pH-Wert des Körpers senkt, und somit eine Umgebung entsteht, in der Krebszellen gedeihen können. Viele Ernährungsexperten glauben, dass der Mensch nicht dafür geschaffen ist, Fleisch vollständig zu verdauen und aufzunehmen. Betrachten wir mal eine wirkliche Fleischfresserin, eine anmutige Löwin. Sie hat Reißzähne, einen kurzen Verdauungstrakt und jede Menge Salzsäure, die den schweren Job des Fleischverdauens übernimmt. Das Zebra geht rein, das Zebra kommt raus. Erinnere dich, was wir über die Länge der menschlichen Gedärme gelernt haben. Das Schwein geht rein; das Schwein bleibt manchmal Tage oder Wochen drin und zerstört die innere Umgebung, sorgt für Stagnation, was schlechte Bakterien anzieht (du erinnerst dich an die kleinen Bestatter?). Oh, und vergiss nicht die Leukozytose! Alles in allem sollte man Tierprodukte essen, wenn man erreichen möchte, dass die Anzahl der weißen Blutkörperchen in die Höhe schnellt (was in dem Fall schlecht ist). Dein Immunsystem wird die Truppen formieren.

Eine weitere Tatsache: Gekochtes Fleisch erhöht das Risiko für …? Du hast es erraten, Krebs! Sogar das National Cancer Institute und das American Institute for Cancer Research (AICR) bestätigen dieses kleine Schmankerl. Je mehr das Fleisch durchgebraten ist, desto krebserregender wird es. Die Krebserreger beschädigen die DNA, indem sie gefährliche Radioaktivität ausstrahlen. Das Braten und Grillen von Fleisch sollte besonders vermieden werden, da dabei hohe Temperaturen gebraucht werden. Eine Studie des AICR hat ergeben, dass die Testpersonen, die am meisten rotes Fleisch gegessen haben (mehr als achtzig Gramm am Tag), mit einem um 17 Prozent höheren Risiko Darmkrebs bekommen würden als diejenigen, die am wenigsten aßen. Die gleiche Menge verarbeitetes rotes Fleisch (Hotdogs, Aufschnitt und so weiter) erhöhte das Risiko noch einmal. Rotes Fleisch kann außerdem die DNA der Darmzellen beschädigen und die Bildung bestimmter krebserregender Verbindungen fördern. Das macht eine Reinigung nötig und dass man den Verzehr solcher Produkte sehr einschränkt oder idealerweise ganz darauf verzichtet. Aflatoxine sind ebenfalls krebserregend. Das sind Pilze, die man in Erdnüssen, Erdnussbutter und gelagertem Getreide findet, aber auch in der Milch von Tieren, die verseuchtes Futter gefressen haben.

Dr. T. Colin Campbell, Professor emeritus für Ernährungs-Biochemie an der Cornell University, ist ein brillanter Forscher und Pionier der Ernährungsforschung. Er hat in seinem Buch *The China Study: The Most Comprehensive Study of Nutrition Ever Conducted and the Startling Implications for Diet, Weight Loss and Long-Term Health* einen Zusammenhang zwischen Krebs und Ernährung aufgezeigt. Dieses Buch sollte ganz oben auf eurer Leseliste stehen! Es räumt mit den Trugschlüssen der modernen Ernährung auf und hat ein paar zum Nachdenken anregende Antworten auf die Frage *Was löst Krebs aus?*. Einer der größten Titelanwärter: eine Ernährung, die zu mehr als zehn Prozent aus tierischen Proteinen besteht! Amerikaner essen weit mehr. Dr. Campbell fand heraus, dass Kasein das Protein ist, das Krebs erregt. 87 Prozent der Proteine in Kuhmilch sind Kasein. Er schätzt, dass »80 bis 90 Prozent aller

Krebserkrankungen, Herz-Kreislauf-Erkrankungen und anderer degenerativer Erkrankungen zumindest bis ins hohe Alter verhindert werden können, indem man auf eine pflanzenbasierte Ernährung umstellt.«

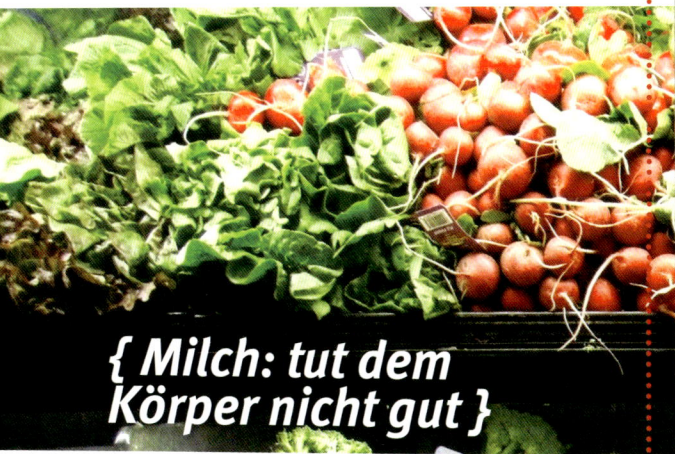

{ Milch: tut dem Körper nicht gut }

MAN HAT UNS GLAUBEN GEMACHT, dass Milch ein wesentlicher Bestandteil einer guten Ernährung ist. In Wirklichkeit trägt Molkereimilch zum Zusammenbruch unseres Systems bei. Wenn man zu viel davon trinkt, kann das sogar zu einem Calciumverlust im Körper führen. Und das passiert so: Calcium wird hauptsächlich in den Knochen und Zähnen gespeichert. Wie bereits erwähnt, ist eine proteinreiche, auf Tierprodukten basierende Ernährung äußerst sauer. Calcium ist ein basisches Mineral. Deshalb baut der Körper Calcium in den Knochen ab, um die Säure aus dem gerade getrunkenen Glas Milch zu neutralisieren. Milch bewirkt also genau das Gegenteil von dem, was man uns hat glauben machen. Wenn man starke Knochen haben möchte, sollte pasteurisierte Milch nicht die Hauptquelle für Calcium sein.

Milch ist obendrein einer der häufigsten Verursacher von Lebensmittelallergien. Uns fehlt einfach das Enzym, um sie verdauen zu können. Eine Kuh trinkt Kuhmilch. Ein Kaninchen trinkt Kaninchenmilch. Sieht man die je tauschen?

PIKANTE FAKTEN AUS *THE CHINA STUDY* VON DR. COLIN CAMPBELL

- Populationen, die mehr tierische Proteine zu sich nehmen, haben einen erhöhten Cholesterinspiegel, was wiederum ein erhöhtes Risiko für Herzerkrankungen und Krebs bedeutet.
- Tierversuche haben gezeigt, dass Proteine aus tierischen Quellen den Cholesterinspiegel mehr erhöhen als Proteine aus pflanzlichen Quellen.
- Eine Ernährung, die reich an tierischen Proteinen ist, lässt mehr gefährliche Krebserreger in unsere Zellen und begünstigt den Prozess, in dem diese Krebserreger durch Enzyme umgewandelt und an die DNA gebunden werden, wodurch Krebs entsteht. Versuche haben gezeigt, dass pflanzliche Proteine diese Prozesse blockieren.
- Tierische Proteine fördern hohe Konzentrationen des insulinähnlichen Wachstumsfaktors 1 oder von IGF-1, die wiederum auf bestimmte Krebsarten hindeuten.
- Frauen, deren Ernährung reich an tierischen Proteinen ist, bilden höhere Mengen an Fortpflanzungshormonen, was eine höhere Brustkrebsrate zur Folge hat.
- Eine an tierischen Proteinen reiche Ernährung verschlimmert nachweislich die Bildung von Nierensteinen und entzieht den Knochen Calcium, was Osteoporose fördert.
- Umgekehrt hat eine abwechslungsreiche Ernährung, die hauptsächlich aus unbehandeltem Gemüse, Hülsenfrüchten und Vollkorn besteht, die Eigenschaft, die erwähnten Krankheiten zu verhindern oder sogar zu heilen, unter anderem Herzkrankheiten, bestimmte Krebserkrankungen, Nierensteine und Osteoporose.

Tipp Nr. 60

TRIFF EINE SCHLAUE WAHL

bei Milch und Fleisch

WENN DU WIRKLICH NICHT auf Milch und Fleisch verzichten kannst, entscheide dich zumindest für die beste Qualität. Rohkost-Feinschmecker plädieren für rohe (unpasteurisierte) Ziegenmilch als Alternative zu Kuhmilch, da diese leichter verdaulich und der menschlichen Milch in ihrer Zusammensetzung ähnlicher ist. Man kann sich auch von der Kuhmilch entwöhnen, indem man (in Maßen) Reis-, Hafer-, Mandel- oder Sojamilch trinkt. Beim Fleisch sollte man darauf achten, dass es sich um Bio-Fleisch aus ökologischer und artgerechter Tierhaltung handelt, und es nur in kleinen Portionen essen. Stell es dir als Beilage neben viel Gemüse und einem großen Salat vor. Die American Dietetic Association hat ein gutes Bild dafür: Die durchschnittliche Portion Fleisch sollte gerade die Größe eines Kartenspiels haben.

Diese Informationen können für Menschen, die mit Tierprodukten aufgewachsen sind, schwer zu schlucken sein. Für mich waren sie das ganz sicher. Ich bin neben einem Milchbauernhof aufgewachsen! Ich werde nie vergessen, wie ich als Kind für den Film *Annie* vorgesprochen habe. Obwohl ich die Rolle nicht bekommen habe (ich habe total versagt), erhielt ich eine Jahreslieferung Ovomaltine! Der perfekte Shake für den Nachmittag. Und es mangelte auch nicht an Fleisch. Meine Großmutter war eine passionierte Köchin, die keine Gelegenheit ausließ, einen Brocken Fleisch zuzubereiten. Dosenfleischsandwiches waren bei uns zu Hause sehr beliebt. Rückblickend kann ich verstehen, warum es mir leicht gefallen ist, Vegetarierin zu werden! Natürlich sind wir alle verschieden – Großmutter wurde 93 Jahre alt. Zugegeben, sie litt die letzten dreißig Jahre ihres Lebens unter Arthritis, Divertikulitis und einem hohen Cholesterinspiegel, aber sie hatte keinen Krebs! Denk daran, die heute erhältlichen Produkte sind nicht das, was unsere Großeltern in früheren Jahren gegessen haben.

Die Agrarindustrie baut auf Quantität, Schnelligkeit und die steigende Nachfrage nach billigeren Produkten. Deshalb werden die für den Verzehr gezüchteten Tiere heute mit Hormonen, Antibiotika, Herbiziden, Pestiziden und anderen Medikamenten vollgepumpt, die letztendlich ihren Weg in unsere Flüsse, unseren Boden und unseren Blutkreislauf finden.

Tipp Nr. 61

MACH EINE

Fett-Reha

DU WEISST, DASS ES STIMMT. Jede Frau, die ich kenne, hat eine Rehabilitation nötig, wenn es um ihre Einstellung zum Fett geht. Wir wurden einer Gehirnwäsche unterzogen und sind dank des »fettarm und fettfrei«-Wahns nicht mehr in der Lage, ein normales Urteil zu fällen. »Einen Augenblick im Mund und ein Leben lang auf den Hüften.« Wie vielen von uns ist dieser Spruch ins Gehirn gebrannt? Schon mal eine teuflische fettfreie Fressorgie erlebt? Warum nicht die ganze

Schachtel Kekse essen, sie sind doch fettfrei! Schieb mal das fettfreie Eis rüber! Wenn du deinem Körper etwas Leckeres, Reichhaltiges (und Gesundes) gegeben hättest, wären deine Gelüste befriedigt worden. Gib deinem Körper, was er braucht!

»Gute Fette« sind wichtig für die Hirnfunktion, ein starkes Immunsystem, die Hormonproduktion, die Stärkung der Zellwände, das Schmieren der Gelenke, zum Schutz der Organe und für ein gesundes Nervensystem.

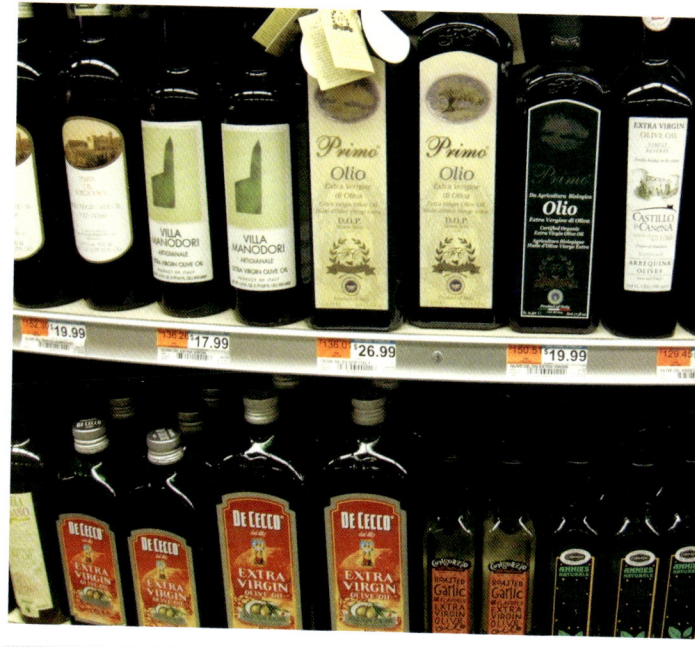

Sie sind außerdem saubere und nachhaltige Energiequellen. Gute Fette helfen, Vitamine aufzunehmen und zu transportieren und, ob du es glaubst oder nicht, sie unterstützen tatsächlich die Entgiftung, regen den Stoffwechsel an, helfen beim Abnehmen und verringern Cellulitis. Halleluja! Schlechte Fette (gesättigte und teilweise gehärtete Fette oder Transfettsäuren) sind dagegen Gesundheitsfeinde. Vor denen solltest du nicht weglaufen – sondern wegrennen!

Welches sind die guten Fette? Ungesättigte Fette, deren König essenzielle Fettsäuren (EFS) sind. EFS werden häufig in zwei Gruppen unterteilt: Omega-3-Fettsäuren und Omega-6-Fettsäuren. Sie sind da, wo was los ist! EFS haben ihren Namen der Tatsache zu verdanken, dass sie essenziell sind (Ach nee!), und sie können nicht vom Körper produziert werden; man muss sie mit dem Essen aufnehmen. Gute Lieferanten von EFS sind kaltgepresste, unbehandelte Olivenöle, Avocados, Kiwis, Preiselbeeren, Portulak, Nüsse, Samen (unter anderem Hanf-, Kürbis- und besonders Leinsamen) und fette Fische.

Eigentlich ist auch ein gesättigtes Fett gut für dich, und zwar Kokosnussfett. Es hat seinen schlechten Ruf durch das teilweise gehärtete Kokosfett, aber in seiner natürlichen und unbehandelten Form ist es gesund und lecker. Kokosnüsse sind reich an Laurinsäure, der gleichen Substanz, die man auch in der Muttermilch findet und die das Immunsystem unterstützt. Schau dich nach jungen thailändischen Kokosnüssen um, deren Fruchtfleisch voller guter Fette und Nährstoffe steckt. Kokosnusswasser ist außerdem ein toller Elektrolyte-Lieferant und Kokosnüsse regen den Stoffwechsel an und besitzen antivirale sowie antimykotische Eigenschaften. Mach daraus Smoothies und die Welt kann was erleben! Interessanter Fakt: Kokosnusswasser ist fast identisch mit unserem Blutplasma. Im Zweiten Weltkrieg benutzte man es als Ersatz bei Bluttransfusionen. Cool!

Im Allgemeinen sind rohe Fette besser für dich und deine Leber als gekochte Fette und Öle. Wenn du mit Öl kochst, bleib bei Kokosnuss- (am besten für hohe Temperaturen geeignet), Oliven- und Sesamöl, die alle mit hohen Temperaturen klarkommen. Leichtes Sautieren ist der Schlüssel, oder man gibt das Öl erst im Nachhinein dazu. Andere Öle, die gut für Salate geeignet (aber zum Kochen zu empfindlich) sind, sind Leinöl, Hanf-, Macadamia- und Walnussöl. Meide Margarine und Backfett (das heißt Transfettsäuren), genauso wie Kochspray, Pflanzen-, Mais- und Erdnussöl. Sie richten Chaos und Verwüstung in deinem Körper an. Am besten verzichtet man auch auf Butter, aber wenn du das nicht kannst, solltest du unpasteurisierte Butter verwenden.

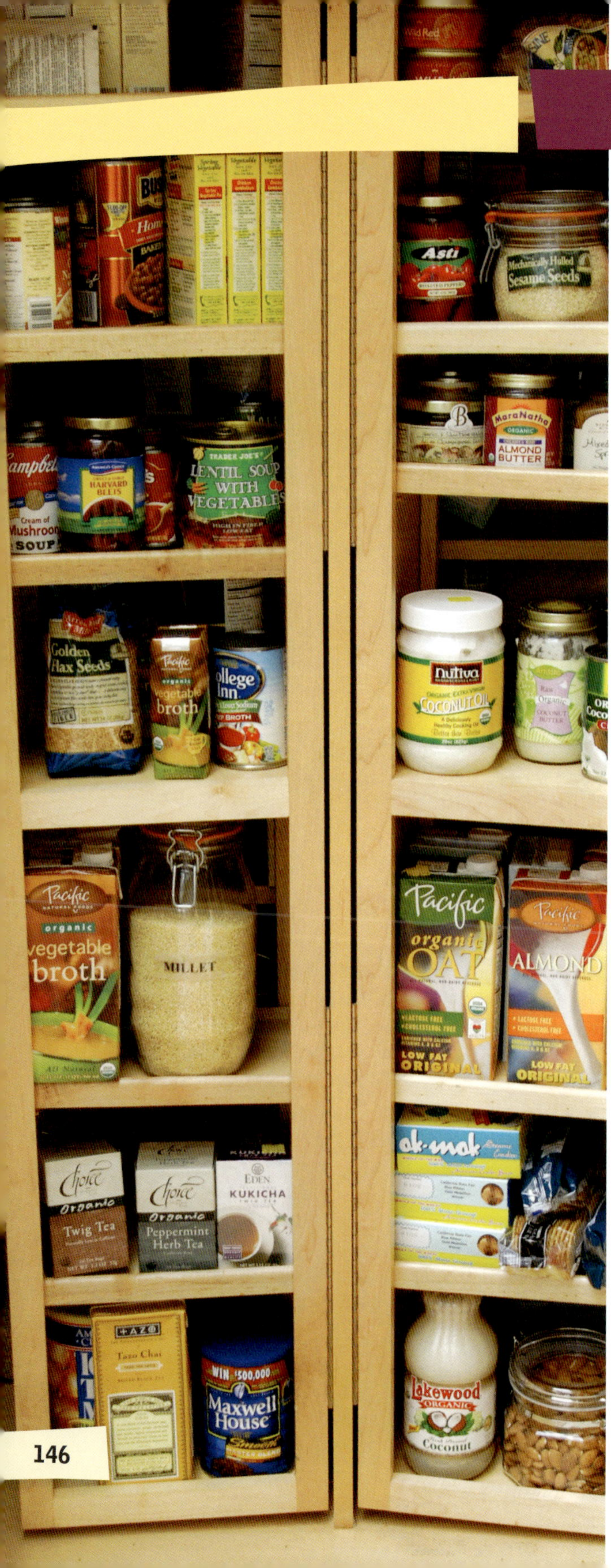

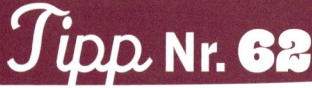

ENTRÜMPELE DEINE

Speisekammer!

DEIN IMMUNSYSTEM muss ins Trainingslager! Du musst deinen Körper jetzt mehr denn je unterstützen. Denk ihn dir als deine heilige Stätte, als lebenden Altar. Kümmere dich jeden einzelnen Tag um ihn. Probier es aus und finde heraus, wie du dich fühlst. Wenn du das Hindernis der Entgiftung erst einmal überwunden hast, wirst du dich mehr als wahrscheinlich vitaler fühlen als jemals zuvor in deinem Leben. Beginne mit dem Aufräumen deiner Speisekammer.

- **Entferne alle weißen und behandelten Lebensmittel.**
- **Lies die Etiketten. Wenn du es nicht aussprechen kannst, kann dein Körper es nicht verdauen.**
- **Wenn das Haltbarkeitsdatum länger als ein Menschenleben ist, wird es dein Haltbarkeitsdatum auf jeden Fall verkürzen.**
- **Adios gehärtete Öle und gekochte Tierfette, Lebensmittelfarben und Geschmacksstoffe, fettfreier Dreck und Limonaden.**
- **Versuch auf Raffinadezucker zu verzichten und iss weniger Obst, während du gegen den Krebs kämpfst. Viele Heilpraktiker sind der Meinung, dass Zucker nicht nur das Immunsystem schwächt, sondern auch Krebszellen nährt! Wie das? Eine zuckerhaltige Ernährung bewirkt einen Anstieg des Blutzuckerspiegels. Daraufhin produziert der Körper das Hormon Insulin, um den Blutzuckerspiegel wieder zu senken. Eine Funktion des Insulins ist die Förderung des Zellenwachstums, egal ob von normalen Zellen oder Krebszellen. Je mehr Zucker man isst, desto mehr Insulin zirkuliert im Körper und desto besser können Krebszellen wachsen und sich teilen – muss ich noch mehr sagen?**

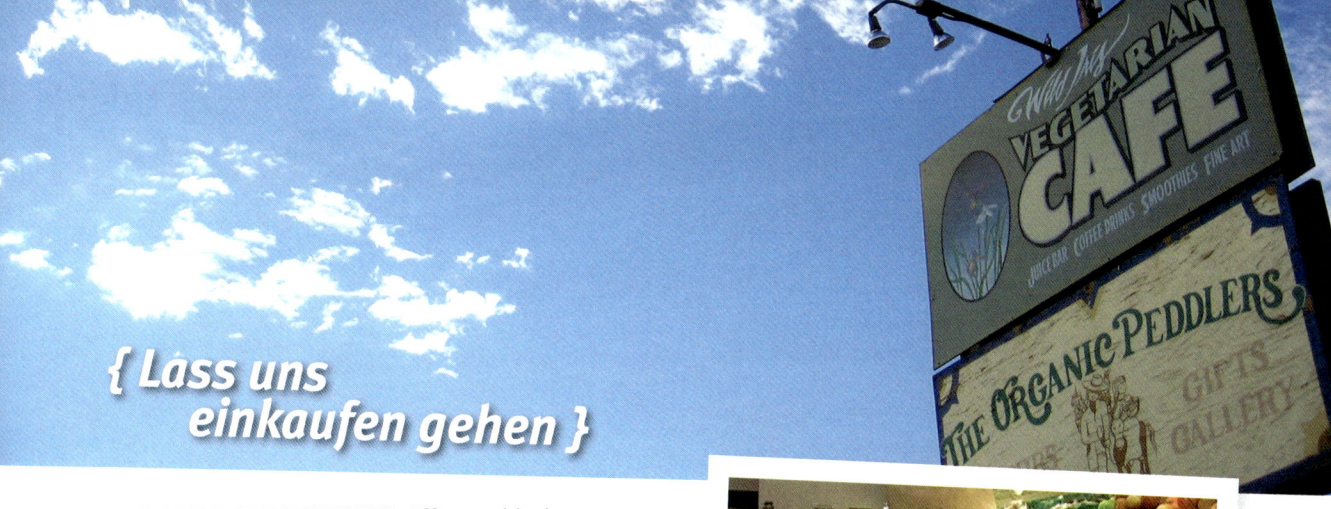

{ Lass uns einkaufen gehen }

EINE LEERE SPEISEKAMMER öffnet schlechten Lebensmittelkäufen Tür und Tor. Stell dir deine Speisekammer als Waffenkammer vor: Wenn sie ordentlich gefüllt ist, wird dir das helfen, den Kampf um eine gesunde Ernährung zu gewinnen. Der Einkauf kann zu einem Ritual werden, zu einem Weg, seinen Körper zu ehren.

Im Supermarkt oder Bioladen sollte man sich auf die Seiten konzentrieren. Denn dort befinden sich die frischen Lebensmittel.

In Schwierigkeiten gerät man gewöhnlich in den Gängen in der Mitte. Dort befinden sich meistens die zuckerhaltigen und behandelten Sachen.

EINKAUFSLISTE

Es folgt eine Liste von Dingen, die man in meiner Vorratskammer finden kann. Einige sind Heilungs-Grundnahrungsmittel, andere Übergangslebensmittel. Alle bedeuten eine Verbesserung.

- **GETREIDE UND NUDELN.** Hirse, Reismelde, Buchweizen, Dinkel und Kamutgetreide oder -pasta und Sobanudeln.

- **NÜSSE UND SAMEN.** Kauf immer frische, rohe Nüsse, denn geröstete Nüsse sind ranzig. Mandeln, Pecannüsse, Walnüsse, Macadamianüsse, Haselnüsse, Pinienkerne, Kürbiskerne, Leinsamen (besorg dir dafür entweder eine kleine Mühle oder kauf sie schon gemahlen), Sesam, Hanfkörner und Sonnenblumenkerne. Auch rohe Mandelbutter und Tahina – das ist wie Erdnussbutter, nur aus Sesam. Lecker! Hinweis: Wenn man Nüsse einweicht, werden sie leichter verdaulich; dadurch entfernt man den Enzymhemmer, der sie vor dem Verderben schützt.

- **SPEISEALGEN.** Nori, Lappentang, Arame, Hijiki.

- **GEMÜSE, GEMÜSE UND NOCH MEHR GEMÜSE.** Gurken, Brokkoli, Grünkohl, Sellerie, Petersilie, Kohl, Römersalat und Kopfsalat, Spinat, Paprika, Zucchini, Spargel, Mangold, grüne Bohnen, Alfalfasprossen, Linsensprossen, Mungobohnenkeimlinge, Erbsen und Sonnenblumensprossen, Zwiebeln, Knoblauch, Lauch, Blumenkohl, frische Kräuter, Aubergine, Winterkürbis, Karotten, Ruccola, Chinakohl, Süßkartoffeln … die Liste ließe sich endlos fortsetzen! Hinweis: Wenn man Gemüse in Tüten lagert, hält es länger.

- **OBST.** Avocados und Tomaten (ja, sie zählen technisch gesehen zum Obst), Äpfel, Zitronen, Grapefruits, Wassermelonen, Pfirsiche, Trauben und Beeren. Niedrigglykämisches Obst (weniger süßes wie Blaubeeren) ist in der Regel besser als hochglykämisches Obst (zum Beispiel Bananen), während man in der Heilungsphase ist. Denk daran, Obst dann nur in Maßen zu genießen, wenn überhaupt.

- **BROT.** Sprossenbrot (Brot aus gekeimtem Korn) ist am besten, weil es mehr Nährstoffe hat und besser verdaulich ist. Für Tortillas oder Wraps mag ich gekeimtes Weizenbrot. Es gibt auch Cornflakes aus gekeimtem Korn – versuch sie mal mit Reis- oder Hafermilch. Man kann auch Mandelmilch nehmen, aber das ist keine so gute Kombination.

- **SÜSSUNGSMITTEL.** Stevia, ein natürlicher Süßstoff ohne Zucker, der allerdings noch nicht in allen europäischen Ländern als Lebensmittel zugelassen ist. Man kann auch ein bisschen Agavendicksaft verwenden, aber der ist sehr süß.

- **ÖLE FÜRS SALATDRESSING.** Die Ölmischungen von Udo's Choice, Leinsamenöl, kaltgepresstes Olivenöl, Macadamiaöl, Walnussöl, Hanfsamenöl.

- **ÖLE FÜR LEICHTES KOCHEN.** Kokosnussöl (das stabilste aller Öle) und kaltgepresstes Olivenöl. Man sollte Öle kaufen, die in dunkle Flaschen abgefüllt sind, und sie an einem kühlen, dunklen Ort aufbewahren.

- **GEWÜRZE.** Werde kreativ und experimentiere mit verschiedenen Kräutern. Frische und biologisch angebaute sind am besten, aber wenn du keine frischen bekommst, kauf zumindest biologisch angebaute. Benutze Celtic Sea Salt oder Himalayasalz, Sojasauce, Bragg's Liquid Aminos und Miso.

- **WEITERE SNACKS UND HÄPPCHEN.** Gebäck aus Dinkel- oder braunem Reismehl, Salsa (mit Zitronen- oder Limonensaft, nicht mit Essig), Hummus, in Öl eingelegte Oliven, Tempeh, Sojanudeln, Gemüseburger, Gemüsebratlinge, Popcorn (mit heißer Luft gepoppt) und Süßkartoffelchips.

- **HILFSMITTEL.** Ein Entsafter, ein Gemüsezerkleinerer, eine Salatschleuder und ein Mixer sind die für den Anfang wichtigsten Hilfsmittel. Und natürlich ein scharfes Messer!

- **DENK DARAN, DIE ETIKETTEN ZU LESEN.** Achte auf saure Zutaten wie zum Beispiel Hefe, Zitronensäure, Essig, Erdnüsse und Maissirup.

{ *Brenda Cobbs Geschichte* }

WIE IHR VIELLEICHT SCHON GEMERKT habt, interessiere ich mich brennend für Ernährung. Aber es war ein langer Weg bis zu meinen heutigen Prinzipien zu gesunder Ernährung. Wie bei allem anderen auf meiner Suche drehte ich jeden Stein um. Ich habe unterwegs viele hilfsbereite und inspirierende Menschen kennengelernt. Eine meiner Mentorinnen, der ich am meisten vertraue, ist eine wunderbare Frau namens Brenda Cobb. Ich habe Brenda bei einer Vorlesung kennengelernt, die sie in New York bei einer Gesundheitsmesse gehalten hat, und wir haben uns auf Anhieb gut verstanden. Brenda hat mir beigebracht, dass man eine gesunde Ernährung nicht nur zu Hause praktiziert. Das geht ebenso gut, wenn man auswärts in Restaurants isst – sogar in einem Imbiss! Bei unserem ersten Treffen ging sie mit mir in einen Imbiss und zeigte mir, wie man eine gesunde Wahl treffen kann. Heute bestelle ich auf diese Weise immer Gesundes, wenn ich auswärts esse. Im Nachfolgenden erzählt Brenda ihre eigene Geschichte:

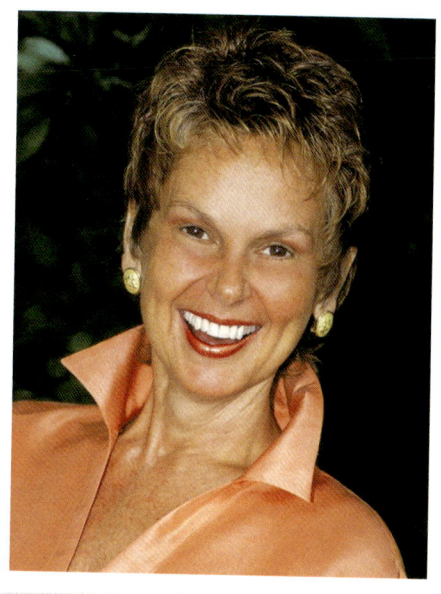

Ernährungsexpertin Brenda Cobb

BRENDA: Im Februar 1999 stellte man bei mir Brust- und Gebärmutterhalskrebs fest. Mein Arzt sagte mir, dass ich ohne Operationen, eine Chemotherapie und Bestrahlungen in sechs bis zwölf Monaten tot sein würde.

Ich entschied mich gegen die Empfehlungen meines Arztes, weil ich Familienmitglieder hatte, die an Gebärmutterhals-, Brust-, Uterus- und Eierstockkrebs gelitten hatten; sie haben sich Operationen, Chemotherapien und Bestrahlungen unterzogen und der Krebs kam überraschend heftig zurück – oder sie starben an den Folgen der Behandlungen. Ich wollte einen natürlichen Weg finden, um meinen Körper zu heilen. Ich entdeckte rohe und lebendige Nahrungsmittel und für mich war es ganz logisch, dass ich meinen Körper reinigen, entgiften und ihn optimal ernähren musste, damit er sich selbst heilen konnte.

Und genau das ist passiert. Innerhalb von sechs Monaten war ich krebsfrei. Mir war klar, dass ich meine Erfahrungen mit anderen teilen musste, deshalb eröffnete ich das Living Foods

Institute und fing an, anderen meinen gesunden Lebenswandel nahezubringen. Sogar mein Arzt fing an, seine Patienten in mein Zentrum zu schicken. Ich habe Tausenden krebskranken Menschen und Menschen mit anderen Krankheiten geholfen, auf natürliche Weise gesund zu werden. Mir wurde klar, dass es nie zu spät ist und dass es keine hoffnungslosen Fälle gibt, wenn die Menschen bereit sind, ihre Denkweisen zu ändern, verdrängte Gefühle aufzuarbeiten, Rohkost und lebendige Lebensmittel zu essen und Blut und Darm zu reinigen. Der Körper ist unglaublich und kann von fast allem geheilt werden. Immer wieder konnte ich beobachten, wie Menschen wieder völlig gesund wurden, als längst niemand mehr daran glaubte.

Am Tag meiner Diagnose dachte ich, das sei der schrecklichste Tag meines Lebens, aber jetzt weiß ich, dass er ein Segen war. Dieser Tag hat mein Leben von Grund auf verändert. Aufgrund dieser schwierigen Situation habe ich meine Lebensaufgabe entdeckt: anderen dabei zu helfen, ihren eigenen Weg der natürlichen Heilung zu finden.

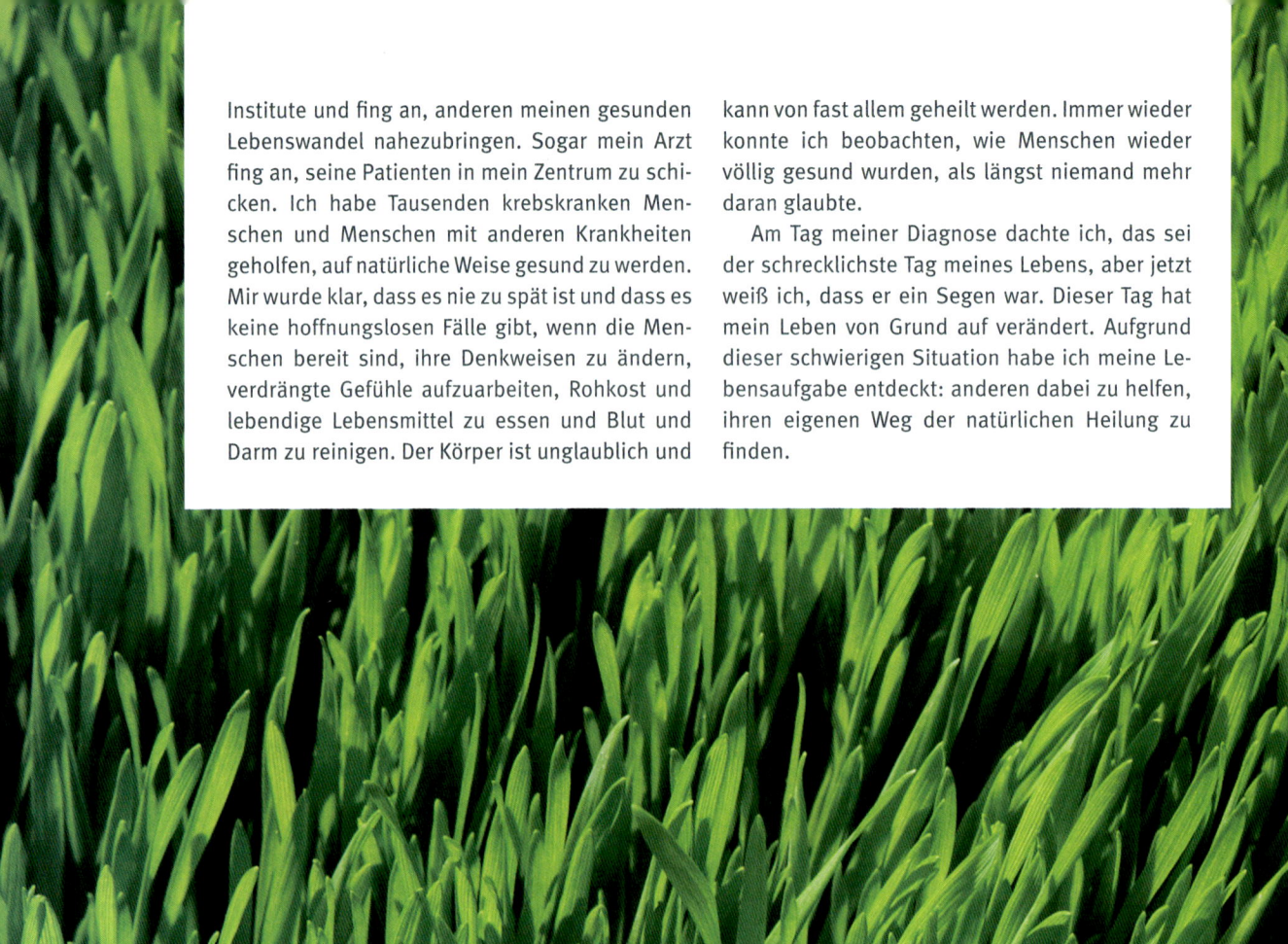

»Ich bereue nur eine Sache in meinem Leben, und zwar dass ich nicht mehr Champagner getrunken habe.«

JOHN MAYNARD KEYNES
Ökonom

DIE HEILE-DICH-SELBST-ERNÄHRUNG: EINE ÜBERSICHT

Es folgt eine kurze Zusammenfassung der Ernährung, für die Brenda Cobb und ich eintreten:

• **ERNÄHRE DICH VEGAN!** Keine Tier- und Milchprodukte, egal ob gekocht oder roh. Tier- und Milchprodukte sind sauer. Sie setzen Schleim frei und verursachen Probleme bei Verdauung, Verwertung und Abbau von Lebensmitteln. Fleisch verrottet und verfault im Körper und sorgt für einen erhöhten Harnsäurespiegel. Man möchte aber, dass der Körper basisch ist!

• **NIMM BIO-LEBENSMITTEL ZU DIR.** Die Chemikalien auf und in herkömmlichem Obst und Gemüse sind giftig. Der Giftgehalt ist der Hauptgrund, warum Menschen krank werden. Wenn Pestizide Ungeziefer töten können, kannst du dir ja vorstellen, was sie in deinem Inneren anstellen!

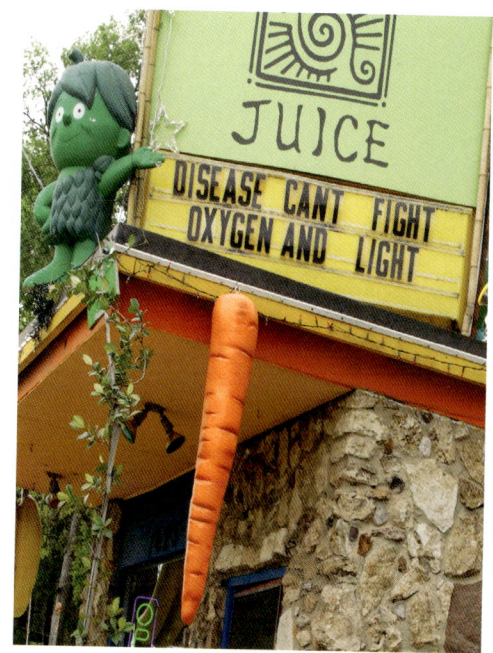

• **ISS NÄHRSTOFFREICHE VOLLWERTKOST,** die viele Enzyme, Vitamine und Mineralstoffe enthält, und jede Menge chlorophyllreiches Grünzeug, proteinhaltige Pflanzen und Nahrung mit einem hohen Wassergehalt. Dunkelgrünes Blattgemüse hilft dem Körper beim Entgiften und bietet gleichzeitig einen optimalen Nährstoffgehalt. Die Ballaststoffe des Gemüses wirken wie ein Darmbesen.

• **TRINK VIEL REINES, GEFILTERTES WASSER** und rohe Gemüsesäfte, besonders grüne. Heutzutage gibt es viele Sorten gefiltertes Wasser und Quellwasser zu kaufen.

• **ISS PFLANZLICHE LEBENSMITTEL** (wie zum Beispiel Leinsamen) mit Omega-3-Fettsäuren. Diese sind wichtig für ein normales Wachstum, bringen das Gehirn wieder auf Vordermann und stärken das Herz.

• **NIMM AUSREICHEND KALORIEN ZU DIR,** aber in Maßen, mit wenig Zucker, der ausschließlich aus Vollwertlebensmitteln stammen sollte. Wer Krebs hat, sollte auf Zucker verzichten.

• **ISS MINDESTENS 80 PROZENT DEINER NAHRUNG ROH.**

• **TREIB JEDEN TAG SPORT.** (Mehr dazu gleich.) Bring deinen Körper in Schwung!

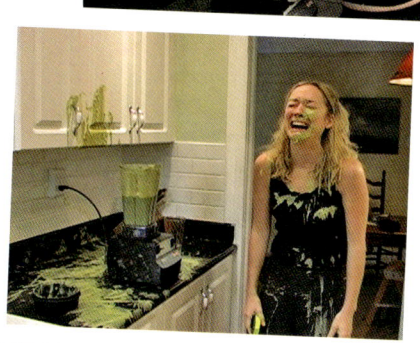

• **NIMM ENZYM- UND NÄHRSTOFFREICHE NAHRUNGSERGÄNZUNGSMITTEL** zu dir. Zum Beispiel Spirulina und Chlorella.

• **ZUSÄTZLICH** zu Brendas wunderbaren Empfehlungen nehme ich Vitamin B12 ein. Das ist der einzige Nährstoff, der bei einer vegetarischen Ernährung fehlt.

Tipp Nr. 63

BEWEG DEINEN
Arsch!

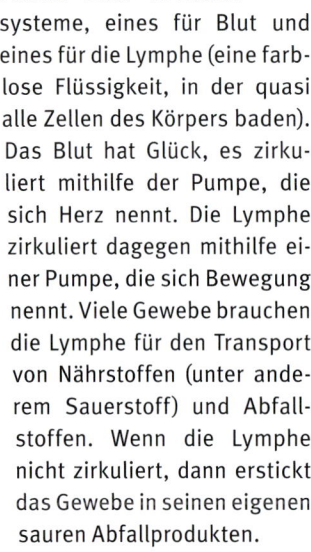

DR. BRIAN CLEMENT HAT mir von einer interessanten Statistik erzählt: Der Körper heilt achtzig Mal schneller, wenn man sich bewegt. Achtzig Mal! Bewegung versorgt den Körper mit Sauerstoff und entgiftet ihn mithilfe des Lymphsystems. Der Körper besitzt zwei Kreislaufsysteme, eines für Blut und eines für die Lymphe (eine farblose Flüssigkeit, in der quasi alle Zellen des Körpers baden). Das Blut hat Glück, es zirkuliert mithilfe der Pumpe, die sich Herz nennt. Die Lymphe zirkuliert dagegen mithilfe einer Pumpe, die sich Bewegung nennt. Viele Gewebe brauchen die Lymphe für den Transport von Nährstoffen (unter anderem Sauerstoff) und Abfallstoffen. Wenn die Lymphe nicht zirkuliert, dann erstickt das Gewebe in seinen eigenen sauren Abfallprodukten.

Einer der besten Wege, sich zu bewegen, ist ein Minitrampolin. Während du springst, werden deine Zellen durch die Abwechslung von Schwerelosigkeit und Erdanziehungskraft sanft zusammengequetscht. Dadurch werden Gifte weggespült und der Körper wird mit Nährstoffen geflutet. Es ist auch unheimlich gelenkschonend. Wenn du zu kaputt bist, um zu springen, setz dich und

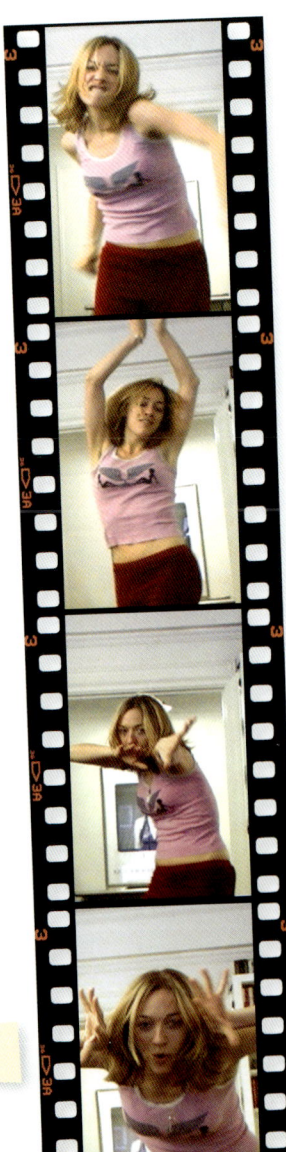

hüpfe oder dehne dich sanft. Kleine Bewegungen sind besser als keine Bewegungen.

Ich kann viele verschiedene Sportarten empfehlen, alles von Yoga bis Karate. Aber die beste ist die, der du tatsächlich nachgehst. Also überleg dir, was du am liebsten machen möchtest, und setz dich in Bewegung! Neben den körperlichen Vorteilen, die man davon hat, ist es doch auch so, dass man sich dabei einfach gut fühlt. Endorphine werden freigesetzt und man bekommt vielleicht eine andere Einstellung zu den Dingen.

Experten sagen, dass man sein Herz drei bis fünf Mal die Woche für 35 Minuten auf Touren bringen soll. Mach auch etwas Krafttraining und schütz dich so vor Knochenschwund. Ja, wusstest du, dass Krafttraining die beste Vorbeugung gegen Osteoporose ist, besonders wenn man weniger oder keine Kuhmilch mehr trinkt? Also los, auf geht's, beweg deinen Hintern, mach die Yogastellung des Hundes, kauf dir einen Hula-Hoop-Reifen, trommle deine Clique zusammen und hol das Springseil hervor oder mach einen flotten Spaziergang in den Straßen oder im Wald, laufe ein bisschen herum oder geh joggen. Du bist eine Kämpferin, also fang mit dem Training an. Wenn du im Krankenhaus liegst oder (im Moment) zu geschwächt bist, ärgere dich nicht: Du kannst immer noch trainieren, indem du dir vorstellst, wie du deinen Hintern bewegst! Unterschätze nie die Verbindung zwischen Körper und Geist.

VERSUCH ALTERNATIVE

Entgiftungsmethoden

ENTGIFTUNGEN sind in vielerlei Hinsicht nützlich. Hier sind ein paar Möglichkeiten, wie man sich entgiften und wie neu fühlen kann.

Massagen UND Akupunktur

Beides ist großartig, um Verspannungen loszuwerden, den Energiefluss zu stimulieren und den Blutkreislauf sowie das Lymphsystem anzuregen. Obendrein können sie dir wirklich helfen, einen Gang runterzuschalten. Wenn du Angst vor Nadeln hast, solltest du es mit Akupressur versuchen.

Eine weitere Möglichkeit: Such dir einen Heilmasseur, der Aromatherapie mit anbietet. Diese kräftigen kleinen Kräuter und Blütenblätter enthalten Sauerstoffmoleküle, die in den Körper eindringen. Verschiedene Öle wirken auf verschiedene Organe ein; ein guter Aromatherapeut kann ein Gemisch zusammenstellen, das auf deine Bedürfnisse abgestimmt ist.

SAUNAS und Dampfbäder

Saunas und Dampfbäder sind exzellente Formen der Entgiftungstherapie. Trockene Hitze stimuliert die fetthaltigeren Organe wie Leber und Gallenblase; sie hilft auch, Cholesterin und Ablagerungen in den Venen zu lösen. Heißer Dampf stimuliert und stärkt wasserhaltige Organe wie die Nieren, die Blase und die Lunge. Infrarotsaunas werden häufig in alternativen Heilzentren mit für die normale Entgiftung benutzt, da sie die Gewebe des Körpers auf einer viel tieferen Ebene durchdringen. Sie sind sehr geeignet, um den Körper von Schwermetallen oder anderen Giften zu befreien. Infrarotsaunas unterscheiden sich von konventionellen Saunas dadurch, dass sie einen von innen nach außen erwärmen und zwar bei niedrigeren Temperaturen, so dass man es länger darin aushält. Ich habe mir letztes Jahr eine geleistet und bin damit total zufrieden. Die Auswirkungen auf meine Haut, meinen Teint und sogar auf meine Cellulitis sind verblüffend!

Trocken BÜRSTEN

Die Haut ist das größte Organ des Körpers. Man sagt, dass wir jeden Tag ein bis zwei Kilo Giftstoffe über die Haut ausscheiden! Die Haut muss atmen können und das Trockenbürsten mit einer Naturhaarbürste (im Reformhaus erhältlich) ist eine gute Möglichkeit, um das zu gewährleisten. Es hilft, die Haut sauber und die Poren rein zu halten, so dass Giftstoffe den Körper leicht verlassen können. Es stimuliert außerdem das Lymphsystem und ist hervorragend zur Bekämpfung meines Lieblingsthemas geeignet – Cellulitis. Ich wette, ihr macht euch alle sofort auf den Weg und besorgt eine Bürste!

HEISSE BÄDER

Heiße Bäder wirken nicht nur unglaublich beruhigend, sondern haben auch eine starke therapeutische Wirkung. Gib etwas Backnatron (aber aluminiumfrei), Meersalz oder Epsom-Salz ins Badewasser – sie entziehen dem Körper Schwermetalle und Säuren. Außerdem ist Backpulver wunderbar basisch. Ein paar Tropfen ätherische Öle werden für eine tiefere Reinigung sorgen. Und nicht die Kerzen und die Musik vergessen.

Schlafe!

SCHLAFMANGEL wirkt sich verheerend auf die Gesundheit aus. Wenn die letzte Mahlzeit des Tages verdaut ist, richtet der Körper seine Energie auf die Reinigung und Reparatur. Das passiert, während man schläft, idealerweise für acht Stunden zwischen zehn Uhr abends und sechs Uhr morgens. Es ist daher unbedingt erforderlich, dass man drei Stunden vor dem Schlafengehen nichts mehr isst, damit der Körper diese wertvolle Zeit richtig nutzen kann. Wenn der Schlaf verkürzt wird, hat der Körper nicht genug Zeit, alle Phasen zu durchlaufen, die nötig sind für die Wiederherstellung der Muskeln, die Ausschüttung von Hormonen und die Regelung des Stoffwechsels. Schlafmangel kann auch schwere Folgen für das Immunsystem haben. Am besten versucht man, sich an regelmäßige Schlafzeiten zu gewöhnen und auf Koffein und Alkohol zu verzichten. Außerdem ist es wichtig, in völliger Dunkelheit zu schlafen – Licht beeinflusst die Produktion von Melatonin und Serotonin in der Zirbeldrüse, den beiden Chemikalien, die Schlaf ermöglichen.

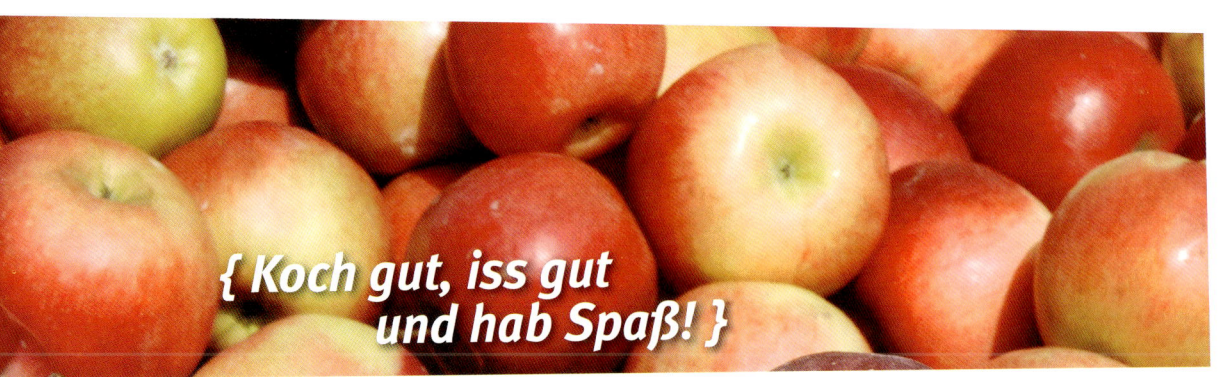

{ Koch gut, iss gut und hab Spaß! }

DU MUSST NICHT ALLE VERÄNDERUNGEN, die ich empfehle, über Nacht in die Tat umsetzen. Wenn man seine Diagnose erhält, ist es allerdings an der Zeit, alles zu tun, was einem möglich ist, um das Immunsystem zu stärken. Man sollte sein Leben nicht leben, als ob es um die Henkersmahlzeit ginge. (»Hey, ich habe Krebs, ich habe es verdient, alles zu essen, was ich möchte« ist keine produktive Einstellung.) Das heißt nicht, dass man von Zeit zu Zeit nicht auch mal »rückfällig« werden kann – wir sind alle nur Menschen. Aber wenn du vom Wagen fällst, klopfe dich ab und spring wieder auf.

Sei kreativ. Lass dich vom Inhalt deines Kühlschranks inspirieren und erschaffe Kunstwerke auf deinem Teller. Ich habe am Ende dieses Buches einige meiner Lieblingsrezepte zusammengetragen, um dir etwas Starthilfe zu geben. Aber versuch nicht, dich immer exakt an die Rezepte von jemand anderem zu halten. Improvisiere! Das beste Essen ist das Essen, das man selbst zubereitet hat. In allem, was man tut, steckt ein Teil von einem, also geh frisch an die Sache heran. Mach deinen Körper, deinen Geist und deine Seele mit jeder Mahlzeit etwas vollkommener!

Kapitel sechs im Überblick:

Denk daran:

Eine vernünftige Lebensweise schafft eine Umgebung,
in der Wunder geschehen können.

Was soll man essen? Nahrung. Nicht zu viel. Vorwiegend Pflanzen.

Mach die Zubereitung deiner Mahlzeiten zu einem Ausdruck von Kreativität
und Liebe zu dir selbst.

Eine hauptsächlich vegetarische Ernährung mit viel rohen Nahrungsmitteln
steckt voller Enzyme – den Arbeitern, die den Körper aufbauen.

Der richtige pH-Wert des Körpers ist ausschlaggebend für die Gesundheit.

Am besten erhöht man die Alkalität des Körpers durch eine vegetarische
Ernährung mit einem hohen Anteil an rohen Lebensmitteln.

Wenn man sich chlorophyllreich ernährt, nimmt man Sauerstoff zu sich, den
Stoff, den man braucht, um zu leben und zu gedeihen.

Nur ein sauberer, gesunder Darm ist in der Lage, Nährstoffe aus der Nahrung
aufzunehmen und Abfallprodukte sowie Gifte zu beseitigen.

Reinige deinen Darm mit einem Einlauf oder einer Darmspülung.

Wenn man die Nahrungsmittel richtig kombiniert, läuft der Verkehr
im Darmtrakt ungestört.

Trinke gutes Wasser! Und zwar sehr viel davon!

Eine Ernährung, die reich an tierischen Nahrungsmitteln ist, ist äußerst sauer;
ein hoher Säuregehalt schafft eine Umgebung, in der Krebszellen gedeihen
können.

Gute Fette sind ein wichtiger Teil einer gesunden Ernährung.

Der Körper heilt achtzig Mal schneller, wenn man sich bewegt.

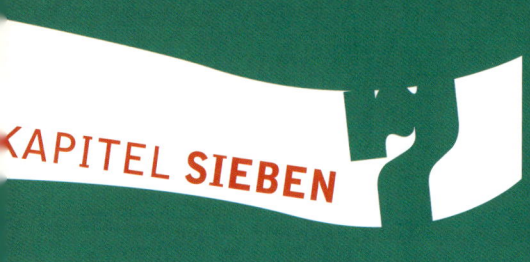

Kahl ist schön

UND ANDERE FAKTEN ÜBER WEIBLICHKEIT UND MODE

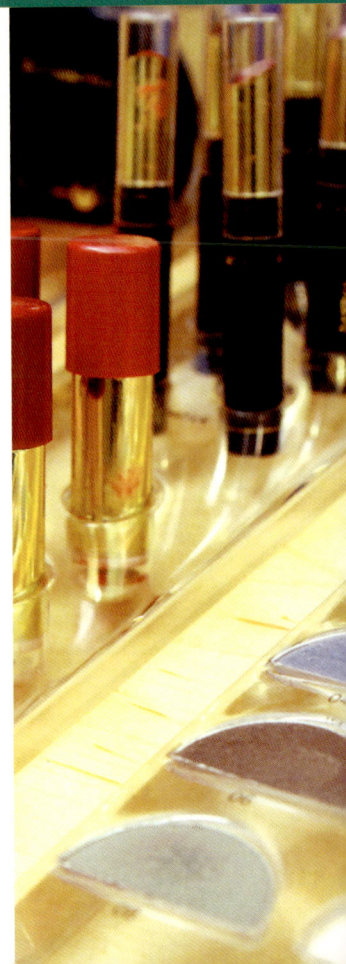

SCHNAPP DIR DEIN HALFTER UND DEINEN REVOLVER, Cowgirl, es ist an der Zeit, sich dem Spiegel zu stellen! Geh langsam auf ihn zu, setz einen durchdringenden Blick auf und mach dich für die Konfrontation bereit. Hörst du die Musik der alten Spaghettiwestern im Hintergrund spielen? Sieh dir in die Augen und sag: »Ta da!« (Das kommt noch besser, wenn man nackt dabei ist. Schluck.) Keine Sorge: Egal was du siehst, du wirst damit klarkommen.

Es ist okay, Angst zu haben, und es ist auch okay, eitel zu sein. Du bist daran gewöhnt, dass dich jeden Tag die gleiche Frau aus dem Spiegel anguckt. Es ist ein Schock, wenn man sich selbst kaum noch wiedererkennt. Sicher hast du das schon einmal gehört, aber ich schwöre beim Grab von John Wayne, dass es wahr ist: Das Schönste an einer Frau sind nicht ihr Haar, ihre Brüste, ihre weiche Haut oder ihre runden Hüften, sondern ihre Unvollkommenheit. Denk an die sexy, nichtklassischen Schönheiten, die ihre Einzigartigkeit betonen und damit Erfolg haben. Meine Vorbilder haben große Nasen, eine hohe Stirn oder Zahnlücken. Schau hinter den Spiegel und entdeck die tiefgründige Göttin, zu der du geworden bist. Du bist vielleicht kaputt und fühlst dich eher unterirdisch als obenauf, aber denk daran, dass dein Körper nur ein temporäres Haus ist, das gebaut wurde, um die wahre Aphrodite in dir zu schützen. Ehre sie.

{ Haarfollikel-Alarm }

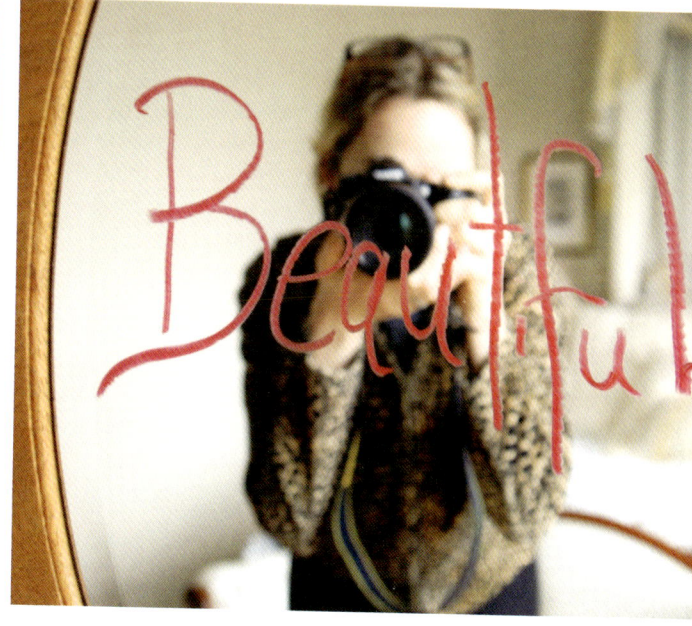

DIE ERSTE FRAGE, DIE ICH STELLTE, als ich erfuhr, dass ich Krebs hatte, war: »Werde ich meine Haare verlieren?« Die zweite Frage war: »Werde ich sterben?« – die zweite! So wichtig waren mir meine Haare. Und damit bin ich nicht allein. Für viele Frauen ist ihre Haarpracht ihr wichtigstes Merkmal, ein Symbol der Weiblichkeit, der sexuellen Macht, sogar der Fruchtbarkeit! Für manche ist der Verlust der Haare traumatischer als der Verlust der Brüste. Warum? Weil die Veränderung so offensichtlich ist. Selbst wenn man sich nicht krank fühlt, sieht man so aus.

Mein feines, strähniges Haar hat mir immer Probleme bereitet. Ich hatte keine »Bad Hair Days«, ich hatte »Bad Hair Years«. Ich zucke zusammen, wenn ich mir die Sammlung seltsamer Haarschnitte und -farben auf den Fotos auf unserem Kaminsims ansehe (meine Mutter besteht darauf). Warum hatte ich immer Ponyfrisuren, wenn ich ruhelos in meinem Leben war?

Mein Job hat die Situation nur verschlimmert. Meine Haarfarbe ständig für irgendwelche Dreharbeiten ändern zu müssen forderte seinen Tribut von meinen zarten Trieben. Ich erinnere mich, dass ich mir die Haare für eine Folge von *Law & Order* schwarz färben ließ. Meine Großmutter war gerade von ihrem wöchentlichen Ausflug in den »Schönheitssalon« wiedergekommen. Ich dachte, es wäre nett, ihr ein Kompliment zu machen. »Wow, Oma, du siehst so hübsch aus. Atemberaubend!«

»Ich wünschte, das könnte ich auch über dich sagen«, krächzte sie in ihrem breiten kolumbianischen Akzent. Die Frau hat nie ein Blatt vor den Mund genommen.

Meine Schwester andererseits – sie hat Haare! Dicke, verführerische Locken. Ich habe alles versucht, um ihre Mähne zu kopieren. Dauerwellen, Kuren, alles. Ich habe es sogar mit Clip-In-Extensions probiert. Ich dachte mir, wenn die Promis damit durchkommen, warum nicht auch ich? Ein Fehler! Typisches Beispiel: Ein besonders heißes Date kühlte schlagartig ab, als mein Begleiter versuchte, mit den Fingern durch meine falschen Strähnen zu fahren. Erst fielen meine goldenen Locken über meinen Rücken und im nächsten Augenblick lagen sie in seiner Hand wie ein totes Frettchen mit einer Haarspange am Kopf. Der Typ wusste nicht, wie ihm geschah. Wir haben darüber gelacht, aber es war trotzdem vorbei. Angeblich schenkte ich der Pflege zu viel Aufmerksamkeit. Wer? Ich? Ich besitze ganze zwei Schönheitsprodukte und ein Deo! Mein erster Versuch, feminin zu sein, und ich falle auf die Nase. Wie bei allen anderen Handicaps zwang mich mein Haar dazu, meine anderen Stärken zu betonen. Mein Sinn für Humor zieht die Männer an wie die Blume die Biene.

Trotzdem wollte ich meine Haarpracht auf keinen Fall an den Krebs verlieren.

WIE SICH HERAUSSTELLTE, sollte ich nicht mein Haar verlieren, sondern mein Selbstbewusstsein. Obwohl man mir den Krebs äußerlich nicht ansah, fühlte ich mich innerlich verwundet und anders. Ich erkannte das Mädchen im Spiegel immer noch, aber ich spürte, dass ein Teil von ihm verschwunden war. Der Krebs hatte meinen Glanz verblassen lassen; meiner Meinung nach hatte mein Körper mich verraten. Wie konnte ich selbstbewusst sein, wenn ich mich doch fühlte wie ein lebendes Skelett?

SCHMEISS EINE RASIER-PARTY!

HEIDI: Wenn dein Haar anfängt auszufallen, dann greif zur Schere! Wenn du deine Haare gleich abschneidest oder abrasierst, hilft dir das, ein Mindestmaß an Kontrolle über diese schwierige Verwandlung zu behalten. Pack die Gelegenheit beim Schopf und probier die pfiffigen Kurzhaarschnitte aus, die du dich früher nie zu tragen getraut hast!

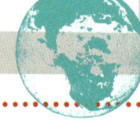

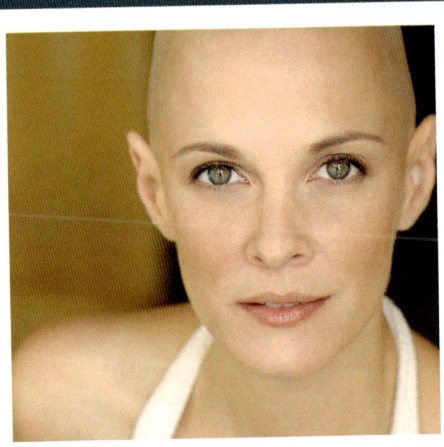

Steckbrief
SHARON BLYNN

Sharons Symbol: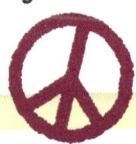

ALTER: 35

HAARFARBE: Keine (Stoppeln bei drei- oder viertägiger Vorankündigung möglich!)

AUGEN: haselnussbraun

GRÖSSE: 1,77 Meter

GEWICHT: 55 Kilogramm

HEIMAT: New York City

BERUF: Schauspielerin, Autorin, Aktivistin, Gründerin von »Bald Is Beautiful«

LIEBLINGSSPRUCH: »Lächle immer von innen nach außen!« (Mein Lebensmotto.)

BESTER TIPP: »Wenn du dich hilflos fühlst, hilf jemand anderem.« – Aung San Suu Kyi, burmesische Friedensnobelpreisträgerin

{ Ganz natürlich }

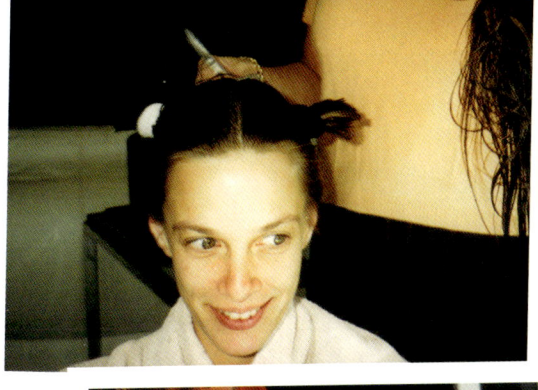

WEGEN IHRER ERFAHRUNGEN mit Eierstockkrebs und dem von der Chemotherapie hervorgerufenen Haarausfall hat Sharon die Internetseite www.BaldIsBeautiful.org ins Leben gerufen. Sie versucht Frauen dabei zu helfen, mit ihrer Kahlköpfigkeit fertig zu werden, und zwar voller Stolz und Abenteuerlust. Obwohl sich Sharon in Remission befindet, rasiert sie sich weiterhin ihr schimmerndes, weiches Haupt als Symbol des Mutes. Das erinnert sie daran, dass sie eine Kämpferin ist, und ihre Narben wurden zu Schönheitsflecken. »Man muss einfach nur seine Denkweise ändern«, meint sie.

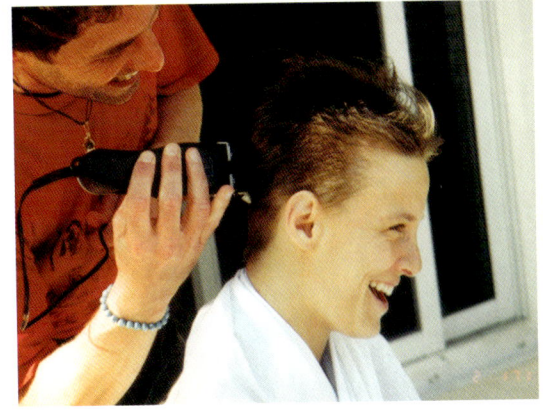

SHARON: Ich hatte fast mein ganzes Leben lang lange Haare. Ich war ein Hippie, mein wallendes Haar ein Symbol für Flowerpower, Frieden und Liebe. Ich habe mir nicht vorstellen können, meine Haare je abzuschneiden. Aber als ich im Sommer 2000 die Diagnose Eierstockkrebs erhielt, wurde ich damit konfrontiert, dass ich meine Haare komplett verlieren würde. Wie konnte ich mich von etwas verabschieden, das für mich so sehr Teil meiner Identität war? Ich beschloss, das Beste daraus zu machen, meine Angst in eine positive Entscheidung zu verwandeln, die mir Kraft geben würde, mich selbst neu zu erfinden. Ich habe es schrittweise geschafft.

Schritt eins: ein Kurzhaarschnitt, die Haare an »Wigs for Kids« spenden. Als der Tag des Friseurbesuches kam, hatte ich zu viele Schmerzen, um irgendwohin zu gehen. Meine Zwillingsschwester Elisa (eineiige Zwillinge sind toll!) fuhr zu dem Salon und sagte angeblich so was wie: »Sharon hat ihre Chemotherapie begonnen und braucht

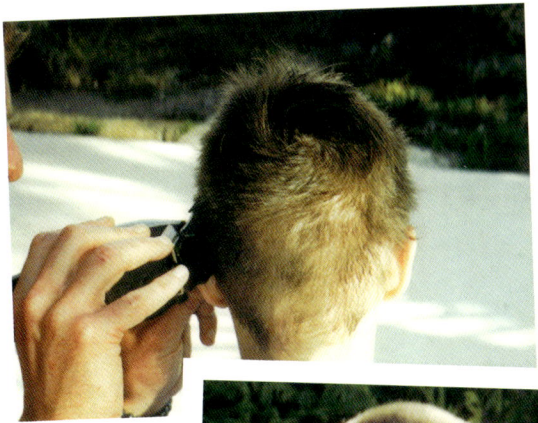

jetzt ihren Haarschnitt.« Also wurde daraus ein Friseur-Hausbesuch. Nervös und mit einem erwartungsvollen Lächeln machte ich mir Zöpfe. Zwei kurze Schnitte von Michelle, meiner Friseurin, und meine langen Haare waren Geschichte. Wir beide hatten Tränen in den Augen, lächelten aber und umarmten uns ganz fest. Meine Angst wurde verdrängt, verbannt, weil Michelle mir liebenswürdigerweise ihre Zeit schenkte und damit etwas, das eine der traurigsten Erfahrungen meines Lebens hätte werden können, zu einem ganz besonderen Erlebnis werden ließ. Dadurch begann ich, mich selbst zu finden, und zwar in einer Weise, wie ich es nie erwartet hätte. Und neun Tage später sollte es weitergehen.

Irgendwann bekommen alle guten Haare Spliss und müssen gehen, und so begann der surreale Teil des Prozesses.

FAUXPAS!

Wenn irgendein Freak schreit: »Schöne Frisur!«, antworte freundlich mit: »Danke, die hat mir mein Onkologe verpasst!« Mitten ins Fettnäpfchen!

Ich wachte auf und fand einen Berg Haare auf meinem Kopfkissen. Wenn ich mit meinen Fingern durch mein Haar fuhr, hatte ich ganze Büschel in der Hand. Ich starrte die Haare in meinen Händen an und fühlte mich völlig hilflos. Sie waren überall – in meinem Bett, auf dem Boden, im Waschbecken, in der Küche. Überall, wo ich hinging, hinterließ ich eine Spur ausgefallener Haare. Das Schlimmste war, mir die Haare zu waschen. Eine ganz schlechte Idee. Ich war voller Haare, die Wanne war voller Haare, und jetzt waren sie nass und klebten und ließen sich nicht einfach wegfegen. Ich hatte das Gefühl, geteert und gefedert zu werden! Schließlich leitete ein einfaches Nicken, das eine Wolke von Haaren hinterließ, Phase zwei meiner Wandlung ein: der elektrische Rasierer. Ich setzte mich, holte tiiiiief Luft und: Wirrrrrrrr!

Es gab kein Zurück mehr, ich war ein Kahlkopf. An diesem Punkt begann ich, mich selbst ganz anders wahrzunehmen. Als ich versuchte, meiner eigenen Kahlköpfigkeit mutig entgegenzutreten, schockierten mich die überwältigend positiven Reaktionen, besonders da ich selbst so große Angst vor dem Verlust meiner Haare gehabt hatte. Diese Erfahrung entfachte in mir den leidenschaftlichen Wunsch, das Stigma zu verbannen, das man mit Haarverlust wegen einer Chemotherapie assoziiert – oder mit jedem anderen Haarausfall. Ich wollte etwas tun, um das Konzept von dem, was Schönheit und Weiblichkeit ausmacht, zu erweitern und folgende Idee zu verbreiten:

Frauen sind nicht die Summe ihrer Körperteile. Mit oder ohne Haare, Brüste oder Geschlechtsorgane sind unsere Seelen vollkommen und perfekt.

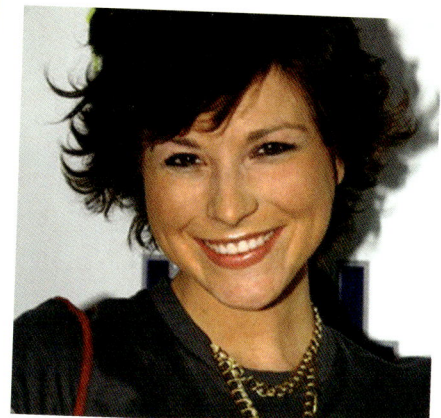

Steckbrief
DIEM BROWN

ALTER: 25¼, und entschlossen, es bis 100 zu schaffen!

HAARFARBE: Kommt auf meine Stimmung an. Ich war blond, pink, rot, rot mit schwarzen Strähnen und honigblond. Jetzt bin ich dunkelbraun.

AUGEN: Braun mit grünen Flecken. Ich bestehe auf die Flecken!

GRÖSSE: 1,66 Meter!

GEWICHT: Ich wiege einiges, aber nicht zu viel. Näher werde ich auf diese Frage nicht eingehen.

HEIMAT: Bin ein Armeekind, aber die Wurzeln liegen in Roswell, Georgia. Ich sehe mich als Südstaatenmädchen!

BERUF: Gründerin und Geschäftsführerin von »Live for the Challenge« (www.liveforthechallenge.com), dem ersten und einzigen medizinischen Geschenkregister – alias »mein Ein und Alles!«.

LIEBLINGSSPRUCH: »Lächle und ertrag es!«

BESTER TIPP: Tu alles! Die Leute schauen immer zurück und sagen: »Ich wünschte, ich hätte dieses oder jenes getan.« Man hört nie jemanden sagen: »Ich wünschte, ich hätte nicht alles getan, was ich tun wollte.«

Tipp Nr. 66

HER MIT DER
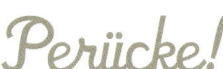

AUCH MEINE FREUNDIN DIEM hat den Eierstockkrebs besiegt. Sie ist aus der Sendung *MTV's Real World/Road Rules Challenge: Fresh Meat* bekannt. Und glaub mir, diese Frau ist ein Energiebündel! Einen Monat, nachdem ihr einer ihrer Eierstöcke, mehrere Lymphknoten und Teile eines Eileiters entfernt worden waren, fuhr sie für fünf Wochen nach Australien, um dort ein intensives körperliches Training und Belastungsproben zu absolvieren. Sie hat alles überlebt; sie klammerte sich an einen falschen Alligator, der sie herumschleuderte wie eine verrücktgewordene Waschmaschine im Schleudergang, und sie hing mit verbundenen Augen 15 Meter über dem Boden. Sie schwamm sogar mit Haien! Diem hat

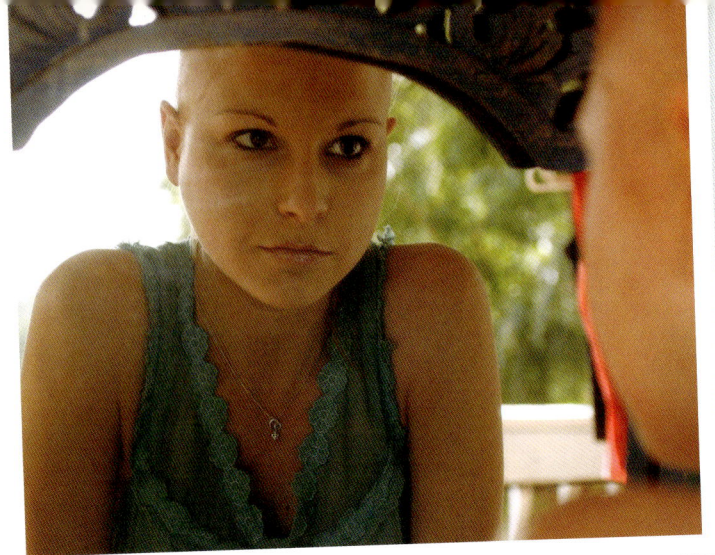

hatte. Ich fand es furchtbar, in dem Perückenladen zu sein und die Plastikköpfe und das Perückenklebeband zu sehen, also verließ ich den Laden und kaufte mir stattdessen einen Frozen Yogurt. Aber als ich mich erst einmal an das »Leben mit Perücke« gewöhnt hatte, überredeten mich meine Freundinnen, ein paar »Spaßperücken« auszuprobieren. Wir haben uns einen Spaß daraus gemacht. Wir gingen in diesen Perückenladen und ließen uns alle Perücken unter dreißig Dollar zeigen. Die verschiedenen Modelle hießen Candy, Fire und Ginger. Wir amüsierten uns über die Namen und Perücken. Die kurze, pinkfarbene Perücke trug den Namen Bubbles. Immer wenn ich sie trug, hörte ich nur auf den Namen Bubbles.

Meine Freundinnen wollten mir aber nicht den ganzen Spaß allein überlassen. Sie wollten auch ein Stück vom Kuchen. Deshalb veranstalteten wir »Perückenabende«. Wir stylten uns alle und setzten meine Perücken auf und gingen aus. Die Typen fuhren total drauf ab! Zu sehen, wie meine gesunden Freunde Perücken trugen, half mir darüber hinweg, dass ich eine tragen musste. Ich sage, holt die Perücken raus und lasst eure Freunde daran teilhaben! Das hilft, sich an die neue Situation zu gewöhnen.

all das trotz ihrer Krebserkrankung gemacht. »Das war die beste Erfahrung meines Lebens«, sagt sie. »Ich konnte mir beweisen, dass der Krebs mich nicht aufhalten kann.«

Obwohl Diem es als ganz normal empfunden hat, mit Haien zu schwimmen, hatte sie sehr mit dem Verlust ihres Haars zu kämpfen.

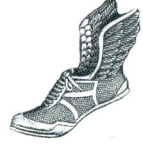

DIEM: Für mich war mein sich veränderndes Spiegelbild eine Sache, für die ich nicht bereit war. Ich tendierte dazu, vor Dingen, die mir Angst machten, davonzulaufen, und der Tod stand immer ganz oben auf dieser Weglaufliste. Immer wenn mir Haare ausfielen, dachte ich: »Warum kann ich das nicht aufhalten?« Der Blick in den Spigel erinnerte mich ständig daran, dass der Krebs Wirklichkeit und ich krank war. Mein Spiegelbild machte mir Angst. Weglaufen würde nicht helfen. Ich brauchte eine Weile, bis ich kapierte, dass ich keine Kontrolle darüber hatte, wie sich mein Aussehen veränderte, aber über andere Dinge in meinem Leben, zum Beispiel darüber, wie ich mich besser fühlen konnte. Mein erster Perücken-Einkauf machte nicht so viel Spaß, wie ich gedacht

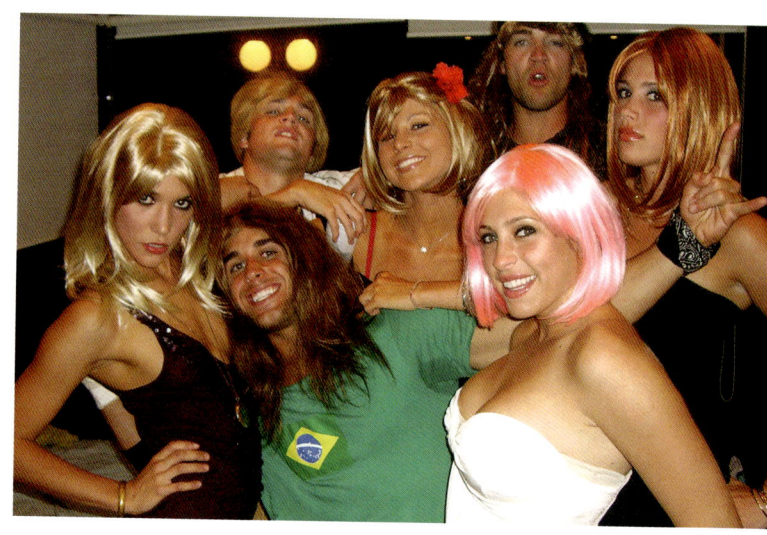

BITTE, BEDIEN DICH!

Einen blonden Flip oder eine Pink Colada?

WO WIR GERADE VON PERÜCKEN sprechen. Meine Freundin Jackie hat eine ganze Reihe Perücken auf Plastikköpfen auf ihrer Fünfzigerjahre-Bar ausgestellt. Sie ist eine gute Gastgeberin! Man kann sich einen Bourbon aus der Kristallkaraffe einschenken oder über die blonde Perücke streichen. Jackie hat für jeden Tag und jede Laune eine Perücke. An einem Tag ist sie eine heiße Blondine, am nächsten Mary Tyler Moore. Wie Diem besitzt auch sie eine pinkfarbene Perücke. Von all ihren Schmuckstücken ist das die coolste Haarpracht! Pink wirkt wirklich Wunder für Teint und Laune. Jackie hat mich inspiriert, mir auch eine pinkfarbene Perücke zuzulegen und Brian liebt sie (aber das ist eine andere Geschichte!).

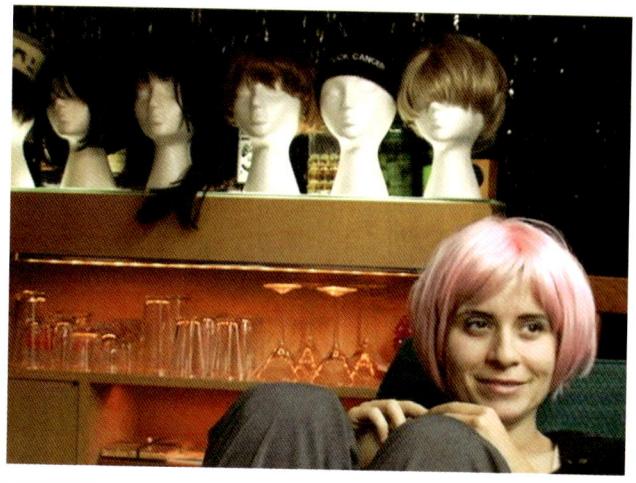

JACKIE: Mein erster Perückenkauf war ein Alptraum. Meine Versicherung teilte mir mit, dass ich bei Perücken bis zu 800 Dollar zurückerstattet bekommen würde, also ging ich in einen Perückenladen der gehobenen Klasse. Später stellte sich heraus, dass ich rein gar nichts erstattet bekam. Aber das Gute an der Sache war, dass ich eine Sammlung von Perücken erstklassiger Qualität hatte.

Beschädigte Ware ist eine Bezeichnung, die ich oft gebraucht habe, um zu beschreiben, wie ich mich fühlte. Ich bin in der kalifornischen Synanon-Gemeinschaft aufgewachsen, einer Suchtselbsthilfegemeinschaft, wo Kinder kahlköpfig herumlaufen mussten. Es war demütigend. Als ich Synanon verließ, verbrannte ich alle Fotos, um es zu vergessen. Deshalb war das Letzte, was ich neben den Problemen, die Krebs sowieso schon mit sich bringt, gebrauchen konnte, der Verlust meiner Haare – schon wieder! Meine Haare waren einer der wenigen Aspekte meines Aussehens, den ich mochte und der mir Selbstvertrauen gab. Als es wieder nachwuchs, hatte ich ein Jahr lang einen schrecklichen Afro. Ich meine einen richtigen Afro! Keiner hatte mir gesagt, dass es anders aussehen würde, wenn es nachwachsen würde.

Ich weiß, dass einige Frauen sich dafür entscheiden, die Glatze zu zelebrieren. Vielleicht ist das für sie ein Weg, zu zeigen, dass sie es nicht zulassen, dass der Krebs über ihr Leben bestimmt. Ich trage Perücken. Abgesehen von dem oben genannten Grund, ist das meine Art, Spaß dabei zu haben. Mit Perücken fühle ich mich wieder attraktiv.

Eine meiner Lieblingsperücken war eine mit langen, blonden Haaren, die sehr verführerisch war. Wenn ich einmal mit der Bürste drüberging, sah ich aus wie eine der Frauen, die jeden Tag eine Stunde damit verbringen, sich die Haare zu fönen und zu stylen. Es war superblond – so hatte ich meine Haare vorher nie gefärbt. Der Style war sehr sexy.

Aber meine allerliebste Lieblingsperücke war meine pinkfarbene. Das war meine erste neckische Perücke. Wenn ich sie trug, fühlte ich mich

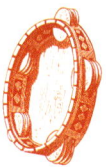

ein bisschen mehr wie mein altes Ich. Ich ging ein bisschen mehr aus. Die meisten Kommentare von Fremden waren positiv. Natürlich wurde ich auch manchmal schief angeguckt, aber im Nachhinein denke ich, dass ich mich vielleicht auch deswegen ein wenig mehr wie ich selbst fühlte.

Wie Jackie hat sich auch meine Freundin Melissa gut in ein Leben mit Perücken eingerichtet. Beide Beispiele zeigen, dass es zwar schrecklich sein kann, seine Haare zu verlieren, aber dass man trotzdem immer noch sehr gut aussehen kann dank der vielen Möglichkeiten, die es gibt.

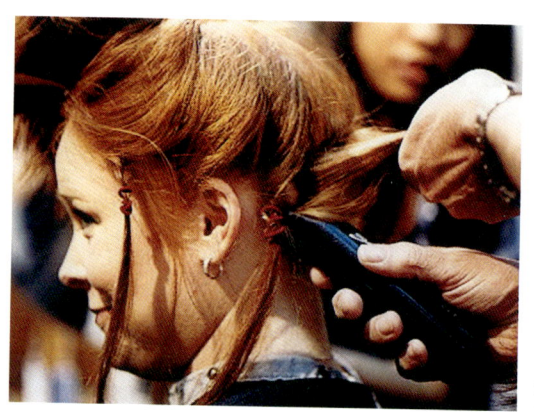

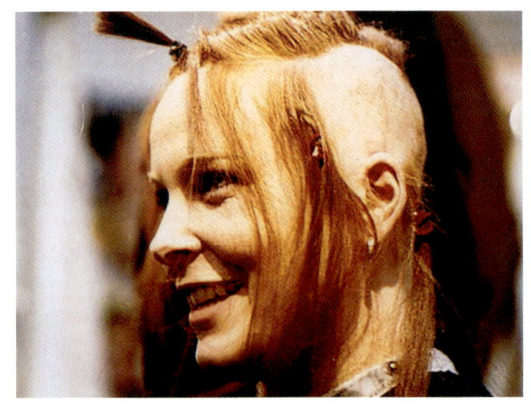

MELISSA: Über die Organisation CancerCare bekam ich eine »Haarprothese«, die Rodolfo Valentin, ein Salonbesitzer aus New York, gespendet hatte. Da ich lange (rote) Haare hatte, schlug Rodolfo vor, dass wir mein eigenes Haar verwenden sollten. Das war eine großartige Idee, weil ich so nicht darauf warten musste, dass mein Haar ausfiel. Ich hatte die Kontrolle, nicht der Krebs. Rodolfo rasierte mir die Haare ab, machte einen Abdruck von meinem Kopf, und zwei Wochen später hatte ich meine Haare zurück. Die Perücke passte wie angegossen. Normalerweise kostet so etwas ungefähr 5000 Dollar, seine Spende war also ziemlich großzügig. Während meiner ersten Behandlung habe ich die Perücke fast jeden Tag getragen, und dann wieder als ich einen Rückfall erlitt. Ich besaß hübsche Schals und Hüte, die ich an sehr heißen Sommertagen trug, aber eigentlich verließ ich das Haus selten ohne meine Perücke. Ich überstand sogar mein zehnjähriges Klassentreffen, ohne dass jemand merkte, dass ich eine Perücke trug. Diese Prothese hat mir auf meinem Leidensweg sehr geholfen, da ich durch sie meine Eitelkeit wahren konnte. Nur weil man Krebspatientin ist, muss man nicht wie eine aussehen!

»Fass den Enschluss, das Schicksal beim Kragen zu packen und ein Leben herauszuschütteln.«

LOUISA MAY ALCOTT
Schriftstellerin

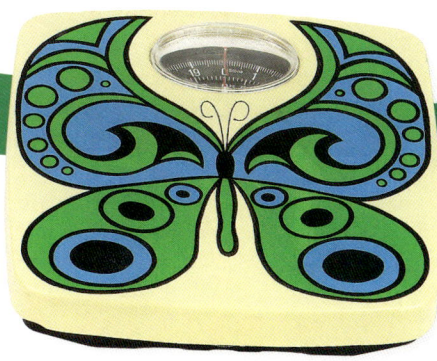

Tipp Nr. 68

RAUS MIT DER
Waage

SIE IST DER FEIND! Ob man sich nun für zu dünn oder zu dick hält, die Macht der Zahlen zeigt sich nur allzu deutlich, wenn es um das Monster Waage geht. Warum versuchen wir, uns ständig einzuschrumpfen, um uns größer und besser zu fühlen? Oder warum tragen wir überweite Klamotten, um »normal« auszusehen? Ich erinnere mich noch an die verletzenden Worte des coolsten Mädchens in der sechsten Klasse: »Kristin ist so dünn, dass sie unter der Dusche hin und her rennen muss, um nass zu werden.« Sie war das »It-Girl« der präpubertären Meute. Ich sehe immer noch ihre aufgeplusterte Farrah-Fawcett-Frisur auf und ab hüpfen, als sie mich in ihren Gloria-Vanderbilt-Jeans jagte. Ich trug Wrangler.

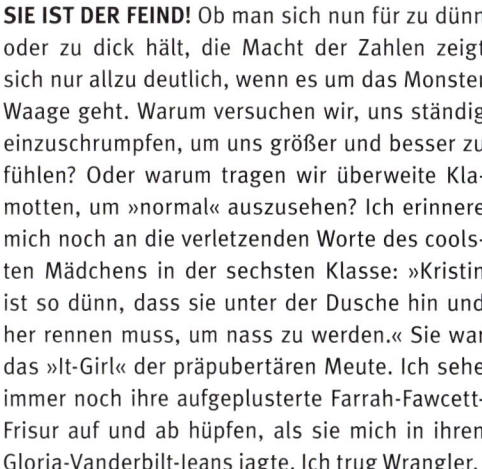

Wir wollen uns alle anpassen. Sogar in meinen Dreißigern spüre ich noch manchmal den Druck, zu den Coolen zu gehören. Aber während du dich einer Krebsbehandlung samt aller Nebenwirkungen unterziehst, musst du den Schein nicht wahren. Die Chemo hat meine Pfunde nicht purzeln lassen, aber meine selbstverordneten radikalen Entgiftungen taten es. Bei meinem ersten Fasten änderte sich meine Kleidergröße von der 36 (normal) zur 30 (abgemagert). Und dann geschah etwas Interessantes, aber auch Gefährliches. Ich war begeistert! Ein kurzzeitiges künstliches Selbstbewusstsein machte sich breit, und das war das Schlimmste, was passieren konnte. Meiner Meinung nach sah ich großartig aus. Natürlich versteckten sich unter meinem neuerstandenen Outfit (ich gab mich der Shopping-Therapie übermäßig hin) ein paar schlaffe Hängebrüste und ein klapperiges Skelett. Aber egal. Ich war endlich wirklich dünn!

Aber wie bei den meisten Diäten war das Ergebnis nur zeitlich begrenzt. Ich packte die verlorenen Pfunde und noch einiges mehr wieder drauf. Ich war echt deprimiert. Die Berg-und-Talfahrt meines Gewichts quälte mich eigentlich mehr als der Krebs. Letzten Endes schämte ich mich dafür, dass ich superdünn sein wollte. Ein gesundes Gewicht ist für die meisten nicht das, dem wir hinterher sind. Ein gesundes Gewicht haben wir meist, wenn wir sagen: »Oh, wenn ich doch nur noch vier oder fünf Kilo loswerden könnte ...«

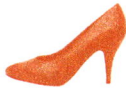

ERIN: Nachdem ich erfuhr, dass ich Krebs hatte, aß ich mit meiner Mom nach dem Krankenhaus zu Mittag. Als wir so durch die Gegend liefen, entdeckte ich ein Spa und dachte: »Vielleicht lasse ich mir die Augenbrauen zupfen.« Danach dachte ich sofort, ich sollte eigentlich weinen oder beten, aber stattdessen denke ich darüber nach, mir die Augenbrauen zupfen zu lassen.

Die Gesellschaft legt diesen unmöglichen Standard fest, wie sich Krebspatienten verhalten und was sie denken sollten. Man erwartet von uns, dass wir unheimlich ausgeglichen und vernünftig sind. Ich empfand das als große Last. Der Druck ist einfach viel zu groß! Soll ich mich, immer wenn ich denke, dass ich in diesen Jeans dick aussehe – ein ganz natürlicher Gedanke –, auch schlecht fühlen, weil ich Krebs habe und immer noch nicht die richtigen Prioritäten setze? Letztendlich sind wir doch immer noch Frauen und haben die gleichen Gedanken wie andere Frauen. Wenn ich ein neues Medikament verschrieben bekomme, denke ich: »Werde ich davon zunehmen?«

Einige halten solche Gedanken vielleicht für politisch unkorrekt, aber ich finde, sie sind ganz natürlich und normal für eine Frau. Auch wenn man Krebs hat, ist es okay, dass man gut aussehen möchte. Sicher muss man auch einige Dinge loslassen, aber es gibt keine Krebs-Verhaltensregeln.

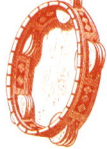

JACKIE: Ich habe mein ganzes Leben lang Gewichtsprobleme gehabt und als ich in Remission war, bemühte ich mich zum ersten Mal wirklich sehr, die Extra-Pfunde von den Steroiden wieder loszuwerden und mein Gewicht dann zu halten. Dann hatte ich einen Rückfall, musste noch mehr Steroide nehmen und nahm innerhalb von wenigen Wochen zehn Kilo zu. Ich möchte nicht eitel erscheinen, aber wenn ich mich hässlich, kahl, fett und beschissen fühle, fällt es mir schwer, mich darauf zu konzentrieren, wieder ins normale Leben zurückzufinden. So wie ich meine Stärke wiedererlange, so erstarkt auch mein Bemühen, abzunehmen. Je wohler ich mich in meiner Haut fühle, desto schneller kann ich all den Krebsmist hinter mir lassen.

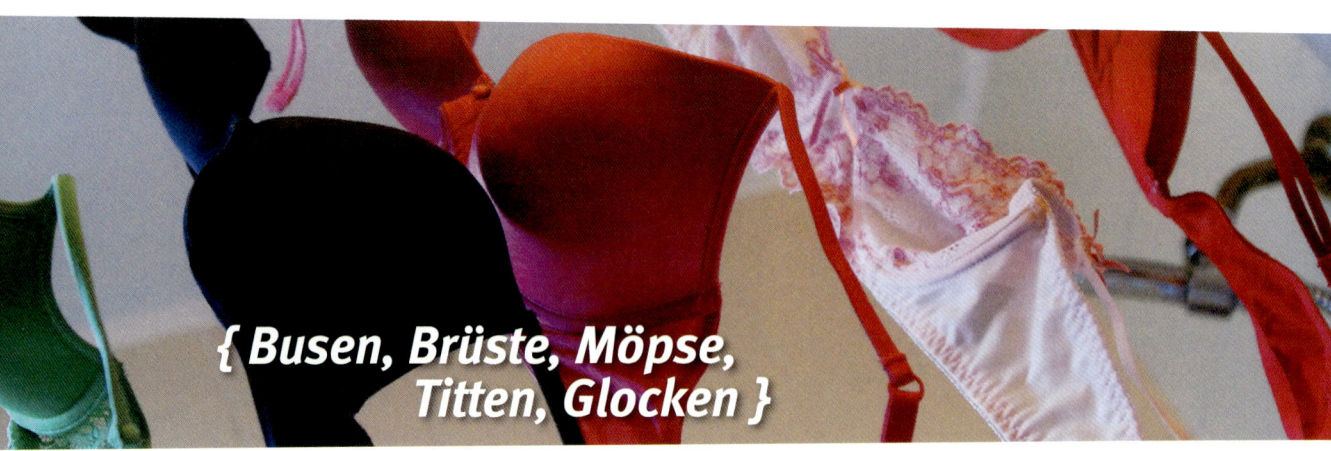

{ Busen, Brüste, Möpse, Titten, Glocken }

»LIEBER GOTT, SEGNE Mom, Dad, Leslie, Großmutter und Onkel Chase und Tante Judy und bitte schenk mir ein paar Brüste. Amen.« Wie die meisten kleinen Mädchen wollte ich schnell erwachsen werden! Als ich neun wurde, war ich bereit, zehn zu werden, und so weiter. Ich musste dabei zusehen, wie all die anderen Mädchen einen Busen bekamen und mich überholten. Ich kam aus einer Familie, in der die Frauen alle einen großen Busen hatten, und so wartete ich aufgeregt und ungeduldig darauf, auch endlich Brüste zu bekommen – vielleicht nicht ganz so große. Als meine Großmutter mir also sagte, dass ich so große Brüste bekommen würde wie sie, wenn ich meinen Spinat aufessen würde, verschlang ich zumindest die Hälfte dessen, was sie mir aufgetan hatte, nur um sicherzugehen. Jeden Tag nach dem Aufwachen schaute ich nach, aber alles, was ich sah, waren zwei Erbsen hinter einer Tapete. Es war erbärmlich.

Mein liebster Besitz war mein erster BH. Mom hatte ihn bei Bloomingdale's gekauft und ihn strategisch günstig hinter dem Hasen in meinem Osterkorb platziert, um mich nicht in Verlegenheit zu bringen. (Wenn meine kleine Schwester ihn entdeckt hätte, hätte sie sicher gefragt: »Wozu braucht man das?«) Ich trug ihn sofort, nur um von ein paar gemeinen Mädchen im Umkleideraum in der Schule geärgert zu werden.

Schließlich wuchsen meine Brüste tatsächlich und auch meine Periode setzte ein. Ich war im Himmel – eine richtige Frau. Meine Eltern führten mich sogar zur Feier meines Erwachsenwerdens zum Pizzaessen aus, eine »P«-Party – seltsam, aber toll. Im darauffolgenden Jahr wurde ich meine Spange los und Peter Andrews, der Kapitän des Lacrosse-Teams, begrapschte mich im Spanischunterricht. Das war er, der entscheidende Augenblick. Diese kleine Berührung veränderte alles. Zum ersten Mal in meinem Leben wurde ich begehrt.

Würde der Verlust meiner Brüste das zerstören? Was würde ich tun: Implantate, keine Implantate? Nur eine Brust und stolz darauf? Was ist mit der Brustwarze – muss die auch weg? Und wenn ja, was dann? Ein cooles Tattoo in Form einer Blume oder eines Drachens?

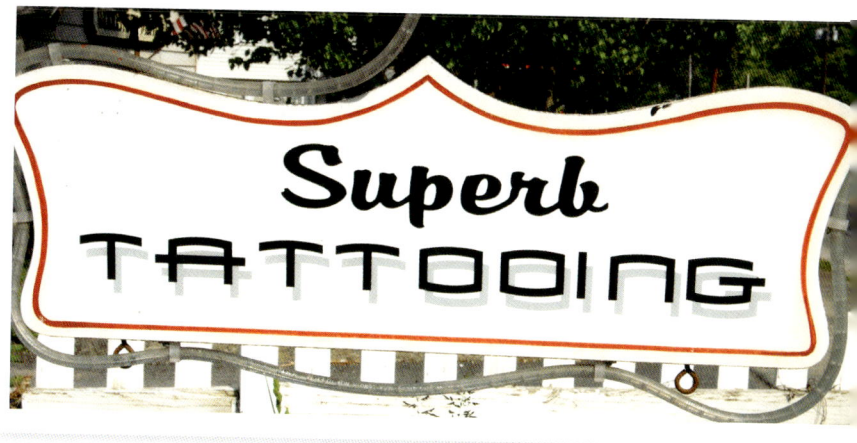

So viele Fragen, so viele Möglichkeiten! Ich bin so froh, dass ich meine Clique habe, weil wir uns unsere unterschiedlichen Geschichten und Gedanken mitteilen, aber die Themen, über die wir reden, universal sind.

ALLISON: Meine Brüste zu verlieren war eine ganz andere Erfahrung als meine Haare zu verlieren. Es war sehr, sehr, sehr schwer und um ehrlich zu sein, ist es das noch immer. In den Tagen kurz vor meiner Operation drehte ich total durch. Ich hatte solche Angst davor, dass ich die falsche Entscheidung getroffen haben könnte. Ich musste viele Informationen einholen und tief in mich gehen, um mit meiner Entscheidung klarzukommen. Aber als die OP vorbei war, war ich erleichtert. Jetzt gibt es kein Zurück mehr, dachte ich. Obwohl es manchmal schwierig ist, sich den dramatischen Veränderungen zu stellen, die mein Körper erfahren hat, bin ich stolz auf meine Entscheidung. Ich bin dankbar, dass ich lebe.

Frauen, die krebsbedingt eine oder beide Brüste verlieren, haben verschiedene Möglichkeiten. Als Erstes können sie sich entscheiden, ob sie eine Brustwiederherstellung wollen oder nicht. Zweitens kann man zwischen Implantaten und einem Brustaufbau mit Eigengewebe wählen, bei dem Gewebe von einem anderen Teil des Körpers genommen wird, um eine Brust zu formen.

Der Brustaufbau mit Eigengewebe kam für mich nicht in Frage, weil ich sehr dünn bin, besonders nachdem ich durch die Chemo viel abgenommen hatte. Ich wollte aber eine Wiederherstellung, also entschied ich mich für Implantate. Bei meiner Mastektomie legte mein Chirurg Expander unter die Muskeln meines Brustkorbes, um das Gewebe zu weiten und für die Implantate vorzubereiten. Zusammen mit meinem Chirurgen wählte ich die Implantate aus, die am besten für meinen Körper geeignet waren. Meine Brüste sollten möglichst so wie vor der OP aussehen. Nach ungefähr vier Monaten wurden die Expander gegen die Implantate ausgetauscht. Die Mastektomie war nicht allzu schmerzlich – unangenehm, aber nicht vollständig kräftezehrend. Und der Austausch der Implantate tat überhaupt nicht weh. Durch die erste Operation wird der Brustkorb gänzlich taub, was im Alltag Mist, bei einer OP aber toll ist!

Ich denke immer noch über eine Brustwarzenrekonstruktion nach. Anfangs dachte ich, ich würde ohne auskommen. Es klang eigentlich ganz nett, dass ich mir nie wieder darüber Sorgen machen musste, ob meine Brustwarzen unter meinen Klamotten zu sehen sind. Aber in letzter Zeit habe ich es mir anders überlegt. Ich möchte lieber nicht jedes Mal an meine Mastektomie erinnert werden, wenn ich in den Spiegel schaue. Ich hoffe, dass Brustwarzen die Erinnerung etwas trüben werden und ich mich dann ein bisschen normaler fühle. Wie bei der Brustwiederherstellung hat man auch bei der Brustwarzenrekonstruktion mehrere Möglichkeiten. Der Chirurg kann das Gewebe meiner Brust zu einer Brustwarze formen, oder ein kleines bisschen Gewebe von einer anderen Stelle meines Körpers kann transplantiert werden. Der Warzenhof muss dann tätowiert werden, um die richtige Farbe zu bekommen.

Der Krebs hat mir so viele Dinge genommen, die ich mit meiner Weiblichkeit und Schönheit identifizierte: Haare, Brüste, Augenbrauen, Wimpern und sogar meine Finger- und Zehennägel. Ein interessanter Wandel ist passiert. Ich dachte, es wäre deprimierend, aber das war es nicht.

Ich fing an, mich weit mehr auf die Schönheit des Lebens zu konzentrieren als auf meine äußere Schönheit. Durch die Stärke und Liebe, die ich durch den Krebs kennengelernt habe, fühlte ich mich viel schöner als jemals zuvor.

Meine Haare und meine Nägel wachsen jetzt wieder, aber mein Haar sieht anders aus. Mein einst glattes, blondes Haar ist jetzt lockig und eine Spur dunkler als vorher. Wenn ich in den Spiegel schaue, sehe ich einen anderen Menschen als noch vor einem Jahr. Nicht nur äußerliche Veränderungen sind sichtbar, ich bin auch innerlich ein anderer Mensch geworden. Wenn ich mir Fotos ansehe, die vor meiner Diagnose aufgenommen wurden, erkenne ich das Mädchen, das ich sehe, kaum. Ich werde meinen Körper in der Form, wie er vor dem Krebs war, immer vermissen, aber ich werde auch immer stolz auf meinen jetzigen Körper sein, weil er für meinen Kampf und meinen Mut steht.

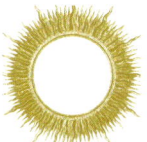

GÖNN DIR EINEN HÜBSCHEN SPITZEN-BH, DER DIE
Sexgöttin in dir zum Vorschein bringt

NEUE BRÜSTE ODER KEINE BRÜSTE, du verdienst es auf jeden Fall, dich spitze zu fühlen. Dein Selbstbewusstsein lässt dich bei einer Abendveranstaltung mit vielen Showgirls wirklich hervorstechen. Und: Macht eine BH-Modenschau!

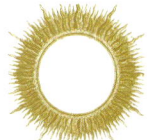

ALLISON: Nach der Mastektomie BHs zu kaufen war kein Spaß, um es gelinde auszudrücken! Meine Brüste waren anders und ich fühlte mich anders. Ich hatte Glück, weil mein Arzt sie fast in der ursprünglichen Größe hinbekam. Aber der Unterschied wurde augenscheinlich, als ich meine alten BHs tragen wollte. Eines Tages zog ich einen meiner BHs von vor der Mastektomie an. Ich trug ihn den ganzen Tag und hatte keine Probleme, dachte ich jedenfalls. Als ich nach Hause kam, merkte ich, dass die Bügel den ganzen Tag in meine Brüste geschnitten hatten. Es blutete fast, ich hatte es aber nicht gemerkt, weil ich durch die Mastektomie nichts spürte. Unnötig zu erwähnen, dass ich jetzt sehr vorsichtig sein muss, wenn ich BHs suche, die dem »neuen Ich« passen.

Zum Glück gibt es da draußen Experten, die dir helfen können, den perfekten BH für dein neues Ich zu finden. Wie zum Beispiel Lisa Cole, eine

Expertin auf dem Gebiet der Unterwäsche und der Mastektomie-Formen, die Frauen beim Kauf eines BHs nach einer Mastektomie oder einer Lumpektomie behilflich ist. Sie hat eine tolle Einstellung zum ersten BH-Shopping nach einer OP: »Es geht darum, die Tatsache, dass man eine Kämpferin ist, zu zelebrieren. Und ich sage oft: ›Du solltest auch noch einen Tanga kaufen! Wenn du vorher verrückt und sexy warst, brauchst du jetzt nicht anders zu sein.«« Es folgen ein paar Tipps von Lisa, wie man den perfekten BH findet:

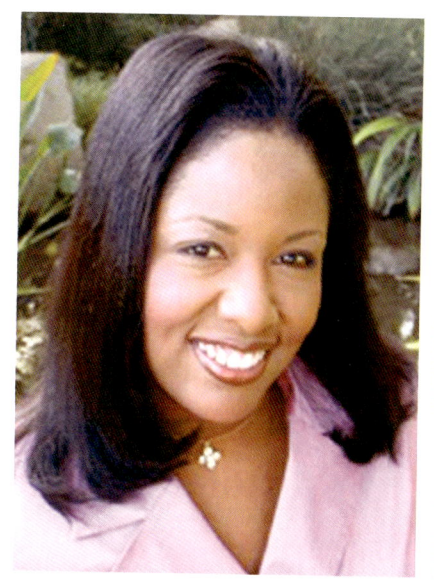

BH-Guru Lisa Cole

- **Lass dich von einem Experten beraten. Acht von zehn Frauen tragen die falsche BH-Größe. Wenn man eine Mastektomie oder eine Lumpektomie hatte, ist die Herausforderung noch größer. Lass dich auf jeden Fall beraten und mach eine Anprobe. Und denk darüber nach, eine Freundin mitzunehmen, die dir Mut macht und das Ganze zu einer positiven Erfahrung werden lässt.**

- **Näh eine Tasche ein. Beschränke dich nicht auf Spezial-BHs mit eingenähten Taschen. Eine Schneiderin kann in jeden BH eine Tasche nähen. Achte nur darauf, dass die Prothese oder Einlage in den BH passt, damit es gut aussieht und du dich wohlfühlst.**

- **Wenn du dir einen BH aussuchst, denk daran, dass du sexy und attraktiv bist! Kauf mindestens einen sexy Spitzen-BH. Dadurch kannst du dich von innen heraus weiblich und schön fühlen. Dessous unterstützen uns, formen und erlauben uns, uns in unserer Haut wohl zu fühlen. Schneide Bilder von trendigen Dessous aus Magazinen aus und nimm sie mit zur Anprobe.**

- **Kauf die richtige Art von BH. Zusätzlich zur richtigen Größe sollte man auch darauf achten, dass man den Stil trifft. Mit der richtigen Größe und dem richtigen Aussehen wird niemand merken, dass man eine Mastektomie oder eine Lumpektomie hinter sich hat. Fülle deine Unterwäscheschublade mit BHs für alle möglichen Outfits, unter anderem mit träger-**losen BHs, T-Shirt-BHs, nahtlosen BHs, BHs ohne Bügel, Push-up-BHs (großartig für tiefe Ausschnitte) und Sport-BHs.

- **Erkundige dich, was deine Versicherung übernimmt. Bevor du BHs kaufen gehst, setz dich mit deiner Krankenversicherung in Verbindung.**

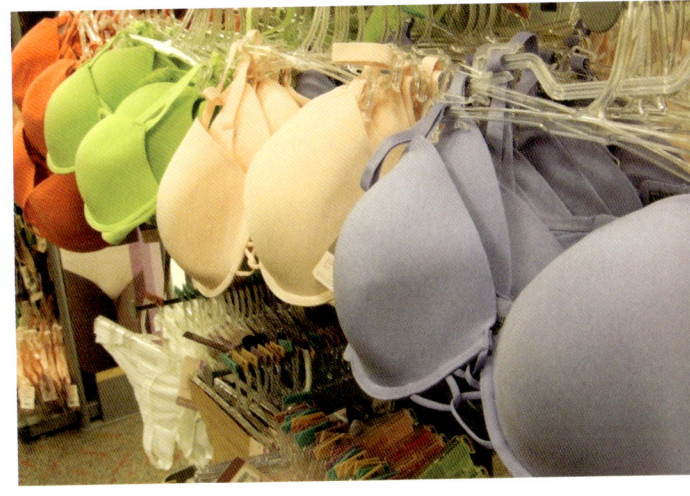

LIPPENSTIFT KANN BERGE VERSETZEN,

also mach dich schön!

WIR HABEN ALLE DAVON gehört, dass es auf die innere Schönheit ankommt. Aber auch hier gilt: Leichter gesagt als getan. Ja, ich möchte innere Schönheit besitzen … aber ich möchte auch gut aussehen. Ist das zu viel verlangt? Versteht mich nicht falsch, innere Schönheit ist toll. Aber manchmal können Abdeckstift und Lipgloss dir helfen, der nette und selbstbewusste Mensch zu sein, der du sein möchtest. Wir sind beleidigt, wenn uns Bauarbeiter hinterherpfeifen, aber es ist noch beleidigender, wenn sie damit aufhören. Du musst dich vielleicht nur etwas zurechtmachen, um das Gefühl zu haben, noch mit von der Partie zu sein. Es folgt ein Rat, der dich wieder strahlen lässt und dir anerkennende Blicke sichert:

Mach deine Haare zurecht, bring dein Gesicht zum Strahlen und lass eine Maniküre und eine Pediküre machen. Nur weil wir krank sind, müssen wir nicht auch so aussehen.

Ich weiß, dass dies ein Krebs-Buch für Mädels ist, aber ich habe ein männliches Ehrenmitglied in den Club aufgenommen. Mein Freund Ramy Gafni beweist, dass ein klein wenig Lippenstift Berge versetzen kann! Ramy ist ein unglaublicher Make-up-Artist und Buchautor und er hat den Krebs besiegt. Ich habe ihn bei einer Krebs-Benefizveranstaltung in Joe's Salon in New Milford, Connecticut, kennengelernt (dem angesagtesten Friseur in meiner Heimatstadt). Ramy hatte gerade sein Buch *Beauty Therapy: The Ultimate Guide to Looking and Feeling Great While Living with Cancer* veröffentlicht. An jenem Tag machte er in dem Salon kostenlose Beratungen für Krebspatientinnen. Frauen aller Altersgruppen und in verschiedenen Phasen der Behandlung drängten sich in dem Laden und waren versessen auf ein paar Schönheitstipps.

Ramys GESCHICHTE

Ich war ein Make-up-Artist auf der Überholspur, sorgenfrei und karriereorientiert. Ich liebte meinen Job und mein Leben. Dann bekam ich die Diagnose Non-Hodgkin-Lymphom und plötzlich verschwand der gutaussehende, schicke New Yorker, den ich immer im Spiegel gesehen hatte,

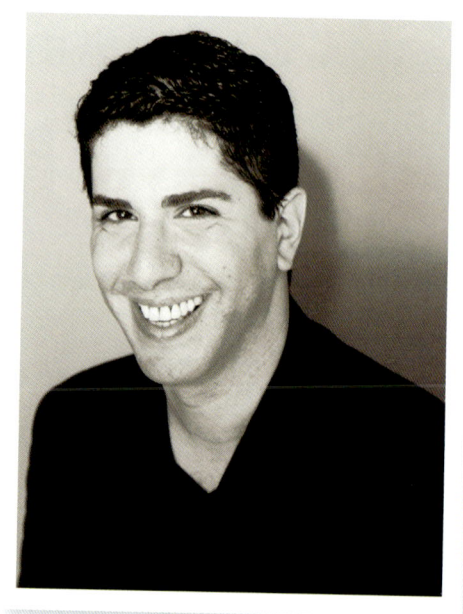

und er wurde zu einem kahlen, aufgedunsenen Typen mit dunklen Augenringen und blasser Haut. Damals arbeitete ich als Make-up-Director in einem erstklassigen Schönheitssalon auf der Fifth Avenue, in dem der Druck, gut auszusehen, enorm war. Zum Glück wusste ich als Make-up-Artist, was ich tun musste, um den körperlichen Erscheinungen der Chemotherapie und der Bestrahlung entgegenzuwirken. Mit einem Abdeckstift kriegte ich die Augenringe weg und sah ausgeruhter aus, als ich war. Ein Selbstbräuner ließ meinen Teint gesünder aussehen und die Kommentare meiner Kollegen darüber, wie blass oder grün ich doch aussah, verstummten.

Meine Bemühungen ließen mich auf jeden Fall gesünder aussehen, retteten mir aber nicht den Job. Ich hatte nur noch zwei Monate Behandlung vor mir und während der Chemo hatte ich nur einen einzigen Tag bei der Arbeit gefehlt, als mich die Salonbesitzer in ihr Büro zitierten und mich feuerten. »Du bist nicht mehr der hübsche Bursche, den wir engagiert haben«, sagten sie. Nach all den Demütigungen, die ich ertragen musste, als sie versucht hatten, mich zum Kündigen zu bringen, war es fast eine Erleichterung, dass sie mich jetzt gehen ließen und ich nicht in diese feindselige Umgebung zurückkehren musste.

Ich fing an, von zu Hause aus zu arbeiten, weil ich dachte, kein Salonbesitzer und keine Kosmetikfirma würde einen Krebspatienten einstellen. Ein paar Beauty-Redakteure, die ich als meine Schutzengel bezeichne, beschrieben mich in ihren Zeitschriften als »Besten Augenbrauen-Guru« und zitierten mich als Make-up-Experten in ihren Artikeln. Das war eine Bestätigung für meine Kunden, die bei mir geblieben waren, als ich in meiner Wohnung weiterarbeitete. Ermutigt durch die Aufmerksamkeit der Beauty-Redakteure und die Loyalität meiner Kunden, kratzte ich meine Ersparnisse zusammen und beschloss, eine eigene Kosmetikmarke auf den Markt zu bringen, statt mit dem Geld den Salon zu verklagen. (Ein Jahr später, als ich meine Linie bei Bergdorf Goodman vorstellte, machte der Salon, in dem man mich gefeuert hatte, endgültig dicht.)

Während meines Kampfes gegen den Krebs lernte ich die Kraft der Schönheit und einer positiven Einstellung kennen. Jeder fühlt sich besser, wenn er besser aussieht. Selbst ein einfaches Schönheitsritual wie das Auftragen von Feuchtigkeitscreme oder Lippenstift wird deine Einstellung verbessern und vielleicht auch dein körperliches Wohlbefinden. Ich beschloss, die Welt an meiner Entdeckung teilhaben zu lassen, und *RAMY Beauty Therapy* war geboren. Ich ließ *Beauty Therapy* Teil des Namens meiner Kosmetikklinie

sein, weil ich die Botschaft verbreiten wollte, dass Schönheit therapeutisch sein kann.

Niemand fühlt sich schlechter, wenn er Make-up auflegt.

Ramys **TOP TEN** *der Schönheitstherapie-Tipps*

1. **Trag eine getönte Feuchtigkeitscreme um die gesamte Augenpartie herum auf – unter dem Auge und vom Wimpernansatz bis zum Augenbrauenbogen.**

2. **Nimm Selbstbräuner in Gel- oder Puderform für dein Gesicht. Trag es überall dort auf, wo die Sonne deine Haut natürlich bräunen würde: am Haaransatz, auf die Wangen, aufs Kinn. Wenn du ein Puder benutzt, kannst du damit auch über deine Augen gehen.**

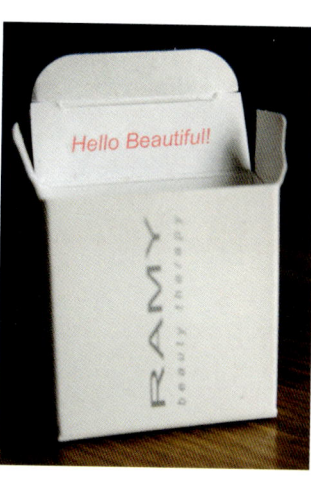

3. **Wenn deine Augenbrauen während der Behandlung dünn geworden oder ganz ausgefallen sind, füll sie auf. Fehlende Augenbrauen verraten mehr als ein kahler Kopf, dass man in Behandlung ist. Benutz Produkte auf Wachsbasis, zum Beispiel Pomade oder einen Stift, denn diese haften besser auf der Haut als Puder. Wähl immer eine Farbe, die eine Schattierung heller ist als deine Haarfarbe. Wenn du gar keine Augenbrauen mehr hast, wähl eine Farbe, die der Farbe, die deine Brauen hatten, ähnelt. Falls dir die aufgefüllten Brauen zu auffällig vorkommen, trag etwas transparentes Puder auf, das wird die Farbe stumpf machen und das Ganze echter aussehen lassen.**

4. **Wenn du nur noch wenige oder gar keine Wimpern mehr hast: Vermeide falsche Wimpern, die man nur zu besonderen Anlässen tragen sollte. Diese können recht unhandlich sein und**

wenn dein Immunsystem angegriffen ist, können durch den Kleber Infektionen entstehen. Entscheide dich stattdessen für Eyeliner. Verwende eine neutrale Farbe wie Hellbraun oder Mahagoni. Versuch nicht zwanghaft, eine gerade Linie hinzubekommen. Verschmier sie ein bisschen (das nennt man »smokey eyes«) und es wird eher wie ein natürlicher Wimpernansatz aussehen. Es genügt, die obere Linie zu ziehen, um einen sauberen, natürlichen Look zu erhalten.

5. Benutz einen Highlighter, um deine Haut frischer aussehen zu lassen. Ein zarter Schimmer in Weiß oder hellem Pink wird deinen Augen einen wachen Ausdruck verleihen. Trage den Highlighter (in Form eines Stiftes oder in einem Töpfchen) auf die Lider oder die Innenecke der Tränenkanäle auf. Man kann einen Highlighter auch auf die Wangenknochen auftragen, um dem Teint einen gesunden, frischen Glanz zu verleihen.

6. Benutz Mascara. Wenn man sie nur auf die oberen Wimpern aufträgt, können die Augen viel frischer und heller wirken. Männer können farblose Mascara benutzen, um die glei-

che Wirkung zu erzielen, ohne geschminkt auszusehen.

7. Bei empfindlicher Haut sollte man es mit Babyprodukten versuchen. Babyseife und Babycreme sind für zarte Babyhaut entwickelt worden und daher auch prima für Erwachsene mit empfindlicher Haut geeignet. Aloe vera ist auch eine gute Lösung, wenn es um Feuchtigkeit geht. Hundertprozentiges Aloe-vera-Gel bekommt man in jedem Reformhaus, am besten bewahrt man es im Kühlschrank auf. Ich habe es für Stellen benutzt, an denen ich Verbrennungen von der Bestrahlung hatte. Das wirkt unglaublich wohltuend und ist ein toller natürlicher Feuchtigkeitsspender.

8. Perücken gibt es in jeder Preisklasse. Egal ob du eine Echt- oder Kunsthaarperücke wählst, kauf immer eine mit längeren Haaren, als du eigentlich willst, damit du sie nach deinen Wünschen gestalten kannst. Echthaarperücken kann man färben, synthetische nicht. Wenn du schon immer mal eine ganz andere Haarfarbe ausprobieren wolltest, ist das deine Chance!

9. Aufhellen! Auch wenn es nicht dein Stil ist, probier einen grelleren Lippenstift aus, um dein Erscheinungsbild aufzupeppen. Wenn du Angst hast vor leuchtenden Farben, wähle einen durchscheinenden Lippenstift oder Lipgloss in einer hellen Farbe für die Lippen und ein Cremerouge für die Wangen. Cremerouge kann man mischen, und hellere Farben lassen dein Aussehen auch frischer wirken, wenn sie transparent sind.

10. Regelmäßige Schönheitsrituale. Alles, vom Anzünden einer Duftkerze bis zu einem Schaumbad oder einer Maniküre, ist ein Schönheitsritual – was auch immer dir ein gutes, positives Gefühl gibt. Nimm dir Zeit für dich und sei egoistisch. Auch Schuhekaufen zählt als Schönheitsritual!

Kapitel sieben im Überblick:

Denk daran:

Krebsnarben sind Schönheitsflecken.

Frauen sind nicht die Summe ihrer Körperteile.

Leben mit der Perücke: Hab Spaß mit Perücken, sogar mit pinkfarbenen!

Schmeiß die Waage weg. Gönn dir eine Pause vom Gewichtsdrama.

Nimm dir Zeit, um verschiedene BHs anzuprobieren.

Bei Brustkrebs: Informiere dich über die Möglichkeiten einer Brustwiederherstellung.

Lippenstift kann Berge versetzen.

Gönn dir regelmäßige Schönheitsrituale.

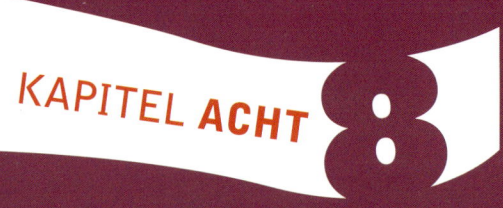
Love is in the air: DATES, SEX, HOCHZEIT, BABYS

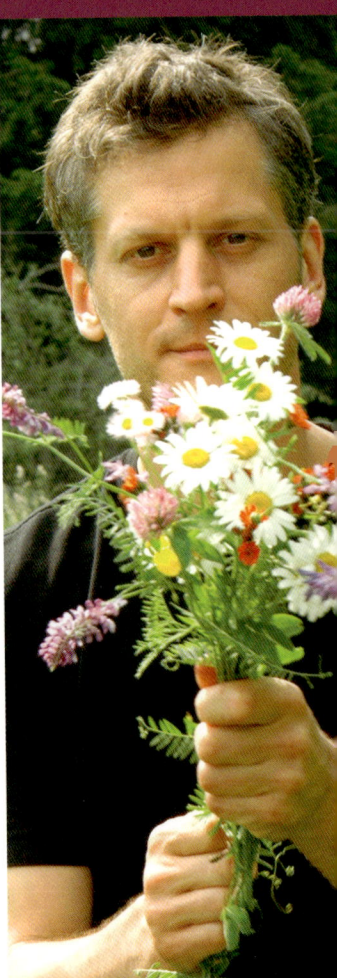

ES IST NICHT ÜBERRASCHEND, DASS SEX NICHT IMMER ganz oben auf unserer Liste nach einer Diagnose oder einer Behandlung steht! Manchmal sind wir verletzt, flippen aus und fühlen uns wie Außerirdische in einem fremden Körper. Und seien wir doch ehrlich: Dates sind mit oder ohne Krebs schwierig. Abhängig von deiner Behandlungsgeschichte kann eine Beziehung und dass man sein Leben mit jemandem teilt, für euch beide angsteinflößend sein. Probleme mit dem Körperbild, fehlende Körperteile, Unfruchtbarkeit, ein Mangel an Selbstbewusstsein und alles andere, über das ich in den letzten Kapiteln gesprochen habe, kann deiner inneren Venus einen Dämpfer versetzen.

Menschen, die den Krebs besiegt haben, empfinden oft einen Unterschied zwischen der Partnersuche vor und nach der Krebserkrankung. Der Krebs verändert einen auf jeden Fall. Wenn man sich von einem Trauma erholt, kann Intimität einem das Gefühl geben, wund und verletzlich zu sein. Krebs kann peinliche Symptome hervorrufen, wie zum Beispiel vaginale Trockenheit und Stimmungsschwankungen bei einer frühzeitigen Menopause. Du kannst dich vielleicht nicht mehr am Trapez schwingen wie früher. Bestimmte Aktionen und Positionen, die dir in der Vergangenheit Spaß gemacht haben, sorgen jetzt vielleicht dafür, dass du dichtmachst.

Aber es gibt viele Möglichkeiten, um den Motor wieder in Schwung zu bringen. Sei kreativ: Du hast jetzt einen neuen Körper, warum also nicht mal etwas Neues versuchen, um ihn zu beglücken?

Wechsle die Linse, blättere im Skript eine Seite weiter; es ist normal, sich wie durch die Mangel gedreht zu fühlen. Akzeptiere deine Gedanken, indem du sie rauslässt, aber lass sie nicht Herr im Haus sein! Wenn du nicht damit klarkommst, wie du dich verändert hast und wer du jetzt bist, wird es umso schwerer sein, dich von jemand anderem akzeptieren, lieben und anfassen zu lassen. Das gilt, wenn du verheiratet bist, in einer Beziehung steckst oder du auch nur einen Blick in die Speisekarte wirfst, ohne etwas bestellen zu wollen.

So klischeehaft es auch klingen mag, Liebe und Zuneigung von der richtigen Person können den Heilungsprozess fördern und einen Grundstein für ein Wohlbefinden legen. Wir haben alle alte Wunden. Wenn wir uns erst einmal mit den Turbulenzen, die der Krebs verursacht hat, beschäftigen, können diese alten Verletzungen langsam heilen.

Entscheide dich dafür, mit Leib und Seele voranzuschreiten. Krebs kann eine innere Revolution und eine sexuelle Befreiung auslösen – wenn wir es zulassen. »Ich bin eine supertolle Kämpferin, attraktiver denn je und bereit, Tango im Bett zu tanzen.« Zur Hölle, ja! Du bist stärker, klüger und erwachsener. Schür das Feuer und lass die Stripperin in dir loslegen. Auch wenn du lediglich ein paar Kerzen anzünden und kuscheln möchtest, leg los. Brich die Verbindung zu einem Teil deines Frauseins nicht ab.

Krebs hilft uns, tiefer zu gehen, Beziehungen mehr schätzen zu lernen und sogar gesündere Rollenvorbilder für uns und unsere Kinder zu schaffen.

Öffne dich den Möglichkeiten, die dein Leben bereithält. Denk daran, dass du den Krebs besiegt hast, körperlich, mental und seelisch!

{ Erst gejagt, dann unter Quarantäne gestellt }

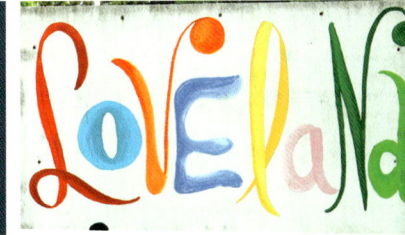

NACH DEN SCHWIERIGEN JAHREN entwickelte ich mich zur »coolen Freundin«. Die Eltern meiner Highschoolfreunde liebten mich. Ich war ein braves Mädchen, das Manieren hatte und gut erzogen war. Meine Verschleierungstaktik funktionierte! Die Eltern meiner Highschool-Liebe(n) hatten keine Ahnung, wie viel Ärger und Schwierigkeiten ich machen konnte. Ich sehnte mich nach Liebe. Ich dachte rund um die Uhr an Jungs. Ich wusste, wie ich mit ihnen umgehen musste. Ich wurde zum flirtigsten Mädchen der Klasse gewählt und man wettete, dass ich einmal geschieden sein würde! Damals war mir das noch nicht klar, aber dank meiner vielen emotionalen Verletzungen und Wunden bereitete ich den Weg für ein richtiges Problem der Co-Abhängigkeit. Ich endete als professionelle Freundin.

Bis zu meiner Diagnose war ich fast nie Single. Ich wusste nicht, wie man ein unverfängliches Abendessen zu zweit nur das sein ließ. Ich brauchte normalerweise sechs Monate, um solche Verabredungen zu verdauen! Wenn ich wusste, dass ich das nicht wollte, war es meistens zu spät.

Dann war eine große Lüge oder eine Eskapade nötig, um mich aus der Beziehung zu befreien. »Meine verschollene Zwillingsschwester wurde gerade in Guam gefunden. Ich muss umziehen, um diese verloren geglaubte Beziehung wieder aufbauen zu können.« Ich hätte mir einen Arm abgehackt, nur um mich hinausschleichen und allein sein zu können.

Dann war ich allein. Sehr Single, sehr allein und sehr krank. Krebs veränderte alles. Ich wollte keinen Ritter auf einem weißen Pferd, der mich rettet und dafür sorgt, dass alles wieder gut wird. Mein Geschlechtstrieb hatte den Rückwärtsgang eingelegt und mein kleines schwarzes Büchlein lag auf Eis. Ehrlich gesagt kreisten meine Gedanken nicht um die Frage: »Werde ich mal ein idyllisches Familienleben haben?«, sondern um: »Werde ich das hier überleben?«

Im Nachhinein betrachtet war das Alleinsein das Beste, was mir passieren konnte. Ich ließ den ganzen Mist hinter mir und kam sofort mit mir ins Reine. Statt jemand anderen kennenzulernen, lernte ich mich selbst kennen. Ich fand heraus, wer ich war, ohne dass mir ein Mann einen Spiegel vors Gesicht hielt und mir sagte, wer er glaubte, dass ich war. Es war fantastisch! Ich habe sogar ein paar Monate meine Beine nicht rasiert. Wow, ich zeigte, was ich wirklich draufhatte.

Als ich bereit war, mich wieder ins Gewühl zu stürzen, beschloss ich, gewagt und unabhängig zu sein. Ich wollte das Revier durchforsten, die Vorspeise kosten und an der Nachspeise knabbern. Ich hatte keinen blassen Schimmer, wie es sein würde, und ich hatte Angst und war gleichzeitig seltsam ausgeglichen. Das Beste war, dass ich nüchtern dabei blieb. Absolut kein Alkohol. In den Jahren vor dem Krebs hatte ich mir oft jemanden schöngetrunken, deshalb war es jetzt an der Zeit für ein klares Urteil. Wie oft hatte ich mein Möglichstes versucht, um jemanden dazu zu bringen, mich zu mögen, ohne darüber nachzudenken, ob derjenige es überhaupt wert war? Er musste mich mögen, mir nicht nur Gesellschaft leisten. Das Problem war nur, dass ich nicht mehr in Bars ging und nicht mehr mit den Partyleuten abhing, und darum hatte ich nur wenige Möglichkeiten, jemanden kennenzulernen. Oder etwa nicht?

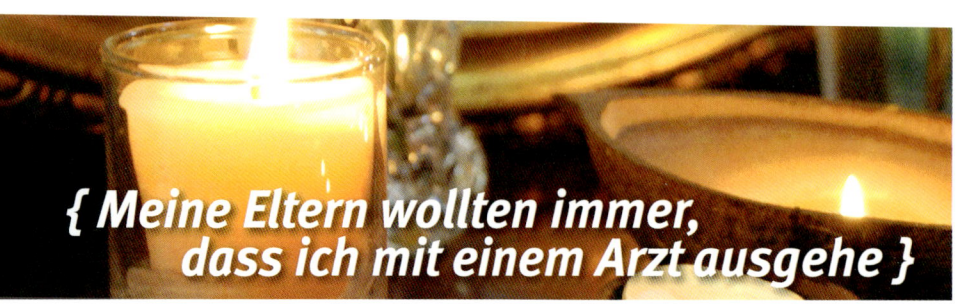

{ Meine Eltern wollten immer, dass ich mit einem Arzt ausgehe }

MEIN ERSTES DATE, nachdem ich mein Stigma verpasst bekommen hatte, hatte ich mit einem meiner Leberspezialisten! Ich war noch nie zuvor bei einem Spezialisten gewesen. Er hatte einen seltsamen Namen – klang transsilvanisch. Ich stellte ihn mir behaart und mit kleinen dicken Fingern vor, unter denen ich mich winden würde, wenn er meine verletzte Leber untersuchte. Vielleicht war er von Lebern besessen? Vielleicht aß er sie sogar, erfreute sich an Geschmack und Konsistenz, während die Bissen seine grausige Kehle hinunterrutschten. Ich konnte diese verschrobenen Fantasien einfach nicht abstellen, während ich nervös darauf wartete, dass die Schwester mich aufrief. Zu meiner großen Überraschung war er nicht Hannibal Lecter. Er war eigentlich ziemlich attraktiv und gutaussehend.

Na toll – ich hatte meine Oma-Unterhose an, kein Make-up aufgelegt und eine Frisur wie aus einem White-Snake-Video. Aber ich schätze, ich kam trotzdem ein bisschen charmant rüber.

Die folgende Stunde war beängstigend, witzig und wirklich menschlich. Er bombardierte mich mit persönlichen Fragen, die weit über den Zustand meiner Leber hinausgingen. Ich war mir nicht sicher, ob er mich untersuchen wollte, bis er anfing, mich abzutasten! Seit wann untersucht der Leberspezialist die Brust? Er begann, die Brust durch den BH abzutasten, aber der war so stark gepolstert, dass wir beide lachen mussten. Ich schämte mich natürlich, weil ich mich nicht unter den Armen rasiert hatte. »Ähm, ich habe mich eine Weile nicht rasiert – ich wohne bei meinen Eltern und der Rasierer im Gästebad ist rostig.« Warum erzählte ich ihm das? Seine Antwort? »Notiz: Haarwuchs normal.« Er war wirklich süß und witzig.

Während der Ultraschalluntersuchung fragte ich ihn, was er sehen würde, und ich dachte, er würde wie jeder andere Arzt sagen: »Nichts.« »Möchten Sie es sehen?«, fragte er mich? Ja! Er setzte sich neben mich und drehte den kleinen Bildschirm in meine Richtung. Ich konnte kleine weiße Flecken auf der Oberfläche meiner Leber sehen, als er die Kamera über meinen Bauch führte. Da waren sie. Ich hatte endlich ein Bild von ihnen – und anscheinend ein Date!

Nachdem ich ihn gefeuert hatte (damit ich mit ihm ausgehen konnte), verbrachten wir viele Sonnenuntergänge zusammen in seinem Sportwagen und ich hatte das Gefühl, dass mir eine Last von den Schultern genommen worden war. Das Beste war, dass ich mich in der Beziehung nicht »outen« musste. Denn auch wenn die Kerle sagen, dass es egal ist, ist es das nicht. Es ist ihnen und allen in ihrem Umfeld nicht egal. »Wow, das ist hart. Bist du dir sicher, dass du dich darauf einlassen willst?« Vertraut mir; ich habe es zu hören bekommen, und das werdet ihr auch. Jeder verrückte Gedanke, der euch in den Sinn kommt, kommt auch ihnen in den Sinn. Einige sind Manns genug, sich dem Unbekannten zu stellen. Andere sind immer noch kleine Jungs – und das ist nebenbei gesagt auch okay. Der Leberspezialist gab mir das Gefühl, lebendig und attraktiv zu sein. Wir waren ein paar Monate zusammen und dann spürte ich einen Hauch des L-Wortes mit den fünf Buchstaben, flippte aus und machte mich aus dem Staub. Es gab nur für eine ernste Sache Platz in meinem Leben und damals war das der Krebs.

{ Mein zweites Date und mein erstes offizielles »Outing« }

MICHAEL WAR EIN GNADENLOS SCHÖNER Akupunkteur. Okay, ich ließ mich immer noch mit Doktor-Typen ein (Papa-Komplex?), aber dieses Mal gehörte ich nicht zu seinen Patientinnen. Blind Dates sind normalerweise Mist; dieses war jedoch ein Volltreffer! Michael war freundlich, klug und ungemein lecker. Vielleicht hätte ich es ihm geradeheraus sagen sollen, aber ich hatte einfach nicht den Mut dazu. Genau genommen war ich wie gelähmt. Also beschloss ich, es langsam anzugehen. Wenn er es wert war, würde ich die Bombe zum richtigen Zeitpunkt platzen lassen. Meiner Meinung nach würde es einfacher sein, es ihm zu sagen, wenn wir uns besser kannten. Aber wenn er nicht mehr anrufen würde, wäre ich am Boden zerstört.

Michael muss gespürt haben, dass ich etwas zu beichten hatte. »Worüber denkst du nach?«, fragte er unschuldig, wenn mein Blick glasig wurde und abdriftete. Oh, ich schaue mir nur an, wie die Sonne dein schönes Gesicht streichelt, während ICH MIR VORSTELLE, DASS ICH STERBE UND DICH MIT EINEM HAUS VOLLER MUTTERLOSER KINDER ZURÜCKLASSE. »Über alles Mögliche«, antwortete ich immer. Der Augenblick, in dem ich es ihm sagen musste, lauerte hinter der nächsten Ecke. Es war eine Qual! Der Gedanke an die »Ich habe Krebs«-Unterhaltung löste in mir das Gefühl aus, das man in einer Achterbahn hat, wenn man ganz oben ankommt und es gleich steil nach unten geht. Ich hasse diesen Moment! Ich würde mir lieber eine Spritze voller Fensterputzmittel in den Bauch rammen, als diese drei Worte zu sagen. Manchmal ist es zum Kotzen, wenn man krank ist.

Aus Wochen wurden Monate, in denen es Abendessen, Kinobesuche und alles andere gab, was dazugehört, wenn man sich in jemanden verliebt. Wir waren nicht total fest zusammen, aber es schien sich in diese Richtung zu entwickeln – zumindest von meiner Seite her. Schließlich hielt ich es nicht mehr aus. Ich hatte genug von meinem kleinen dreckigen »Geheimnis«; es war an der Zeit, Klartext zu reden.

»Ich muss dir etwas sagen, aber ich habe Angst. Es ist keine große Sache, auch wenn es zuerst so scheint, bis ich es erklärt habe. Ich habe Krebs.«

Ich wartete darauf, dass die Farbe aus seinem Gesicht weichen und er den nächsten Ausgang suchen würde, aber er rührte sich nicht. Er blieb und hörte mir zu. Es war vorbei, ich hatte es ihm gesagt, und jetzt war er am Zug. Ich war unabhängig von seiner Reaktion erleichtert. »Na und.

Wir werden damit fertig, es ist okay«, sagte er. Was? Oh mein Gott, er war perfekt!

Aber dann ließ auch er eine Bombe platzen. »Ich muss dir auch etwas sagen. Ich bin irgendwie schwul.« Okay, das habe ich nun wirklich nicht erwartet! »Irgendwie schwul« bedeutete, irgendwie beides, irgendwie unsicher und irgendwie mit dem Gedanken spielend, zu seinem Exfreund Paul zurückzukehren. Ich könne auch mitkommen, wenn ich wolle. Ich bemühe mich zwar, ein offener Mensch zu sein, aber tief drinnen bin ich doch altmodisch. Paul war nicht Teil meines Plans. Trotzdem war es eine gute Erfahrung, einen echt coolen Typen kennenzulernen, der meine Situation akzeptierte. Obwohl er für beide Seiten spielte, gab er mir das Gefühl, ein Vamp und eine Gewinnerin zu sein. Goldmedaille!

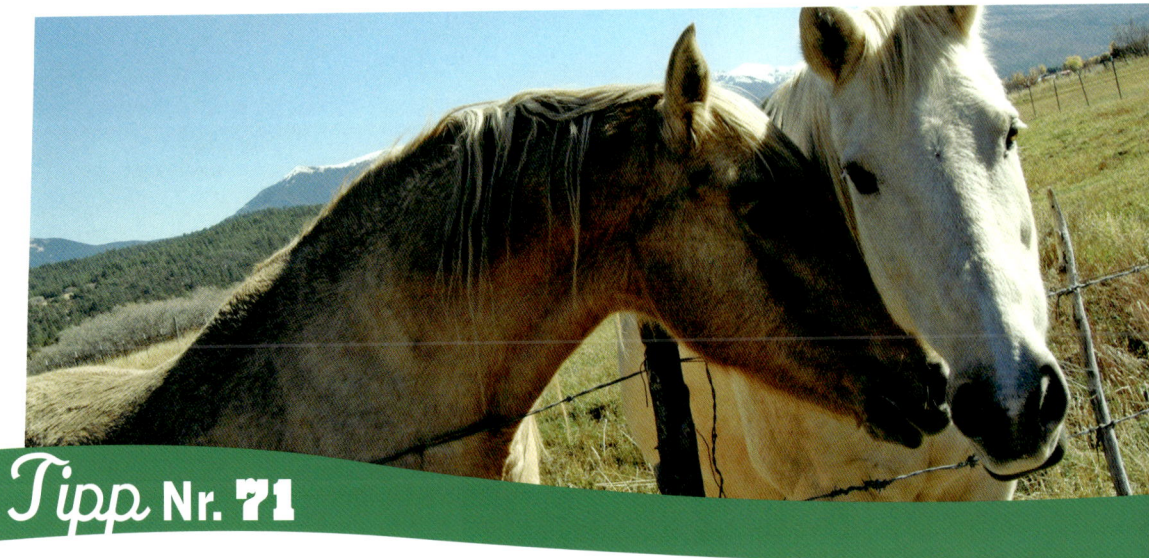

Tipp Nr. 71

SEI EHRLICH ZU *deinem Partner*

DU SPÜRST, wenn der richtige Zeitpunkt gekommen ist. Erklär deinem Partner deine Situation und quäl dich nicht.

Manchmal fühlst du dich gut; manchmal fühlst du dich, als hätte dich der Krebs-Zug überfahren und mitgeschleift. Wenn er das akzeptiert und zu dir steht – oder noch besser mit dir in den Schützengraben springt –, dann solltest du ihn behalten.

Nach wie vielen Dates sollte man jemandem sagen, dass man eine Kämpferin ist? Darauf gibt es keine richtige oder falsche Antwort. Vertrau deinem Bauchgefühl. Es ist unheimlich weise und wird zu oft ignoriert!

{ Aller guten Dinge sind drei! }

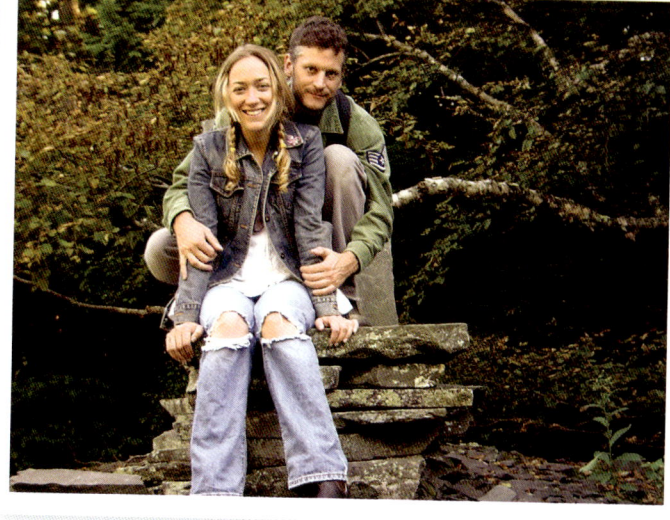

UND DANN KAM BRIAN ... »Hi, Süße.« »Hi.« Wie lange war es her, dass mich jemand Süße genannt hatte? Durch den Krebs hatte ich sicher nicht gerade das Gefühl, ein Hauptgewinn zu sein. Brian und ich hatten uns vor Jahren über Freunde kennengelernt. Ich erinnere mich, dass ich ihn süß fand, aber ich war vergeben und er war ein Drummer, damit wäre eine Katastrophe vorprogrammiert gewesen. Zehn Jahre lang sind wir uns immer wieder über den Weg gelaufen. Ein schnelles Hallo und ein »Wie geht's?« war alles. Erst nach meiner Diagnose erfuhr ich, womit Brian wirklich seine Brötchen verdiente. Er war Autor und Cutter. Hmm, kreative Typen haben es mir schon immer angetan, besonders wenn sie Idioten waren! Zum Glück war Brian kein Idiot, und außerdem war ich erwachsener und Idioten waren nicht mehr interessant für mich.

Sechs Monate nachdem ich begonnen hatte, meinen Film zu drehen (und nach meiner Diagnose), bat ich Brian, mir beim Dreh und beim Schnitt meines Projektes zu helfen. Bald darauf

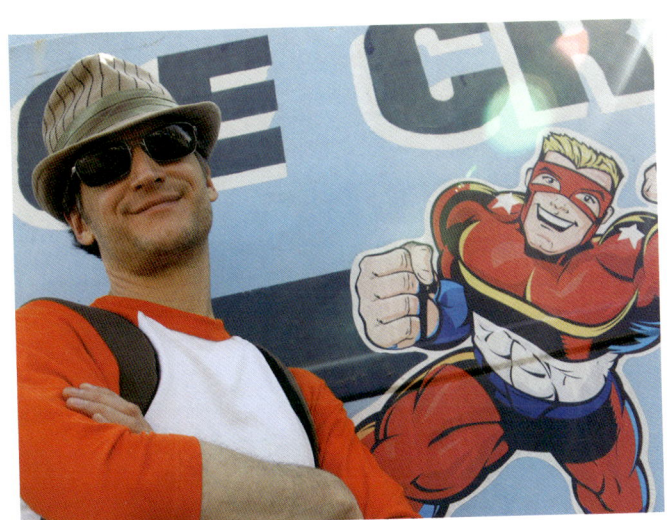

arbeiteten wir die ganze Zeit zusammen und dokumentierten meine Erfahrungen mit dem Krebs. Bei den 16-stündigen Schnitt-Sessions waren wir kreativ und ausgelassen und alberten herum. Obwohl ich mich zuerst dagegen wehrte, verliebte ich mich. Erst bei einem bestimmten Arzttermin bemerkte ich, wie stark meine Gefühle waren. Es fiel mir noch schwerer, mir komplizierte medizinische Sachverhalte erklären zu lassen, weil ich ihn eigentlich vor diesen Informationen schützen wollte. Aber wie konnte ich meinen Kameramann schützen und trotzdem meine Geschichte erzählen? Er drehte den Film schließlich für den Learning Channel.

Also versuchte ich, mit ihm Schluss zu machen. Brillant! Der erste ausgeglichene, normale, talentierte, lässige und liebenswerte Typ, der mir seit *langem* begegnete, und ich mache Schluss! »Es ist vorbei; du hast noch dein ganzes Leben vor dir, finde ein gesundes Mädel und führe ein normales Leben. Das ist meine Bürde und ich mag dich zu sehr, um dich da mit reinzuziehen.«

Er lehnte das ab. »Nein. Ich liebe dich und ich bleibe. Lass uns im Hier und Jetzt leben und mit dem arbeiten, was wir haben, okay?«

Bin ich bereit für ein Date? Vielleicht wäre das eine gute Ablenkung für mich. Aber Liebe, sich richtig verlieben. Ich weiß nicht, ob mein Herz mit dem ansteckenden Wesen der Liebe umgehen kann. Ich brauche all meine Kraft, um für meine Genesung zu kämpfen. Ich schätze, ich habe einfach Angst davor, verletzt zu werden. Aber er weiß es. Wow, er weiß es und ist immer noch interessiert. Nicht dass ein Mann dafür sorgen würde, dass alles gut wird, oder mir das Gefühl geben würde, komplett zu sein.

Aber dieser Mann macht die dunklen Tage auf jeden Fall ein bisschen heller.

Okay! Er wusste alles, kannte jedes Detail und er rannte nicht weg. Es war *verrückt*. Also arbeiteten wir weiterhin zusammen und ich schlief nicht mehr auf der Couch.

Später wurde mir klar, dass mir unsere kreative Verbindung guttat. Brian gab mir im Schneideraum die Möglichkeit, meine Krankheit zu verarbeiten. Über die Jahre war er es vor allen anderen, der mir geholfen hat, trotz des Krebses aufzublühen und Frieden mit dem Unbekannten zu schließen. Sicher hatten wir auch unsere Schwierigkeiten. Aber ich kann tatsächlich sagen, dass das Beste, was mir durch den Krebs passiert ist, war, dass ich meinen Seelenverwandten kennengelernt und geheiratet habe.

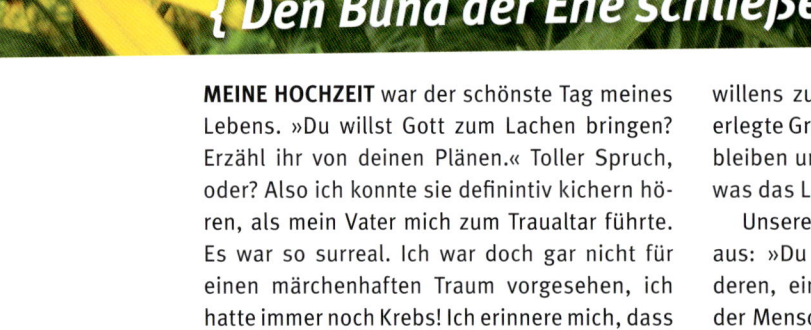

{ Den Bund der Ehe schließen }

MEINE HOCHZEIT war der schönste Tag meines Lebens. »Du willst Gott zum Lachen bringen? Erzähl ihr von deinen Plänen.« Toller Spruch, oder? Also ich konnte sie definitiv kichern hören, als mein Vater mich zum Traualtar führte. Es war so surreal. Ich war doch gar nicht für einen märchenhaften Traum vorgesehen, ich hatte immer noch Krebs! Ich erinnere mich, dass ich darüber nachdachte, was die Gäste wohl denken würden. Ich war mir sicher, dass irgendjemand düstere Gedanken hatte, besonders bei dem Teil, in dem es heißt: »In Gesundheit und Krankheit, bis dass der Tod euch scheidet«. Aber das war egal. Es war traumhaft. Wir gelobten, gemeinsam Abenteuer zu bestehen und

willens zu sein, immer wieder über selbstauferlegte Grenzen hinauszuwachsen, neugierig zu bleiben und den Humor nicht zu verlieren, egal was das Leben mit sich bringt.

Unsere Gelöbnisse drückten es am besten aus: »Du heiratest ein Geheimnis, einen anderen, ein Gegenstück. In gewisser Weise ist der Mensch, den du heiratest, ein Fremder, von dem du einen großartigen Eindruck hast. Dieser Mensch ist jemand, den du liebst, aber seine Tiefen, ihre intimen Feinheiten wirst du erst mit der Zeit kennenlernen.«

In meinem Fall kam meine Ehe erst durch meine Krankheit zustande, aber in anderen Fällen kann die Krankheit die Ehe zerstören. Ob es dir nun gefällt oder nicht, deine Krebserfahrung wird dir zeigen, welches Potenzial in deinem Partner steckt. Wird er sich in schwierigen Situationen als wertvoller Teamplayer erweisen oder wird er abhauen? Mit abhauen meine ich nicht, dass er dich verlassen wird. Ein Partner kann seinen Platz räumen, während er immer noch das Bett mit dir teilt (und dir wahrscheinlich die Decke klaut!).

Sich emotional abzumelden ist keine Option.

Es ist wichtig, offen und ehrlich zu sein und miteinander zu reden. Schweigen hilft niemandem. Gib deinem Partner die Chance, dich zu verstehen. Es ist gut möglich, dass er dich mehr unterstützen wird, als du denkst. Wenn nicht, denk daran: »Deine Ablehnung ist Gottes Schutz.« Verlass ihn und mach weiter, mach weiter! Zu viele Frauen haben das Gefühl, in der Falle zu sitzen, wenn sie krank werden. Sie haben Angst vor dem Alleinsein und auch vor einem Neuanfang. Aber der Stress und die Sorgen, die man wegen eines Mannes hat, der ständig auswärts essen geht, sind es einfach nicht wert. Du hast schon zu viel durchgemacht, um dich mit einem Versager abzugeben!

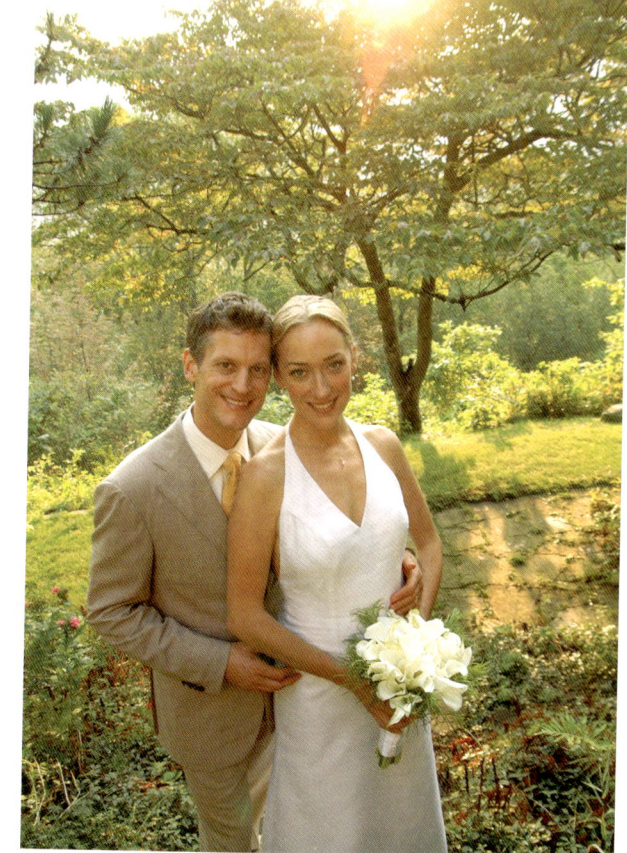

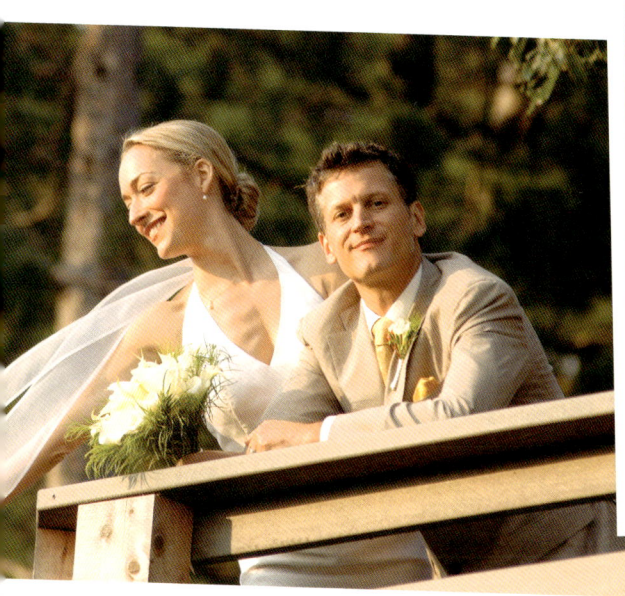

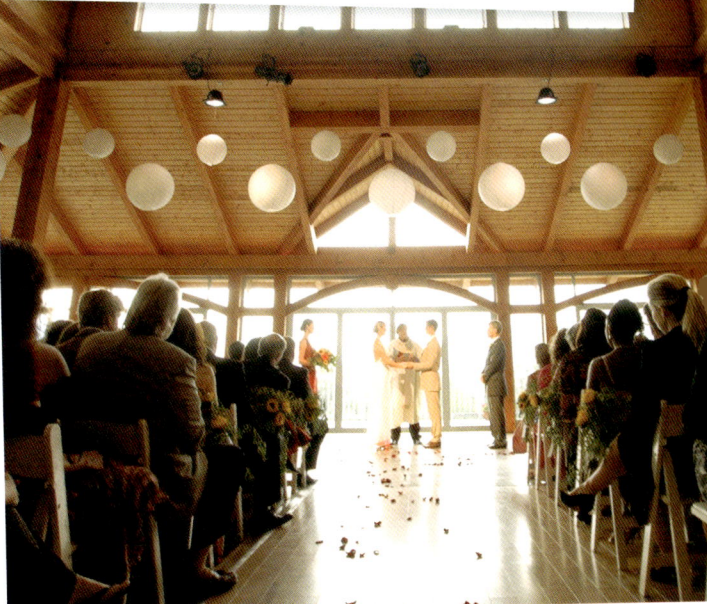

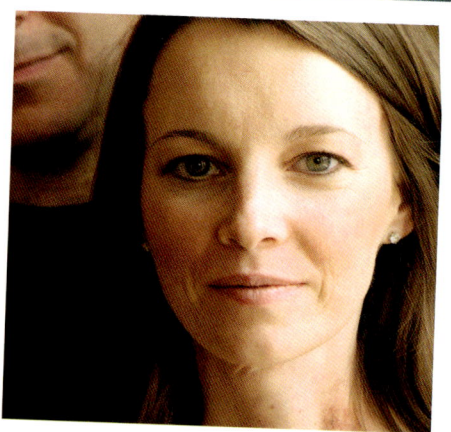

Steckbrief
LINDSAY NOHR BECK

Lindsays Symbol:

ALTER: 30

HAARFARBE: braun

AUGEN: grün

GRÖSSE: 1,70 Meter

GEWICHT: Soll das ein Witz sein? Nicht fair, ich habe gerade ein Baby bekommen!

HEIMAT: New York City

BERUF: Gründerin und Geschäftsführerin von »Fertile Hope«

LIEBLINGSSPRUCH: »Das Leben ist das, was passiert, während du damit beschäftigt bist, es zu planen.«

BESTER TIPP: Führe das Leben, das du dir immer vorgestellt hast.

Tipp Nr. 72

»MAN MUSS DABEI SEIN,

um gewinnen zu können!«

WIE SOLL MAN im Lotto gewinnen, wenn man nicht mitspielt? Warte nicht, bis wieder alles normal und der richtige Zeitpunkt gekommen ist, um einen Tippschein auszufüllen und zu gewinnen. Geh mit Freunden aus und unternimm etwas. Mr. oder Mrs. Right wird nicht an deiner Tür klingeln. Such dir eine Selbsthilfegruppe für Leute deines Alters, die mit den gleichen Problemen zu kämpfen haben wie du, und sprich darüber, was deine Ziele sind und was dich überfordert. Oder sieh dir Seiten wie www.PaPaSu. de an. Diese Partnerbörse ist ein Portal für Erkrankte und Gesunde. Durch die Offenheit und

Direktheit kann man späteren Enttäuschungen vorbeugen. Erinnere dich an die Macht von feuerrotem Lippenstift auf einem Spiegel. Schnapp dir deinen Mann! Er ist irgendwo da draußen. Also misch deinen Zaubertrank!

LINDSAY: Im Alter von 21 Jahren bekam ich die Diagnose Zungenkrebs und musste mich einer aggressiven Bestrahlung unterziehen. Mit 24 hatte ich einen Rückfall und der Krebs breitete sich in die Lymphknoten aus. Bei meiner zweiten Behandlungsrunde wurde ich operiert, machte eine Chemotherapie und bekam wieder eine Bestrahlung. Nachdem ich zwei Bestrahlungen an Kopf und Hals hinter mir hatte, produzierte ich nicht mehr viel Speichel. Ein paar Monate nachdem ich Jordan, meinen jetzigen Mann, kennengelernt hatte, ging ich zu einer Routineuntersuchung. Mein Arzt meinte, dass meine Speichelproduktion dramatisch angestiegen sei, und fragte mich, ob ich mir das erklären könne. Mit einem breiten Grinsen antwortete ich: »Ich habe jetzt einen Freund.« Er sah mich komisch an. Was zum Teufel hatte das mit Speichel zu tun? Dann fiel der Groschen und wir lachten beide laut los. Man hatte mir eine Liste von Dingen empfohlen, um meine Speichelproduktion anzuregen, aber Küssen stand nicht darauf!

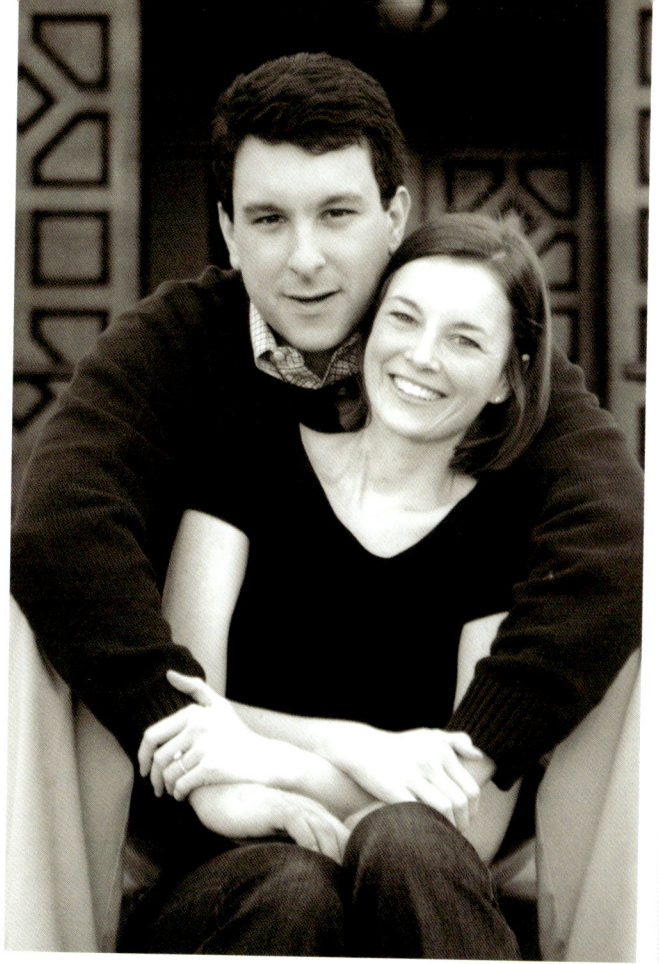

Nachdem mir ein Drittel meiner Zunge entfernt worden war und ich zweimal Krebs hatte und vielleicht unfruchtbar war, jagten mir Dates Angst ein. Mir gingen tausend Fragen durch den Kopf: Wenn mich jemand küsst, merkt er dann, dass mir ein Stück der Zunge fehlt? Soll ich es ihm vorher sagen oder einfach machen? Wer würde mich wollen? Wenn es andersrum wäre, würde ich mich wollen? Ein Teil von mir ärgerte sich darüber, dass Männer über mich urteilen oder mich ablehnen könnten wegen etwas, das ihnen eines Tages auch passieren konnte (jeder Zweite erkrankt im Laufe seines Lebens an Krebs!), oder das sie nicht mal über sich selbst wussten (zum Beispiel konnten sie mich ablehnen, weil ich unfruchtbar war, obwohl sie ihr Spermiogramm nicht kannten). Deswegen war ich wählerisch – ein Mittel der Selbsterhaltung. Zweieinhalb Jahre lang hatte ich keine richtigen Verabredungen. Ich denke, ein Teil von mir wollte, aber ein anderer Teil nicht. Es war auch nicht hilfreich, dass man mich mit folgenden Worten vorstellte: »Das ist Lindsay, meine Freundin, die Krebs hatte.« Mein Sexleben lag drei Jahre lang völlig brach.

Dann lernte ich Jordan kennen und wir versuchten, die verlorene Zeit aufzuholen! Ich erinnere mich, dass ich ihm gesagt habe, dass es eine Weile her war und dass er »der Erste seit meiner Krebserkrankung« war. Er sah geschockt aus. Wie reagiert man darauf? Ich fragte ihn auch, ob er auf Geschlechtskrankheiten untersucht worden war und einen HIV-Test gemacht hatte – eine Frage, die ich schon immer für wichtig gehalten hatte, mich aber nie zu stellen getraut hatte. Jetzt schien sie noch wichtiger zu sein – kein Mann war noch mehr medizinische Dramen wert.

(PS: Mein Mann schwört, dass er nicht merkt, dass meine Zunge anders ist!)

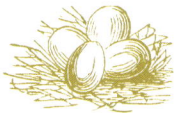

PROBIERE DAS

Kamasutra

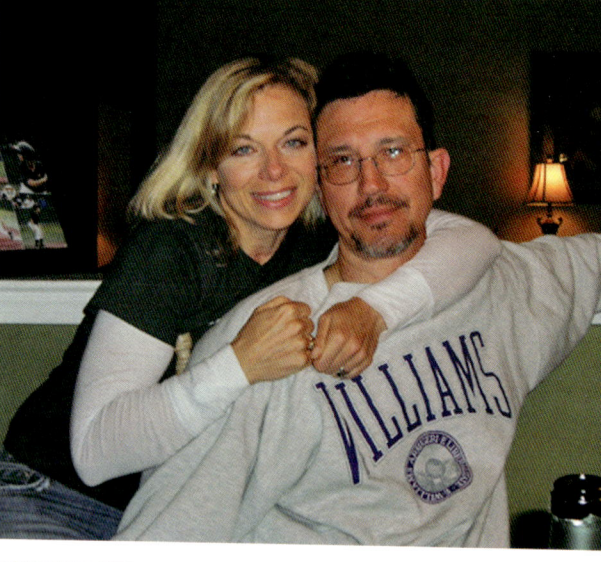

TRAU DICH, SEXY ZU SEIN! Stell dich oder deine erotischen Fantasien nicht zurück. Wir können unser Leben vielleicht nicht kontrollieren, aber wir können beeinflussen, was wir daraus machen, besonders wenn es um Sex geht.

Sexualität gehört zum Menschsein dazu. Wenn wir uns dafür schämen oder ein ungesundes Verhältnis dazu haben, machen wir ein pikantes Stück von uns selbst kaputt.

Wenn du nicht bereit bist, dir einen Liebhaber zu nehmen, sei dein eigener. Ein göttlicher Funken strömt durch deine feminine Herrlichkeit. Wie kann man besser in Kontakt bleiben als über Körperkontakt (sozusagen)? Bäder, Kerzen, Öle, schöne Dessous – alles was dir gefällt!

Während ich das schreibe, muss ich lachen. Ich habe alle Dessous, die ich zu meiner Hochzeit bekommen habe, zurückgegeben, ich schlafe in alten Boxershorts, ich benehme mich wie eine Verrückte, die sich weigert, einen Fuß in stehende Gewässer zu setzen (obwohl ich einen Whirlpool besitze), ich kuschle nicht gern – »Das ist deine Seite, das ist meine, und meine Beine sind im Moment so trocken, dass sich meine Haut unter der Decke schält!« Ich würde wirklich gut daran tun, meine eigenen Ratschläge zu befolgen. Mein Mann würde das sicher auch begrüßen. Manchmal ist es schwer, die Göttin in sich nicht zu vergessen, aber ein bisschen Ehrfurcht ist wie vegane Hühnersuppe für die Seele.

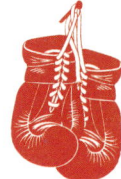

TERRI: Sex ist immer unglaublich lebensbejahend. Aber besonders wenn man von Gedanken über die eigene Sterblichkeit geplagt wird, kann Sex die Angst verbannen und bewirken, dass man sich lebendig fühlt. Guter Sex gibt einem während der Behandlung das Gefühl von Normalität. Nach Bestrahlungen und Computertomografien kommt man sich vor wie eine Laborratte, aber durch Sex mit einem tollen, liebevollen Partner fühlte ich mich wieder wie ich selbst. Es erinnerte mich daran, dass das Leben weitergeht, es war eine Ablenkung von Entscheidungen und beängstigenden Gedanken. Nicht nur Sex hat mir dieses Gefühl gegeben. Intensive Körpermassagen, Fußmassagen, sanftes Streicheln gaben mir nicht nur das Gefühl, geliebt zu werden, sondern auch immer noch wichtig, ich selbst und normal zu sein.

Wenn dein Partner dich behandelt, als wärst du kaputt, fühlst du dich auch so. Als Frauen wollen wir uns um alles und jeden kümmern. Aber als ich behandelt wurde, brauchte ich Vic (meinen Ehemann), damit er meine Hand hält, mir die Angst vertreibt und mich gleichzeitig normal behandelt, was mit einschließt, dass wir genauso viel oder mehr Sex hatten wie sonst auch – weil es sich gut anfühlte.

Auch wenn dir nicht nach Sex zumute ist oder du momentan nicht mit jemandem intim werden willst, dann verwöhne dich selbst. Besitzt du einen Vibrator oder andere Spielzeuge? Wenn nicht, informiere dich. Wenn sich Teile deines Körpers verändert haben, entdecke diese. Und auch wenn sie sich nicht verändert haben, fang an, deinen Körper zu erkunden. Wie kannst du dich dabei wohlfühlen, dass dich jemand anderes anfasst, wenn du es selbst nicht erträgst? Die eigene Akzeptanz ist der wichtigste Schritt zu einer gesunden Sexualität. Sei offen und betrachte es als wichtigen Unterricht, den du dir selbst gibst. In vielen Elternhäusern war es tabu und galt als ungehörig, über Sex zu reden. Befrei dich davon und probier dich aus!

Tipp Nr. 74

EINE ERKUNDUNGSTOUR

machen

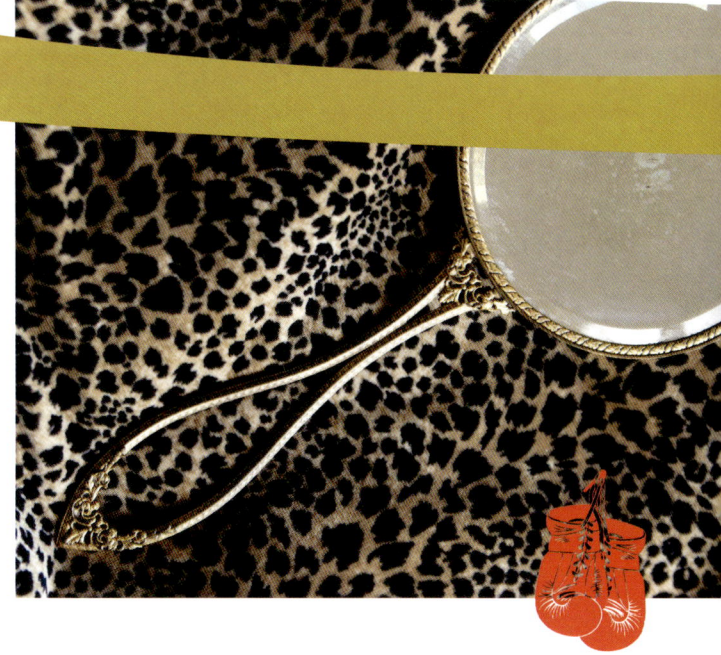

NACHDEM MIR TERRI diesen Text geschickt hatte, führten wir ein superwitziges Telefongespräch. Habt ihr schon mal von Dr. Betty Dodson gehört, der berüchtigten Sexpädagogin und internationalen Expertin auf dem Gebiet der weiblichen Sexualität? Dodson ist die Mutter der Masturbation und hat Frauen jahrzehntelang unterrichtet, wie man mit einem Handspiegel in der Hand liebt und kommt. Terri und ich nennen es »eine Erkundungstour machen«. Natürlich steckte ich in einem Fahrstuhl voller prüder Geschäftsleute, als wir über dieses Thema redeten. Ich versuchte zu flüstern, denn immer wenn man das Wort »Sex« erwähnt, kriegen alle Umstehenden lange Ohren. Ich frage mich, wie viele dieser Büroangestellten den Handspiegel rausholten, als sie nach Hause kamen.

TERRI: Nachdem ich meine Diagnose erhalten hatte, las ich Unmengen von Büchern über Krebs und Gesundheit und das Frausein. Außerdem suchte ich Halt und etwas, das mir die Angst vor der eigenen Sterblichkeit nahm, die ich verzweifelt versuchte loszuwerden. Ich stieß auf einen Artikel in einer Frauenzeitschrift, wo es um den Zusammenhang zwischen einem schlechten Orientierungssinn und der Unkenntnis der eigenen Vagina ging. Da ich mich schon immer viel verfahren habe, hielt ich den Artikel für die Antwort auf all meine Probleme. Ich würde tatsächlich die unteren Regionen meines Körpers erforschen und ich war mir sicher, dass ich dadurch die Antworten bekommen würde, nach denen ich suchte. Eine tolle Ablenkung von der Bestrahlung!

Ich kaufte mir einen wunderschönen Handspiegel und ein paar Duftkerzen, drehte eine Barry-White-CD laut auf und hatte ein Date mit mir selbst. Beim Kennenlernen meines Körpers nahm ich mir Zeit, war zärtlich zu mir selbst und liebte mich ganz bewusst – und das hatte eine wahnsinnige Wirkung auf mich. Ich spürte, dass ich eine Frau war, ein sexuelles Wesen, das sehr lebendig war – es auch bleiben wollte.

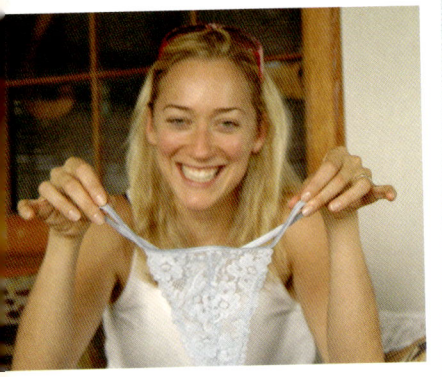

Wenn man eine Krebsdiagnose bekommen hat, ist es egal, wie viele Menschen einen lieben, es wird Augenblicke geben, in denen es nicht zu leugnen sein wird, dass es eine sehr einsame Erfahrung ist.

Eine richtige Beziehung zu sich selbst zu haben, eine sexuelle oder eine andere, ist ein echtes Geschenk, das du aus deiner Erfahrung mitnehmen kannst.

Nachbemerkung zu meinem inneren GPS-Abenteuer: Neulich, als ich versuchte, mit der U-Bahn-Linie E zur Ecke 53rd und Seventh zu kommen, landete ich in Queens und dachte, ich sei in Hoboken! Aber dafür weiß ich genau, wo sich meine inneren Schamlippen befinden.

Tipp Nr. 75

SAG BITTE UND DANKE, ABER

bitte um das, was du willst!

OB DU NUN ALLEIN ODER mit einem Partner zärtlich bist, Sex tut gut, besonders wenn man bewusst an die Sache rangeht. Schweife nicht mit den Gedanken ab! Sei aufmerksam und reagiere auf das, was sich gut anfühlt. Wenn du in einer Beziehung steckst, denk daran, dass dein Partner keine übernatürlichen Kräfte besitzt. Es ist nicht der richtige Moment, um dichtzumachen und Dinge zu sagen wie: »Ich weiß nicht« oder »nichts«, wenn man gefragt wird, was los ist.

Schnapp dir dein sexuelles Megafon, sprich laut und drück dich präzise aus.

Denk auch daran, dass es nicht nur um dich geht! Was? Skandal! Dein Partner hat auch Bedürfnisse und manchmal musst du etwas geben, um weiter nehmen zu können. Liefere die Ware aus, auch wenn es nur ein schnelles FedEx-Paket ist. Ich habe gehört, Krankenhaussex kann ziemlich aufregend sein.

Bei Intimität geht es natürlich nicht nur ums Fummeln. Händchenhalten, ein liebevoller Klaps, die Haare kämmen, auf dem Sofa kuscheln, lange Spaziergänge oder einfach ruhig zusammensitzen und lesen, das alles kann überaus bezaubernd sein. Vertrauliche Gespräche sind befreiend. Die Kraft der Worte, die du benutzt, und die Tiefgründigkeit eurer Gespräche können die Intimität auf eine ganz neue Stufe heben.

NEBENSÄCHLICHE DETAILS

- Ob du es glaubst oder nicht, bei einigen Patienten wurde nach dem Sex ein dramatischer Anstieg der roten Blutkörperchen festgestellt. Also hab Spaß!

- Der Wilkes University in Pennsylvania zufolge haben Personen, die ein- oder zweimal in der Woche Sex haben, einen um dreißig Prozent höheren Bestand an Antikörpern mit dem Namen Immunglobulin A. Diese Antikörper stärken das Immunsystem.

{ Planet-Cancer-Zufluchtsort für Paare }

PLANET CANCER organisiert das ganze Jahr über Treffen für junge Leute mit Krebs. 2007 fand das erste Paartreffen des Landes statt! Wenn diese Treffen auch nur annähernd so sind wie meine Freundin Heidi, muss man sich auf eine Explosion gefasst machen und man darf ruhig ein paar Freudenschreie loslassen!

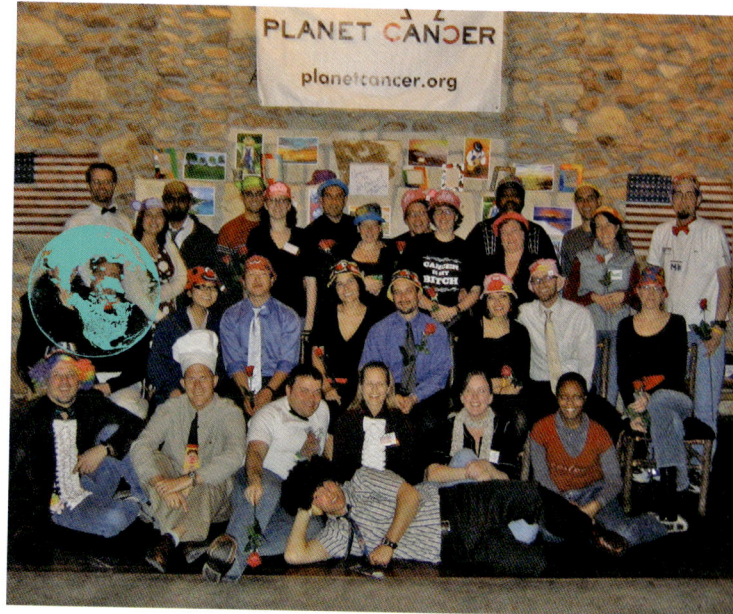

HEIDI: Ich wusste, dass die Nachfrage nach einem Ort da war, an dem junge Paare (Kämpfer und ihre Mitkämpfer) Unterstützung finden konnten. Ich habe den Großteil meiner eigenen Behandlung als Single erlebt. (Mein damaliger Freund hat vier Monate nach Behandlungsbeginn mit mir Schluss gemacht. Meine Mutter würde ihn immer noch sofort erwürgen, wenn sie ihn sehen würde.) Natürlich machte ich mir Sorgen um meine engsten Familienmitglieder und ihre Bedürfnisse, aber sonst konnte ich mich ganz egoistisch in den Mittelpunkt meines Behandlungsuniversums stellen, ohne darüber nachzudenken. Die Paare bei unserem Treffen waren dagegen vor allem – und das recht selbstlos – um den anderen besorgt.

Wir hatten zwei verschiedene Gesprächsgruppen, eine für die Patienten und eine für die »Krebs-Partner« (ein Begriff, den wir an jenem Wochenende geprägt haben). Viele der Probleme, die sie getrennt ansprachen, waren die gleichen: Wie kann man dem anderen seine wahren Gefühle mitteilen und ihn gleichzeitig schützen? Wie kann man sich an die neue Realität gewöhnen? Wie kann man Verantwortung abgeben oder überneh-

men? Wie kann man als Team mit Freunden und Familienmitgliedern umgehen? Wie geht man mit den Kindern um? Wie erkennt man Veränderungen in der Persönlichkeit und in der Beziehung, die aufgrund der Krankheit und der Behandlung auftreten, und wie definiert man die Beziehung infolgedessen neu?

Das grundlegende Problem schien darin zu bestehen, wie man ehrlich sein kann, ohne den anderen zu belasten. Und im umgekehrten Fall, wie man manchmal egoistisch sein kann, ohne sich schuldig zu fühlen oder dass es zulasten des anderen ginge. Ich denke, es wurde allen klar, dass es okay und hin und wieder sogar nötig ist, dass man sich selbst an erste Stelle setzt: Krebs-

187

Partner müssen sich um sich selbst kümmern, um so gut wie möglich für ihren Partner da sein zu können, und Patienten müssen sich an erste Stelle setzen, um aus ihrer Behandlung das Beste herauszuholen und die besten Erfolgschancen zu haben.

Mir war immer bewusst, dass es nur wenige Anlaufstellen für krebskranke junge Erwachsene in ihren Zwanzigern und Dreißigern gab (deshalb wurde Planet Cancer gegründet), aber es gibt noch weniger Orte, an denen ihre Partner Unterstützung finden können, und keinen Ort, an dem Paare das als Team tun können. Ich hatte das Gefühl, dass das Wochenende ein voller Erfolg

war, weil die Menschen andere kennenlernen konnten, die im selben Boot saßen, und man sich über schwierige Erfahrungen und Gefühle austauschen konnte, ohne verurteilt zu werden. Und sie konnten ein Wochenende als Paar inmitten von Paaren verbringen, die einander verstanden. Sie mussten nicht ständig ihre Vorgeschichte erzählen.

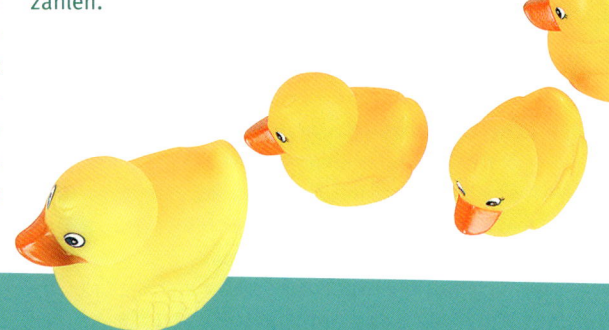

{ Kinder KÖNNEN Teil deiner Zukunft sein }

ES IST SCHWER ZU GLAUBEN, dass ich keine 25 mehr bin und nicht mehr alle (Fruchtbarkeits-) Zeit der Welt habe, um mir darüber klar zu werden, wann ich einen kleinen Jack oder eine kleine Jane haben möchte. Und dann kam noch der Krebs dazu! Ich wollte immer Kinder haben, aber der Gedanke, sie in meine Krebs-Welt zu holen, ist verdammt beängstigend. Ich habe nicht vor, diese Krankheit für immer zu haben (egal was meine wundervollen Ärzte sagen), aber ich habe sie jetzt und genau jetzt tickt die Uhr. Ein schwieriges Problem. Es ist mehr als wahrscheinlich, dass der Krebs, der stabil ist, die Schwangerschaft nicht beeinflussen würde. Aber niemand weiß, ob eine Schwangerschaft mit der damit einhergehenden Veränderung des Hormonspiegels nicht den schlafenden Drachen wecken würde. Ich schätze, darüber müssen mein Mann und ich uns noch etwas mehr informieren. Wir müssen uns schwer ins Zeug legen, um herauszufinden, ob wir bereit sind, dieses Risiko einzugehen oder nicht.

Ob du ein Baby möchtest oder nicht, ist ganz allein deine Entscheidung. Natürlich hat dein Partner auch mitzureden, aber du hast das letzte Wort, besonders wenn es um deinen Körper geht. Bereite dich darauf vor, dass jeder seinen Senf dazugeben wird. Einige Leute werden dich sogar kritisieren, dir ein »Wie kannst du nur« an den Kopf werfen. Nimm nur das Gute an und vergiss den Rest. Keiner steckt in deinen (Stöckel-) Schuhen.

Viele Frauen wissen nicht, dass Krebsbehandlungen Unfruchtbarkeit oder eine verfrühte Menopause verursachen können, bis es zu spät ist.

Leider denken viele Onkologen nicht weiter als bis zu deinem Überleben. Sie machen sich keine

FERTILE HOPE

Ich habe meine Freundin Lindsay kennengelernt, als ich anfing, mich über Fortpflanzungsmöglichkeiten für krebskranke junge Frauen zu informieren. Es gibt nicht viele Frauen mit einem epitheloiden Hämangioendotheliom und einem Baby , also schien es mir fast unmöglich, Kontakte zu knüpfen. Dr. Demetri sagte sogar, dass ich eventuell die Erste sei, die es versucht. Ich bezweifle, dass das stimmt, aber es ist beruhigend, das zu wissen! Wenn du eine dieser Frauen bist, melde dich bei mir. Ich würde zu gern wissen, wie es dir geht.

Fertile Hope, Lindsays Organisation, ist eine gemeinnützige Gruppe, die Krebspatientinnen Informationen bereitstellt und sie unterstützt. Dort werden die Frauen über Probleme die Fortpflanzung betreffend aufgeklärt und es gibt ein Programm namens Sharing Hope, bei dem Männern und Frauen, die in ihren fruchtbaren Jahren Krebs bekommen, geholfen wird, spezielle Behandlungen zu bekommen und zu finanzieren.

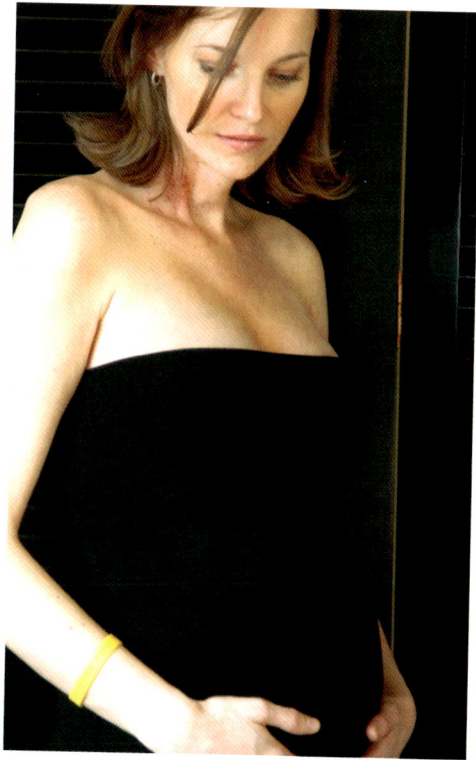

LINDSAY: Mein Mann Jordan und ich haben immer davon geträumt, Kinder zu haben. Als ich ihn kennenlernte, hatte ich meine Eizellen bereits einfrieren lassen und Fertile Hope gegründet, also ließ sich mein Kinderwunsch nur schwer verstecken. Das einzige Problem war das Timing. Ich wollte eine schwangere Braut sein und Jordan wollte zuerst heiraten. Ich scherzte, dass wir uns jederzeit heimlich auf dem Standesamt trauen lassen könnten, bevor wir eine große Hochzeitsfeier ausrichteten.

Letztendlich warteten wir bis zu unseren Flitterwochen, um es zu probieren. Unser Weg zur Elternschaft war voller ironischer Wendungen. Nach einigen Fehlgeburten und drei In-vitro-Befruchtungen wurde unser Traum wahr. Wir haben jetzt eine neun Monate alte Tochter namens Paisley Jane, die unser ganzes Glück ist. Sie bereitet uns nicht nur unvorstellbare Freude, sie ist auch unser Vermächtnis. Es gibt uns (einer Frau, die den Krebs besiegt hat, und ihrem Mitkämpfer) ein gutes Gefühl zu wissen, dass wir durch sie weiterleben werden, egal was uns zustoßen mag.

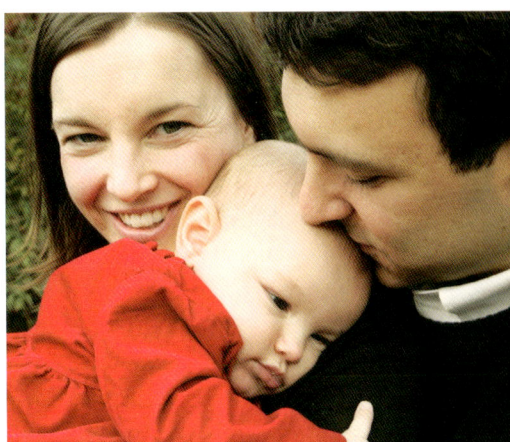

Gedanken darüber, dass dein Leben weitergeht. Ich schätze, ihrer Meinung nach reicht es aus, dass man überlebt hat. Das tut es auch, aber für dich ist es immer noch wichtig, die Möglichkeit zu haben, eine Familie zu gründen. Es ist ein Verbrechen, dir diese Möglichkeit leichtsinnig zu nehmen. Denk daran, du bist die Geschäftsführerin der Rette-meinen-Arsch-GmbH. Wenn es um die Familienplanung geht, solltest du deine Hausaufgaben machen und dich gut informieren.

Die gute Nachricht ist, dass es heute mehr Möglichkeiten gibt, als jemals zuvor. Fruchtbarkeit und Elternschaft sind auch nach dem Krebs möglich.

Es ist wichtig, dass du die Risiken kennst, sowie deine Fortpflanzungsfähigkeit und die Möglichkeiten, die dir zur Verfügung stehen.

Eine kaum bekannte Tatsache: Egal ob du deine Periode nach der Behandlung wieder bekommst oder nicht, wenn deine Geschlechtsorgane dabei teilweise zerstört wurden, wirst du vorzeitig in die Wechseljahre kommen. Eine rechtzeitige Familienplanung ist also wichtig!

Tipp Nr. 76

INFORMIERE DICH ÜBER
deine Möglichkeiten

ALS ICH LINDSAY FRAGTE, welchen Rat sie einer lieben Freundin geben würde, die eine Krebsdiagnose bekommen hatte, antwortete sie energisch: »Lass deine Eizellen einfrieren!« Begriffen. Aber es gibt viele Möglichkeiten, die Familie zu gründen, die du immer haben wolltest. Lindsay stellt auf ihrer Website, www.fertile-hope.org, viele Informationen bereit.

Da es aber in den USA andere Regelungen gibt, dürfte auch die deutsche Seite www.ferti-protekt.de interessant sein. Hier ist eine kleine Übersicht:

Fruchtbarkeitserhaltende Maßnahmen

Betroffene Frauen können befruchtete oder unbefruchtete Eizellen sowie Eierstockgewebe, das Eizellen enthält, einfrieren lassen. Falls das Becken oder der Bauchraum bestrahlt werden sollen, können vorher die Eierstöcke aus dem Bestrahlungsfeld verlegt werden, damit die Eizellen geschützt werden. Die Einnahme von Hormonen kann möglicherweise die Eizellen vor den Zellgiften der Chemo schützen. Männer können Spermien oder Hodengewebe, das Samenzellen enthält, einfrieren lassen.

Künstliche Befruchtung

Künstliche Befruchtung ist ein weiter Begriff, der sich auf die Herbeiführung einer Schwangerschaft durch künstliche oder teilweise künstliche Mittel bezieht. Dazu zählen die Verabreichung von Medikamenten, um einen Eisprung auszulösen, genauso wie die Verwendung von Samenspenden.

Adoption

Es gibt auch die Möglichkeit, ein Kind zu adoptieren, wenn man Krebs hatte, aber man sollte wissen, dass die Vermittlungsstellen ein Gesundheitszeugnis verlangen und es zur Beurteilung heranziehen. Die einzelnen Länder haben eigene Richtlinien, was die gesundheitlichen Voraussetzungen für potenzielle Eltern angeht. Es ist wichtig, sich eine Agentur und ein Land auszusuchen, die mit Menschen, die den Krebs besiegt haben, zusammenarbeiten.

Die deutsche Seite www.adoption.de bietet ausführliche Informationen: In Deutschland sind die örtlichen Jugendämter und Einrichtungen der freien Wohlfahrtsverbände Vermittlungsstellen für eine Adoption. Die Adoptionsbewerber werden in intensiven Gesprächen auf ihre Eignung hin geprüft. Man darf nur adoptieren, wenn man keine lebensverkürzenden Krankheiten hat. Es wird ein Gesundheitszeugnis verlangt, das der Hausarzt ausstellen kann. Neben der körperlichen und geistigen Gesundheit der zukünftigen Eltern sind ein festes Einkommen und genügend Wohnraum weitere formale Voraussetzungen. Bevor eine Adoption erfolgt, ist eine Pflegezeit von einem Jahr üblich.

Tipp Nr. 77

VERGISS NICHT DEINE
jüngsten Mitkämpfer

»**WENN SIE DOCH NUR** klein bleiben würden, bis ihre Kleider von Carter's abgetragen sind.« So lautete der Werbespruch einer Firma für Kinderbekleidung. Sie wachsen, egal wie sehr du dir wünschst, die Zeit in dem Moment anhalten zu können, in dem sie am süßesten sind und du eine Göttin bist.

Wenn man Krebs hat, ist man nicht die Einzige, die Angst hat – Kinder brauchen Verständnis und Zuneigung, auch wenn du dich nicht danach fühlst.

Auch sie müssen Bescheid wissen und es ist das Beste, wenn sie es von dir erfahren. Kinder werden sich fragen, was Krebs eigentlich ist, warum Menschen ihn bekommen, ob sie selbst ihn bekommen werden und ob du wieder gesund wirst. Ob sie es sagen oder nicht, sie werden sich Sorgen machen, und zu versuchen, sie davon abzuschirmen, ist nicht immer die beste Idee.

Ehrlich zu seiner Familie zu sein, auch zu den jüngsten Mitgliedern, kann ein Gefühl der Sicherheit geben, auch wenn die Informationen schwer zu verdauen sind. Erinnerst du dich an die Monster unter dem Bett? Kinder haben eine blühende Fantasie. Lass sie wissen, dass du und dein Arzt alles tut, was möglich ist, damit du wieder gesund wirst. Außerdem sollten die Lehrer deiner Kinder und die anderen Erwachsenen in ihrem Leben wissen, was dein Kind gerade durchmacht, und sie sollten bereit sein, dich zu unterstützen.

Und sei auf mögliche Wutanfälle gefasst. Ja, genau: Sie werden sie haben! Rückentwicklung, Anhänglichkeit, Verwirrung und intensive Angstgefühle sind unter Kindern weit verbreitet. Wenn diese Wutanfälle abklingen, deck deine Kinder mit einer Decke aus Liebe zu und zeig ihnen, wie sehr du sie bewunderst.

TERRI: Die erste Frau meines Mannes Vic starb mit 29 an Krebs und ließ ihn und drei kleine Kinder im Alter von fünf, drei und einem Jahr zurück. Zwölf Jahre später verliebten wir uns – sechs Monate vor meiner Diagnose. Er war und ist ein totaler Rockstar. Er begleitete mich zu all meinen Arztterminen und kümmerte sich um mich, indem er seine positive Einstellung behielt. Er behandelte mich auch ganz normal, was wichtig war. Die Jungs hatten einen solch großen Verlust in ihrem Leben hinnehmen müssen, dass sie locker damit umgingen. Alex, unser 15-jähriger Sohn, sagte mir beim Sushi tatsächlich über meine Diagnose: »Wenn die Sache endgültig ist, werde ich nicht in meinem Zimmer sitzen und deswegen heulen.«

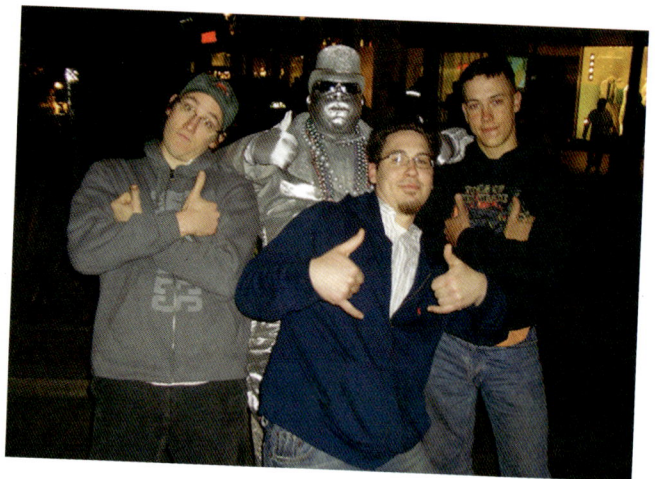

Terris Jungs

Autsch! Kinder sagen die komischsten Sachen! Aber ich habe die Fassung gewahrt und gesagt: »In Anbetracht deiner Vergangenheit kann ich nachvollziehen, wie du so fühlen kannst. Aber eins weiß ich: Ich liebe dich und ich werde nirgendwohin gehen, weder jetzt noch irgendwann!« Aber nach dieser Unterhaltung ging ich nach Hause und weinte allein in meinem Schlafzimmer, obwohl ich wusste, dass er einfach nur Angst hatte, er war ein Teenager und die Aussicht darauf, noch eine Mutter zu verlieren, machte ihn verrückt.

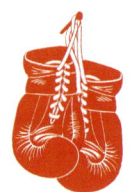

Terris Geschichte zeigt, wie wichtig es ist, dass man die Kinder die Sache auf ihre Weise verarbeiten lässt. Sei darauf vorbereitet, dass sie auch ein wenig Aufmerksamkeit brauchen. Es ist außerdem äußerst wichtig, dass du weißt, was du sagen willst, wenn du mit ihnen redest. Jedes Kind wird anders reagieren – es gibt keine richtige oder falsche Reaktion auf diese Nachricht. Einige werden zusammenbrechen; andere werden es weitererzählen wollen, um Trost und Aufmerksamkeit zu bekommen.

SUZANNE: Am Tag meiner Diagnose machte ich früher Feierabend, um meiner 13-jährigen Tochter Sophie beim Fußballspielen zuzusehen. Ich hatte ihr versprochen, dass ich ihr sagen würde, was los ist, auch wenn es schlimm sein würde. Ich musste mein Versprechen halten.

Ihre Mannschaft gewann das Spiel vier zu zwei, sehr aufregend, aber ich freute mich nicht auf die Heimfahrt. Ich erzählte Sophie auf dem Rücksitz unseres Volvos von den Neuigkeiten. Tränen liefen ihr über die Wangen, als wir uns an den Händen hielten. Ich verstand selbst nicht, was

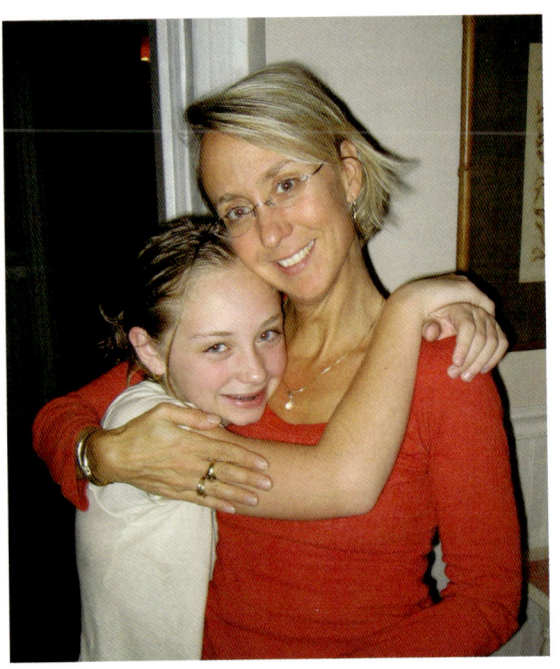

Suzanne und Sophie

gerade passierte, also wie konnte ich von ihr erwarten, dass sie die Situation begriff? Wir haben an jenem Abend viel miteinander geredet und ich wollte, dass sie mich anschaut. Ich sagte immer wieder: »Sieh mich an, ich bin kerngesund und ich verspreche dir, dass ich es besiegen werde.« Ich weiß nicht, ob sie mir geglaubt hat, aber sie schien ruhig zu sein, deshalb erlaubte ich ihr, dass sie ihrem Freund und ein paar Freunden davon erzählte.

Ich musste Miss Mermaid (ihr Spitzname) Raum für ihre Gefühle lassen. Das Erste, was sie tun wollte, war der Welt davon zu erzählen. Zum Glück bin ich ein offener Mensch. Meine Tochter liebt Dramen und Aufmerksamkeit, also war das ihr Umgang damit, und sie bekam Mitleid von ihren Freunden und spielte in der Schule ihre eigene Version der Krebs-Karte aus. Ich habe noch nie erlebt, dass ein Kind sich vor so vielen Hausaufgaben drücken konnte! Aber das war okay – das war ihre Art, damit fertig zu werden. Wir mussten dem nur irgendwann Einhalt gebieten, indem wir ihre Lehrer darauf aufmerksam machten und ihr professionelle Hilfe besorgten. Nach der Chemo ging es also zu einem Psychotherapeuten für Kinder! Nach der Sitzung redeten wir über alles.

Der dritte Tag meiner Chemo war ein erschütternder Augenblick. Es regnete in Strömen. Steve konnte nicht mitkommen und ich fing beim Frühstück an zu weinen. Ich wollte nicht gehen. Igitt. Regen, Krebs, wer braucht das schon! Meine Verzweiflung verschreckte Sophie ein bisschen, aber ich glaube, es war auch wichtig, dass sie sah, dass es für mich nicht einfach war. Auch wenn ich jeden Tag nach der Chemo wie ein Roboter zur Arbeit ging, war es nicht leicht. Dass sie sah, wie schwer es für mich war, holte sie auf den Boden der Tatsachen zurück.

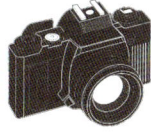

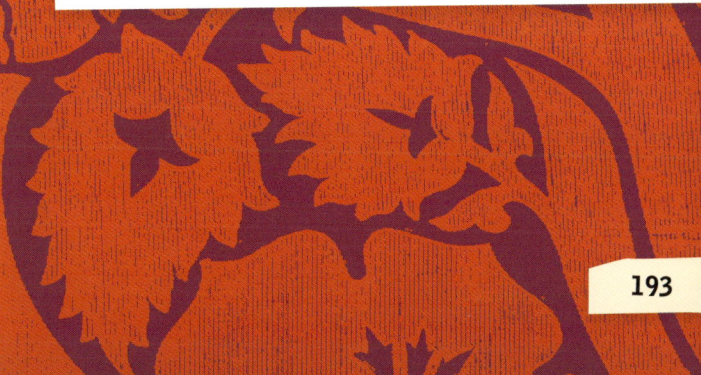

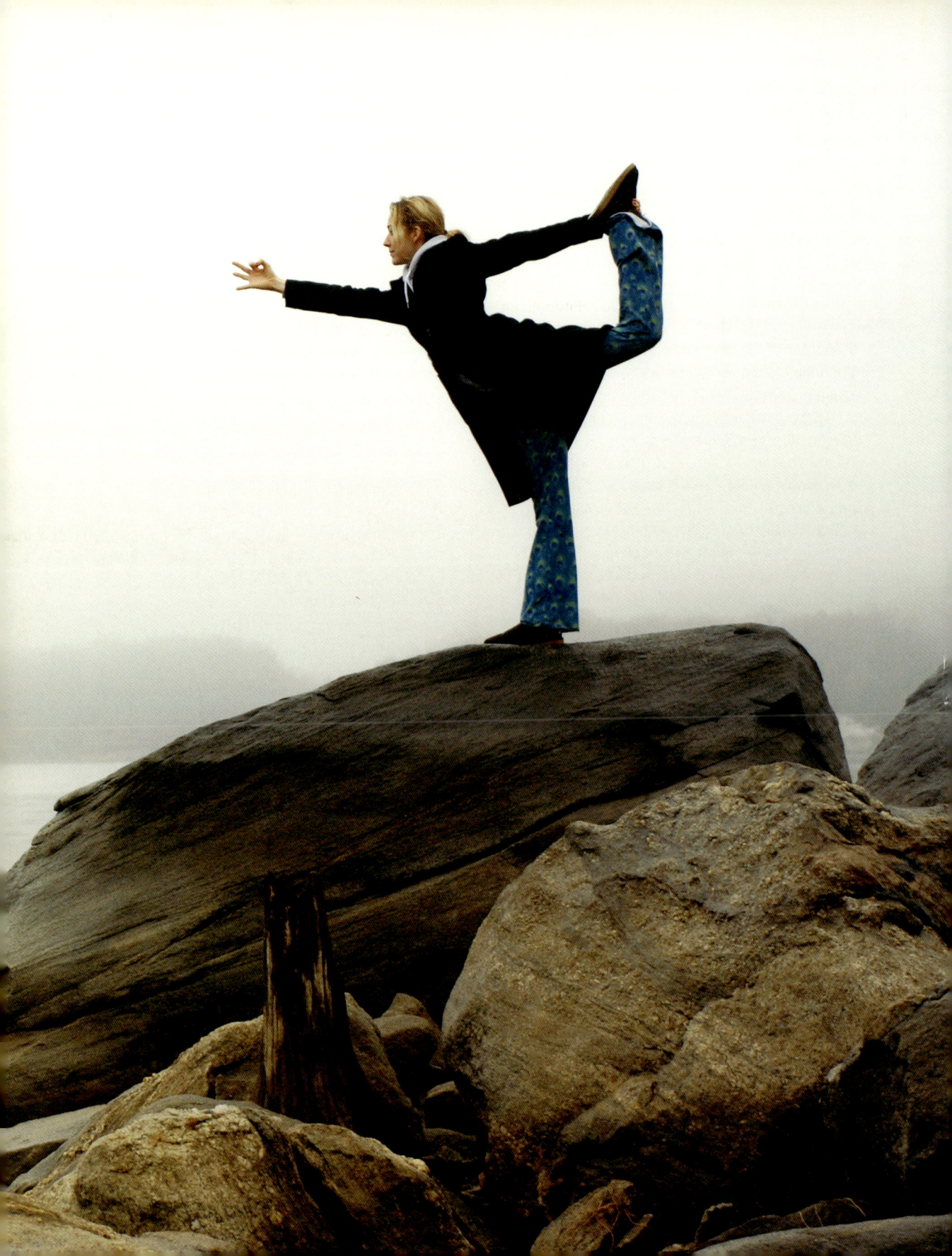

Schlussbemerkung

INDEM DU DIESES BUCHES BEENDEST, bist du offiziell zum Cowgirl aufgestiegen. Yee haw! Die Cowgirls sind ein frommer Orden, eine freigeistige Gruppe starker Frauen, die das Kommando übernehmen, während sie über den Hindernisparcours des Lebens galoppieren. Wir flüstern nicht, wir BRÜLLEN! Das ist erst der Anfang, ein Streichholz für das Feuer aus Neugierde, Möglichkeiten und Durchhaltevermögen, das in uns allen steckt. Du bist jetzt komplett. Du bist jetzt ganz. Um Himmels willen, du bist ein Cowgirl! Ein himmlisches Wesen voller Esprit und Feuer. Eine tolle Kämpferin – eine Furie, die Frieden bringt.

Cowgirls von gestern und heute sind Kämpferinnen. Nimm das Beste und ignoriere den Rest. Vergiss nicht, auf dem Boden zu bleiben, und nimm wahr, was für tolle Sachen um dich herum passieren, während du auf der »Einen Tag nach dem anderen«-Straße trampst. Denk auch daran, dass du nicht allein bist. Deine Clique wartet auf dich. Knüpfe Kontakte, teile deine Tipps mit anderen und schreib sie auf. Meld dich mal! Ich vermisse dich jetzt schon. Schick mir deine Geschichten, deine Fehltritte, deine Freuden und Ratschläge: Info@crazysexycancer.com.

Peace, Gemüse und viel Glitter, *Kris*

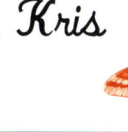

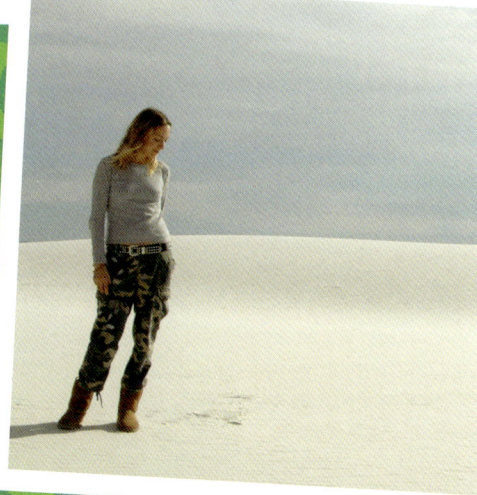

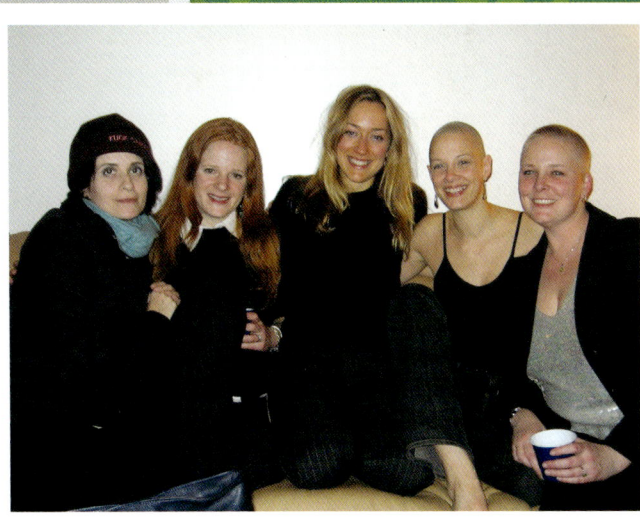

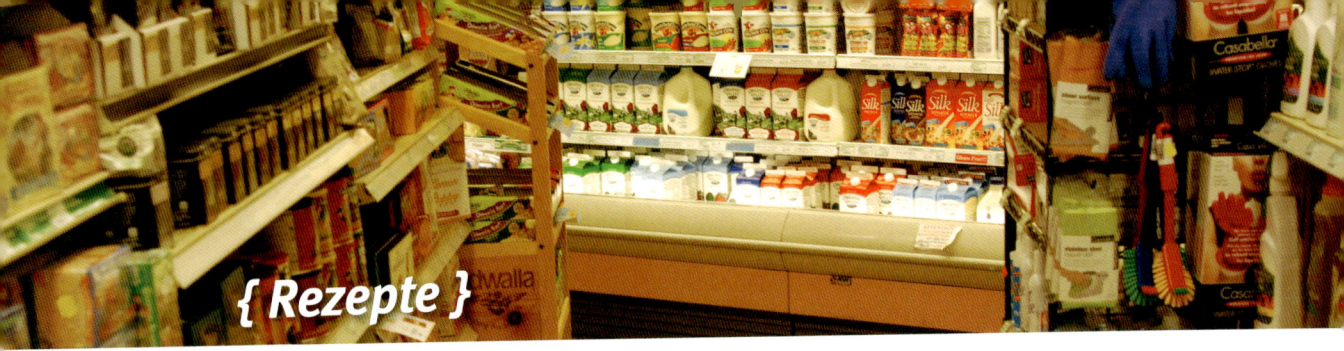

{ Rezepte }

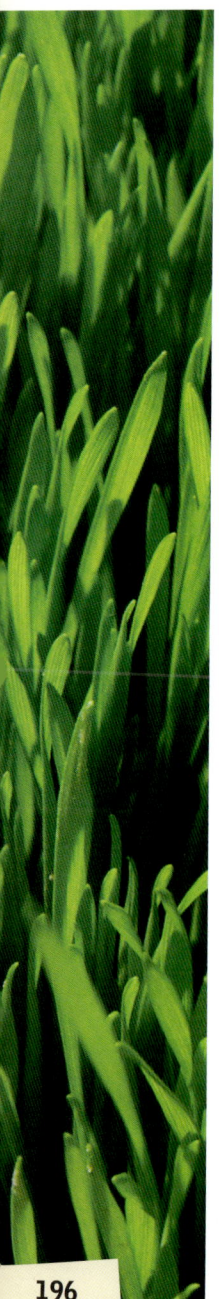

Als ich klein war, hat meine Großmutter immer Rezepte ausgeschnitten und in einem metallenen Karteikasten gesammelt. Dieser Kasten war ihr liebstes Stück, alle ihre Geheimnisse waren darin verschlossen. Heute gehört er mir. Ich habe immer noch alle ihre Rezepte – ein paar habe ich verändert –, aber ich habe auch Platz für meine eigenen geschaffen.

Ich möchte euch ermutigen, auch außerhalb des Kastens zu denken. Habt keine Angst vor Experimenten und Abweichungen. Ich befolge nie die Regeln. Mengenangaben sind für mich Leitlinien. Im Grunde schreibe ich auf, was ich brauche, und dann haue ich alles zusammen und schmecke es ab. Das Ergebnis: eine Mahlzeit nach meinem persönlichen Geschmack. Denkt daran, möglichst Bio-Lebensmittel zu verwenden. Als Starthilfe sind hier ein paar meiner Standardrezepte.

Nektar der Göttin

Dieser Saft steht jeden Morgen auf meinem Speiseplan, denn er ist das Geheimnis für gute Gesundheit, viel Energie und Glanz.

- Gurke (Ich entsafte zwei, damit der Saft süßer wird.)
- Sellerie
- Brokkolistiele
- Erbsensprossen, Sonnenblumensprossen oder beides
- Kohl

Wirf alle Zutaten in den Entsafter und los geht's.

Zitronenlimo mit zerstoßenem Eis

Das ist eine Göttliche Limonade!

- 1 geschälte Zitrone (ohne Kerne)
- Eis
- Wasser
- 2 Löffel Süßungsmittel

Wirf wieder alles in den Mixer und los geht's! Füge noch einen Fuji-Apfel als besonderen Leckerbissen hinzu und minze für einen alkoholfreien Minzcocktail.

Limetten-Smoothie

- Avocado
- geschälte und entkernte Limetten
- Kokusnusswasser
- Gurke
- Süßungsmittel

Alles in einen Mixer werfen, mixen und genießen. Man kann als Beilage auch noch etwas geriebene trockene Kokosnuss hinzufügen oder andere alkoholfreie aromatische Extrakte. Mit etwas rohem Kakao und Pfefferminzextrakten erhältst du ein leckeres Pfefferminzpastetchen.

Friedenssalat

Ich nenne den Salat Friedenssalat, weil er alle Farben des Regenbogens enthält – und darum viele Enzyme, Chlorophyll, Phytonährstoffe, Vitamine und Mineralstoffe. Lecker!

Verwende von den folgenden Zutaten Die, welche du magst, oder füge noch andere hinzu. Achte darauf, dass das Ergebnis farbenfroh ist.

- gemischtes Blattgemüse: Römersalat, Rucola oder Spinat
- Gurken
- rote Paprika
- Karotten
- Brokkoli-Röschen
- gewürfelte rote Zwiebeln
- kleingeschnittenen Rotkohl
- Sprossen (meine Lieblingssprossen sind Sonnenblumen- und Mungobohnensprossen)
- Avocado
- kleingeschnittene Wurzel der Yambohne
- in Öl eingelegte Oliven

Glücks-Bruschetta

- gehackte rote Zwiebeln
- Knoblauch
- Petersilie
- Basilikum
- Tomaten
- Celtic Sea Salt

Vermisch die Zutaten und streich das ganze auf Sprossenbrot. Ein großer Salat passt hervorragend dazu.

Avocado-Sandwich

Das ist ein herzhaftes Sandwich – gut für ein einfaches Mittagessen oder für unterwegs.

- Avocado
- Römersalat
- Luzernesprossen
- Celtic Sea Salt
- Sprossenbrot
- Bio-Senf

Man kann Pesto (siehe nachfolgende Seiten) als Aufstrich benutzen oder die falsche Mayonnaise probieren!

Heilige Süßkartoffeln

Schneide die Süßkartoffeln in einen halben Zentimeter dicke Scheiben und verteile sie auf ein Backblech. Träufle Tahina und frisch gehackten Rosmarin darüber. Für 20 bis 25 Minuten backen lassen. Mit Celtic Sea Salt würzen.

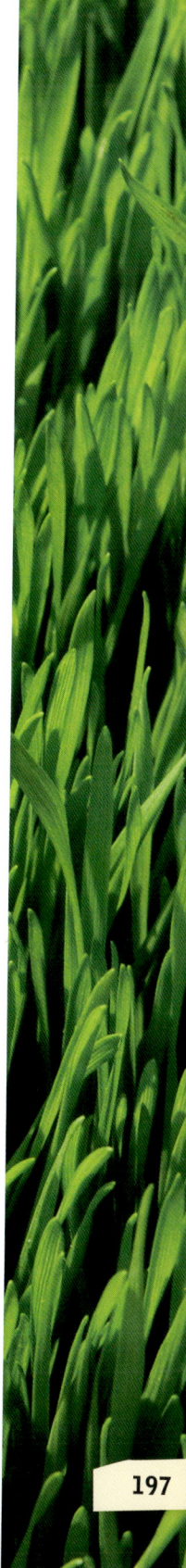

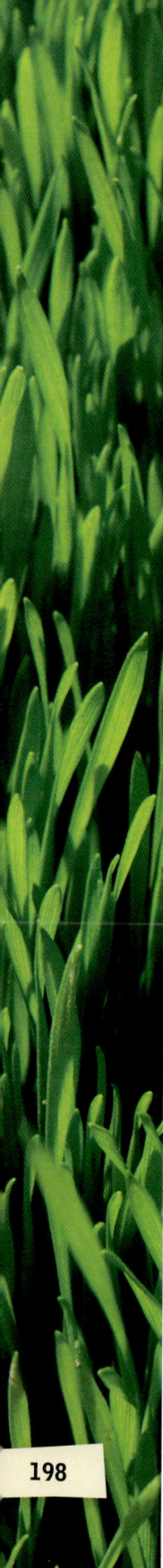

ZWEI-MINUTEN-DRESSINGS UND -AUFSTRICHE

Du hast keine Zeit zum Trödeln! Benutze einen Quirl oder einen Mixer. Ich habe eine kleine Küchenmaschine, die groß genug ist für ein oder zwei Portionen Dressing, einfach zu benutzen und leicht zu reinigen.

Veganes Caesar-Dressing

- Tahina
- Olivenöl
- Leinöl
- Wasser
- gelbe Sojabohnenpaste
- Lappentang
- Knoblauch

Dieses Gebräu kann etwas stark sein, also verdünn es mit Wasser. Ich verwende normalerweise gleichviel von den Ölen und füge jeweils einen Löffel der Sojabohnenpaste und der Tahina hinzu. Die Sojabohnenpaste ist recht salzig, also lieber weniger verwenden. Ich liebe Knoblauch (er ist ein natürliches Antibiotikum, verdünnt das Blut und reinigt), deshalb verwende ich zwei Zehen, aber Vorsicht! Eine zehe ist für die meisten genug.

Hippieville-Dressing

Ein Woodstock-Standard-Dressing.

- Olivenöl
- Leinöl
- Knoblauch (natürlich)
- Celtic Sea Salt oder Sojasauce
- frisch ausgepresste Zitrone
- eine Prise Cayennepfeffer

Avocado-Dill-Dressing

Hierfür braucht man den Mixer auf jeden Fall. Um es cremiger zu machen, gib einen Schuss Olivenöl dazu.

- Avocado
- frischer Dill
- Knoblauch
- Celtic Sea Salt
- Wasser
- Frühlingszwiebeln

Falsche Mayonnaise

- Mehrere Tassen Macadamianüsse, Cashewnüsse oder Pinienkerne
- Zitrone
- Celtic Sea Salt
- trockener oder steingemahlener Senf
- Kurkuma (nur eine Prise oder zwei)
- Paprikapulver

Alle Zutaten vermischen. Wenn es zu breiig sein sollte, einen Schuss gefiltertes Wasser hinzugeben.

Elektrisierendes Lotus-Pesto

Es ist so einfach! Man kann Spinat oder Basilikum und Pinienkerne oder Macadamia- oder Walnüsse verwenden – im Grunde alles, was du in die Finger bekommst. Wenn eine Zutat nicht zur Hand ist, improvisiere! Pesto kann man über Pasta geben oder als Aufstrich auf Sandwiches. Verdünnt man es mit ein wenig Wasser, erhält man ein Dressing.

Version eins:
- Basilikum
- Macadamianüsse
- Knoblauch
- Natives Olivenöl Extra
- Zitronensaft
- Celtic Sea Salt

Version zwei:
- Spinat
- Koriander
- Walnüsse
- Zitrone
- Natives Olivenöl Extra – oder leiste dir Hanfsamenöl (lecker)
- Knoblauch

Prana-Sauce

Tu so, als seist du Italienerin, und messe die Zutaten nicht ab; wirf einfach alles in den Mixer und schmeck es ab.

Viele kleine gelbe Tomaten oder Kirschtomaten. Gib auch ein paar Eiertomaten oder Strauchtomaten hinzu. Im Grunde brauchst du süße Tomaten. Mach eine große Menge, denn normalerweise mögen die Leute viel Sauce.

- ein paar Basilikumblätter
- Meersalz zum Abschmecken
- Knoblauchzehen

Prana bedeutet »Lebensquelle« und diese Sauce macht einen gesund und munter!

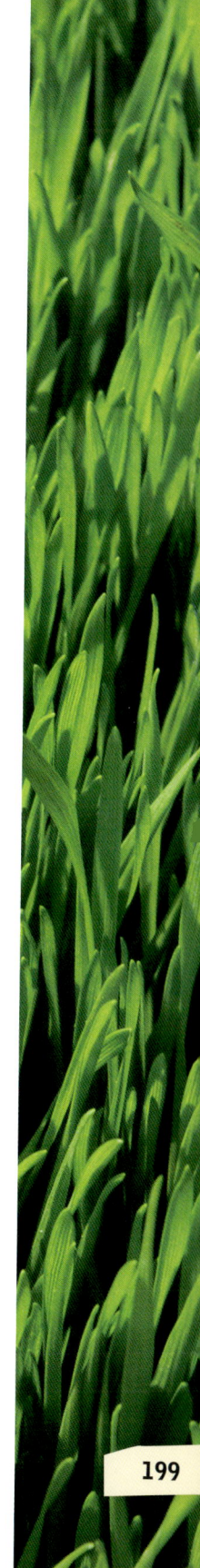

Quellen

TOLLE SHOPPING-SEITEN

Hier kann man diese frechen Krebs-T-Shirts kaufen und andere Dinge, die man haben muss. Mein Lieblings-T-Shirt hat den Aufdruck: »My Oncologist is my homeboy«.

- www.cafepress.com
- www.gotcancer.org
- www.planetcancer.org

BLOGS, WEBSITES, ORGANISATIONEN UND INFORMATIONEN MEINER CLIQUE

- www.baldisbeautiful.org. Sharon Blynns Website. »Bald Is Beautiful« versucht, für Frauen eine Inspiration zu sein, die mit den körperlichen und mentalen Herausforderungen von Krebs fertig werden müssen. Die Seite gibt Tipps, wie man sich innerlich und äußerlich wohlfühlen kann!

- http://cancervixen.com. Eine köstliche Bildergeschichte über den Kampf gegen den Krebs von Marisa Acocella Marchetto. *Sex and the City* trifft Krebs!

- www.crazysexycancer.com. Moi! Hier findest du weitere Quellen, nützliche Informationen, Rezepte, Tipps und Geschichten anderer Cowgirls.

- www.fertilehope.org. Lindsay Nohr Becks Organisation. Diese Seite bietet Informationen über die Optionen für amerikanische Cowgirls, die eine Familie gründen wollen.

- www.glamour.com/lifestyle/blogs/editor. Erin Zammett Ruddys Blog. Verfolge täglich die Erfahrungen dieser tollen Frau mit. Erin schreibt über die vielen Höhen und Tiefen ihres Kampfes gegen den Krebs.

- http://jackiefarry.com. Besuch Jackies Seite und informiere dich über ihre jüngsten tollen Projekte und Erlebnisse.

- www.liveforthechallenge.com. Diem Browns Stiftung. Auf dieser Seite kann man seine eigene Wunschliste anlegen. Es funktioniert wie eine Hochzeitsgeschenkewunschliste, nur dass man sich nicht Geschirr oder Mixer wünscht, sondern Dinge, die einem beim Kampf gegen den Krebs helfen! Deine Verwandten, Freunde oder sogar Fremde können auf die Seite gehen und eine Sache von deiner Liste kaufen, zum Beispiel Lebensmittel, eine Haushaltshilfe, eine Perücke, ein Flugticket oder einen Besuch in einem Spa!

- www.nylifelab.org. Jodi Sax' Organisation The LifeLab ist für Menschen gedacht, die den Krebs besiegt haben und nun versuchen herauszufinden, was sie nach ihrer Krankheit mit ihrem Leben anfangen wollen.

- www.planetcancer.org. Heidi Adams' Stiftung ist eine wunderbare und lustige Gemeinschaft junger Erwachsener mit Krebs. Hier kann man Erfahrungen austauschen, Ängste abbauen und dem Krebs sogar den Stinkefinger zeigen, und das alles mit Menschen, die dich verstehen.

- www.terricole.com. Sieh dir Terris Therapie/Lebensberatungs- und Reikki-Arbeit an. Sie ist meine wunderbare Mentorin!

- http://therackpack.org. Allison Briggs' Organisation. The Rack Pack ist eine großzügige Organisation, die jungen krebskranken Frauen hilft, über die Runden zu kommen.

WEITERE TOLLE SEITEN FÜR
JUNGE ERWACHSENE MIT KREBS

- **www.krebshilfe.de.** Die deutsche Krebshilfe möchte Betroffenen und Angehörigen helfen. Das Motto der gemeinnützigen Organisation lautet »Helfen. Forschen. Informieren.« Hier gibt es viele Infobroschüren zum Herunterladen oder Bestellen.

- **www.krebs-kompass.org/cms.** Der Krebs-Kompass hilft, Informationen eigenständig zu finden. Diese Seite unterscheidet sich von anderen Internetverzeichnissen, die in der Regel auf Anmeldungen seitens der Seitenersteller basieren, denn die Themen und Links werden recherchiert und regelmäßig aktualisiert. Man kann mit den Machern der Seite Kontakt aufnehmen, wenn man nicht findet, wonach man sucht.

- **www.krebs-kompass.org/forum/index.php.** Ein Krebs-Forum, das von der gemeinnützigen Volker Karl Oehlrich-Gesellschaft e.V. angeboten wird. Hier gibt es auch speziell ein Forum für junge Krebsbetroffene (U25-Forum).

- **www.krebsgesellschaft.de.** Die deutsche Krebsgesellschaft bietet einen Informations- und Beratungsservice. Interessant ist unter anderem der OnkoScout, ein Recherche-Tool, mit dem man nach Beratungsstellen, Kliniken und Onkologen suchen kann.

- **www.krebsinformationsdienst.de.** Dieser Service des deutschen Krebsforschungszentrums bietet umfassende Informationen zu allen Fragen rund um den Krebs.

- **www.inkanet.de.** Ein Informationsnetz für Krebspatienten und Angehörige. Es bietet Infos und viele weiterführende Links zu Krebsarten, Therapien und Untersuchungen sowie zur Pflege von Körper und Seele und zu Fragen des Sozialrechts.

- **www.meinkrebs.de.** Betroffene bieten Betroffenen Hilfe, indem sie Erfahrungsberichte auf diese Seite stellen. Außerdem gibt es ein Forum.

- **www.frauenselbsthilfe.de.** Das Motto dieser Organisation lautet: »Auffangen – Informieren – Begleiten«. Bundesweit gibt es circa 430 Gruppen, in denen Betroffene und Angehörige Rat und Hilfe finden. Es werden Einzel- oder Gruppengespräche sowie persönliche, telefonische und Online-Beratungen angeboten. Außerdem werden Vorträge mit Experten organisiert und man erhält Unterstützung bei der Gründung und Leitung von Selbsthilfegruppen.

- **www.schutz-der-weiblichkeit.de.** Als Anlaufstelle besonders für junge Frauen bietet diese Initiative auf ihrer Seite viele wichtige Informationen rund um die Themen Kinderwunsch, Hormonhaushalt und Wechseljahressymptome nach einer Krebstherapie. In der Info-Ecke findet man viele Büchertipps, Anlaufstellen und Links zu anderen Internetseiten.

- **www.fertiprotekt.de.** Hier findet man Informationen über Methoden zur Erhaltung der Fruchtbarkeit bei Chemo- und Strahlentherapie. Fertiprotekt ist ein Netzwerk von Zentren, die Beratungen und Therapien durchführen.

- **www.biokrebs-heidelberg.de.** Die Gesellschaft für biologische Krebsabwehr stellt Infos über bewährte naturheilkundliche Therapien bei Krebserkrankungen zur Verfügung.

- **www.vitaloptions.org/de.** Wahrscheinlich die umfangreichste Liste an Informationsquellen, die ich gefunden habe!

- **www.PaPaSu.de.** Eine Online-Partnervermittlung für Erkrankte und Gesunde!

- **http://berniesiegelmd.com** und **www.ecap-online.org.** Diese beiden Internetseiten von Dr. Bernie Siegel bieten Unmengen an Informationen und Hilfsmitteln basierend auf der Mindbody-spirit-Medizin.

- **www.cancerandcareers.org.** Diese ausgezeichnete Seite bietet jede Menge Werkzeuge für eine Überlebensausrüstung. Sie ist eine tolle Informationsquelle für alle krebskranken Frauen, nicht nur diejenigen, die die Brötchen verdienen.

- **www.cancercare.org.** Ich finde es toll, was auf dieser Seite über die Seite selbst steht, deshalb werde ich nicht versuchen, es aufzupeppen: »CancerCare ist wie ein professioneller Krebs-Assistent, der deine Fragen beantwortet, dir Hilfe sucht oder einfach zuhört, wenn du einen verständnisvollen Zuhörer brauchst.«

- **http://heardsupport.org.** Diese Seite ist für Menschen mit meiner einzigartigen (und ja, besonderen) Krebsart. HEARD informiert und bringt Hämangioendotheliom-Patienten zusammen, so dass sie sich von ihren Erfahrungen berichten, sich unterstützen, trösten und helfen und eine starke Gruppe bilden können, um die Leute auf diese Krebsart aufmerksam zu machen.

- **www.lef.org.** Die Life Extension Foundation stellt lebensrettende medizinische Entdeckungen vor und finanziert Forschungen.

- **www.livestrong.org.** Auf dieser Seite dreht sich alles um eine positive Einstellung – es ist schließlich Lance Armstrong!

- **www.plwc.org.** People Living with Cancer ist eine Seite der American Society of Clinical Oncology (ASCO) für Patienten. Diese Seite bietet von Onkologen anerkannte Informationen, um einem zu helfen, sachkundige Entscheidungen zur eigenen Gesundheitsfürsorge zu treffen.

- **www.shopwellwithyou.org.** Eine tolle Seite, auf der Frauen Tipps bekommen, wie sie während und nach einer Behandlung mithilfe von Kleidung und Accessoires ein positives Körperbild aufrechterhalten können (meine liebste Form der Therapie). Es gibt Ratschläge für alles: Badeanzüge, BHs mit Taschen, Hautpflege und Kleidung bei Stomas und Lymphödemen. Geh shoppen!

- **www.youngcancerspouses.org.** Diese Organisation kümmert sich um die Belange von jungen Ehepaaren, die Krebs haben. Man bringt sie zusammen, damit sie Informationen und Geschichten austauschen, sich gegenseitig unterstützen und beraten können.

DU SCHÖNE

- *Beauty Therapy: The Ultimate Guide to Looking and Feeling Great While Living with Cancer* von Ramy Gafni. Dieses Buch wird dir helfen, weiterhin gut auszusehen, während du gegen den Krebs kämpfst. Von Perücken über Make-up und Hautpflege bis zur Entwicklung eigener Schönheitsrituale bietet dieser Ratgeber alles!

STYLISHE KRANKENHAUSHEMDEN

- **www.lazygirldesigns.com.** Downloade einen fabelhaften Schnitt für ein Krankenhaushemd (in der Rubrik Community, Free Stuff) und ran an die Arbeit.

- **www.spirited-sisters.com.** Elegante Krankenhauskleidung, in der du deine Würde behältst. Ich würde diese Kleider auf der Arbeit tragen, wenn ich nicht selbstständig wäre!

PERÜCKEN

Die ersten Informationen über Perücken holt man sich am besten bei seinem Friseur. Diese Profis kennen normalerweise die besten Läden für Zweithaar in der Gegend. In vielen Einkaufszentren und Kaufhäusern gibt es Läden für Spaß-Perücken. Schau im Internet nach deiner Traumperücke!

- **www.pr-peruecken.de.** Dieser Internetshop arbeitet mit allen Krankenkassen zusammen. Wenn man krankheitsbedingt seine Haare verliert, übernimmt die Krankenkasse einen Teil der Kosten oder den gesamten Betrag. Erhältlich sind über 200 Modelle der Ellen-Wille-Kollektion.

- **www.fancyhair.de.** Professioneller Perücken-Shop.

- **www.locksoflove.org.** Wenn du deine eigenen Haare nicht für eine Perücke für dich selbst benutzen willst, spende sie für ein Kind.

- www.wigsalon.com. Eine riesige Auswahl an Spaß-Perücken und modischen Perücken.

- www.wigsite.com. Loris Seite ist eine Fundgrube.

VERSICHERUNGSZEUG

- www.krankenkasseninfo.de und www.krankenkassenratgeber.de. Hier findet man eine Übersicht über die Leistungen der gesetzlichen Krankenversicherungen. Es ist ratsam, sich direkt an seine Krankenkasse zu wenden.

ERWERBSMINDERUNG

- www.deutsche-rentenversicherung.de Eventuell ist man nicht mehr in der Lage zu arbeiten. Informiere dich bei deiner Krankenkasse über die Möglichkeit einer Erwerbsminderungsrente. Einen Antrag dafür kann man sich auf der Seite der Deutschen Rentenversicherung herunterladen.

BRUSTKREBS

- www.ueberleben-mit-brustkrebs.de. Umfangreiche Informationen über Vor- und Nachsorge, klinische Studien, Therapien und alles rund um ein Leben mit Brustkrebs.

- www.senocura.de. Unter dem Motto »Gemeinsam gegen Brustkrebs« gibt es auf dieser Seite ein Netzwerk, über das man direkt mit Patientinnen, ehemaligen Patientinnen, Brustkrebszentren oder auch mit Ärzten in Kontakt treten kann.

- www.brustkrebs-web.de. Auch hier gibt es viele Informationen und Antworten auf Fragen zu allen möglichen Aspekten der Krankheit.

- www.mamazone.de. Homepage der Organisation mamazone. »Mamazone – Frauen und Forschung gegen Brustkrebs e.V.« ist mit rund 1500 Mitgliedern und einem wissenschaftlichen Beirat aus 26 Brustkrebsexperten mit internationalem Ruf die größte und aktivste Brustkrebs-Patientinnen-Initiative in Deutschland. Sie hat viele Projekte auf die Beine gestellt, um den Dialog zwischen Patientinnen und Ärzten zu fördern.

- www.cancer101.org. Schaff Ordnung in deinen Unterlagen mit dem fantastischen Ordner dieser Seite!

- www.breastcancer.org. Tausende von Informationen über Brustkrebs.

- www.mdanderson.org/diseases/Breast Cancer. Es ist eines der besten Krebskrankenhäuser der Welt, aber die Seite von M.D. Anderson bietet außerdem viele Informationen und Ratschläge zu Brustkrebs.

- www.plasticsurgery.org. Ein Service, der Hintergrundinformationen über die Geschichte und die Mannigfaltigkeit kosmetischer und plastischer Chirurgie bietet.

- www.youngsurvival.org. Ein internationales gemeinnütziges Netzwerk von Brustkrebspatientinnen und Unterstützern, das sich den Sorgen und Problemen junger Frauen mit Brustkrebs annimmt.

»ISS DEIN GEMÜSE, BEWEG DEINEN ARSCH«-ZEUG

- www.naturheilmagazin.de. Auf dieser Seite werden die Natur- und Alternativmedizin so wertfrei wie möglich in ihrem Spektrum vorgestellt. Es werden eine Orientierung und verlässliche Informationen zur Naturheilmedizin und eine Berater-Hotline mit erfahrenen Therapeuten geboten.

- www.mercola.com. Eine fantastische Seite mit Infos über alternative Medizin.

- www.hippocratesinst.org
- www.highvibe.com
- www.live-live.com
- www.rawfood.com
- www.trampolinhaus.de.

LESELISTE

- *Eating in the Raw: A Beginner's Guide to Getting Slimmer, Feeling Healthier, and Looking Younger the Raw-Food Way* von Carol Alt

- *The Cure: Heal Your Body, Save Your Life* von Dr. Timothy Brantley

- *The China Study: The Most Comprehensive Study of Nutrition Ever Conducted and the Startling Implications for Diet, Weight Loss and Long-Term Health* von Dr. T. Colin Campbell mit Thomas M. Campbell II

- *Ganzheitliche Ernährung und ihre spirituelle Dimension* von Dr. Gabriel Cousens

- *Living Foods for Optimum Health: Staying Healthy in an Unhealthy World* von Dr. Brian R. Clement mit Theresa Foy Digeronimo

- *A Cancer Battle Plan: Six Strategies for Beating Cancer, from a Recovered »Hopeless Case«* von Anne E. Frähm mit David J. Frähm

- *Die pH-Diät: Schlank und gesund durch das Säure-Basen-Gleichgewicht* von Dr. Robert Young

- *Diet for a New America: How Your Food Choices Affect Your Health, Happiness and the Future of Life on Earth* von John Robbins

- *The Raw Food Detox Diet: The Five-Step Plan for Vibrant Health and Maximum Weight Loss* von Natalia Rose

- *The Raw Gourmet* von Nomi Shannon

- *Prognose Hoffnung: Liebe, Medizin und Wunder* von Bernie S. Siegel, MD

- *Schlank, fit und gesund mit Weizengras* von Ann Wigmore

- *Everyday Grace: Having Hope, Finding Forgiveness, and Making Miracles* von Marianne Williamson

- *Rückkehr zur Liebe: Harmonie, Lebenssinn und Glück durch »Ein Kurs in Wundern«* von Marianne Williamson

- *Die Sonnen-Diät: Ein vegetarisches Programm für Vitalität und Superfitness* von David Wolfe

{ Danksagung }

Ozeane der Liebe und vielen Dank an alle Menschen, die Federn zu den Flügeln dieses Buches beigetragen haben; besonders an Scott Watrous für seine Furchtlosigkeit und sein Verständnis, an Nikki Hardin als Wegbereiterin von Kämpferinnen, und an meine brillanten Herausgeberinnen Mary Norris (meine neu ernannte Patin und Königin der verführerischen Kühlschrankmagneten) und Hot Mama Imee Curiel für ihren Esprit und ihre spitze Feder. Danke an Bonnie Bauman für das zusätzliche In-Form-Bringen, den emotionalen Bourbon und das Feuer. An Karen Kelly für die Technicolor-Stützräder. An meine pistolenschwingende Agentin Maura Teitelbaum, bringt euch in Sicherheit! Danke, dass du an mich geglaubt hast. Dein JA hat mein Leben verändert. An Beth Blickers, den original Engel, du rockst! An die umwerfende Inger Forland für schwesterliche Besprechungen und große Träume, und an Justin Loeber für all sein Trara und Drumherum.

Tiefe Dankbarkeit und eine Verneigung vor den göttlichen Frauen meiner sensationellen Clique, besonders an Erin Zammett Ruddy (Red), die elegante Lindsay Beck und mein Wild Child Heidi Adams. Viel Liebe an Marissa Ronca (du bist ein Genie und eine Truckfahrerin) und alle fantastischen Leute bei TLC (besonders an Brooke Runnette und Don Halcombe) für den Beginn der Crazy-Sexy-Revolution. An Dave Marsh, weil er mich immer ermutigt hat, die Menschen herauszufordern. An meine liebe Freundin Lisa Cocciardi für ihre unermüdliche Unterstützung, ihre Schulter und ihre wunderschönen Fotos (besonders das umwerfende Coverfoto). Auf dass wir noch einmal nach New Mexico finden! An all die anderen äußerst talentierten Künstler und Fotografen, die mit ihren Arbeiten etwas zu diesem Buch beigetragen haben, besonders an Big Daddy Andre Costantini. An die freche und gefühlvolle Karla Baker dafür, dass sie meine Persönlichkeit in ihren kreativen Designs festgehalten hat. An Sheryl Crow und Pam Wertheimer für ihre großen Herzen und ihre Großzügigkeit. Ein himmlisches Danke an Marianne Williamson, weil sie mich unter ihre elektrisierenden Fittiche genommen hat. An Donna Karan, weil sie mich ermutigt hat, die Ruhe im Chaos zu finden und trotzdem stylish zu bleiben. Bedingungslose Liebe und endloser Dank gilt meiner Familie (Aura, Leslie und Steuermann-Dad Ken), weil ich Geheimnisse mit ihnen teilen kann und sie mich ermutigen, nackt von einer Klippe zu springen. An meinen Fels in der Brandung, meinen Cowboy-Ehemann Brian für seine tiefe Liebe, seine Unterstützung und seinen exzellenten Schnitt – du bist als Nächster dran, Kumpel! Zum Schluss vielen Dank an all meine Lehrer und Gurus für die Inspiration, alles zu hinterfragen und über den Tellerrand hinauszuschauen.

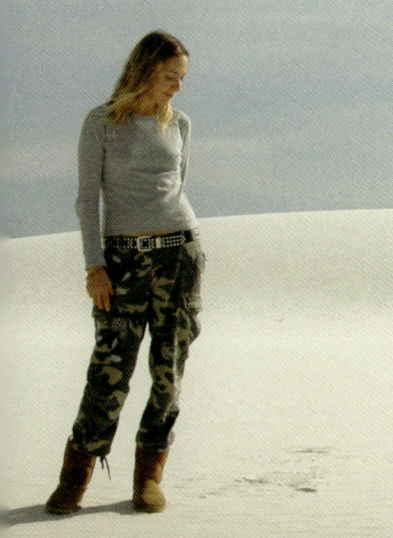

BILDNACHWEIS

Alle Fotos stammen von Kris Carr mit Ausnahme der folgenden:

S. 3: von Lisa Cocciardi

S. 4: Friedenshände von Lisa Cocciardi & Kris Carr

S. 6: Sheryl Crow von Sheryl Nields

S. 12: Kris als »ein Häufchen Elend« von David Zellerford

S. 22/23: Kris Carr von Brian Fassett; Allison Briggs mit freundlicher Genehmigung von Allison Briggs; Diem Brown mit freundlicher Genehmigung von Diem Brown; Erin Zammett Ruddy von Basil Childers; Heidi Adams von Elena Dorfman; Jackie Farry von James Sevigny; Jodi Sax mit freundlicher Genehmigung von Jodi Sax; Lindsay Beck von Michelle Walker Photography; Marisa Acocella Marchetto von Jeremy Balderson; Cancer-Vixen-Symbol mit freundlicher Genehmigung von Marisa Acocella Marchetto; Melissa Gonzalez von Karen Pearson/MergeLeft Reps; Sharon Blynn von Greg Kessler; Suzanne Donaldson von Richard Imrie; Terri Cole von Eric Stephen Jacobs

S. 28: Kris auf den Schienen von Lisa Cocciardi

S. 30: Kris mit Lockenwicklern von Brian Fassett

S. 33: Kris & ihre Großmutter von Andre Costantini; Kris' Porträt von Chia Messina

S. 37: Erin von Basil Childers

S. 41: Kris auf dem Liegestuhl von David Zellerford

S. 47: Kris mit Krebsbüchern von Brian Fassett

S. 49: Kris im Flugzeug von Brian Fassett

S. 53: Terri von Eric Stephen Jacobs

S. 56: Leslie von August Goulet

S. 62: Kris im Auto von David Zellerford

S. 66: Suzanne von Richard Imrie; Suzanne im Chemo-Stuhl mit freundlicher Genehmigung von Suzanne Donaldson

S. 67: Heidi von Elena Dorfman

S. 68: Heidi und Lance Armstrong/Heidi und Zwillinge mit freundlicher Genehmigung von Heidi Adams

S. 77: Kris am Trapez von August Goulet

S. 79: Marisa Acocella Marchetto von Jeremy Balderson

S. 80: Marisa mit Sonnenbrille mit freundlicher Genehmigung von Marisa Acocella Marchetto

S. 82: Jodi mit freundlicher Genehmigung von Jodi Sax

S. 84: Erin & Kris von Brian Fassett

S. 88: Kris im Kloster von Lisa Cocciardi

S. 90: Kris mit Tee von Lisa Cocciardi

S. 94: Kris & Bhagavan Das von Brian Fassett

S. 95: Marisa mit freundlicher Genehmigung von Marisa Acocella Marchetto

S. 100: Kris, Brian & Geburtstagskuchen von Aura Carr

S. 113: Kris & Diem von Brian Fassett

S. 115: Kris mit Schild von Brian Fassett

S. 117: Jackie & Cindy mit freundlicher Genehmigung von Jackie Farry

S. 119: Melissa von Karen Pearson/MergeLeft Reps; die kleinen Erin & Melissa mit freundlicher Genehmigung der Familie Zammett; die erwachsenen Erin & Melissa von Karen Pearson/MergeLeft Reps

S. 120: Melissa im Chemo-Stuhl; Melissa, Andrew und Erin von Dan Hallman

S. 121: Melissa & Andrew mit freundlicher Genehmigung von Melissa Gonzalez; Allison mit freundlicher Genehmigung von Allison Briggs

S. 123: Allison & Freunde mit freundlicher Genehmigung von Allison Briggs

S. 124: Allison mit freundlicher Genehmigung von Allison Briggs

Kris Carr
KÄMPFEN, LEBEN, LIEBEN
Wie ich mich gegen den Krebs wehre

Mit einem Vorwort von Sheryl Crow
Aus dem amerikanischen Englisch von Madeleine Lampe
Lektorat der deutschen Ausgabe: Nadine Landeck

Genehmigte Lizenzausgabe © der deutschen Übersetzung:
Schwarzkopf & Schwarzkopf Verlag GmbH, Berlin 2009
ISBN 978-3-89602-878-5

Erstmals veröffentlicht unter dem Titel *Crazy Sexy Cancer Tips*. Copyright © 2007 by Kris Carr |
This translation published by arrangement with The Globe Pequot Press, Guilford, CT 06237 USA |
www. globepequot.com | Design von Karla Baker www.typekarla.com

KATALOG
Wir senden Ihnen gern kostenlos unseren Katalog.
Schwarzkopf & Schwarzkopf Verlag GmbH
Kastanienallee 32, 10435 Berlin
Telefon: 030 – 44 33 63 00 | Fax: 030 – 44 33 63 044

INTERNET & E-MAIL
www.schwarzkopf-schwarzkopf.de
info@schwarzkopf-schwarzkopf.de